主 编／王国蓉　代凯利　彭江梅

中毒急救
操作技术指引

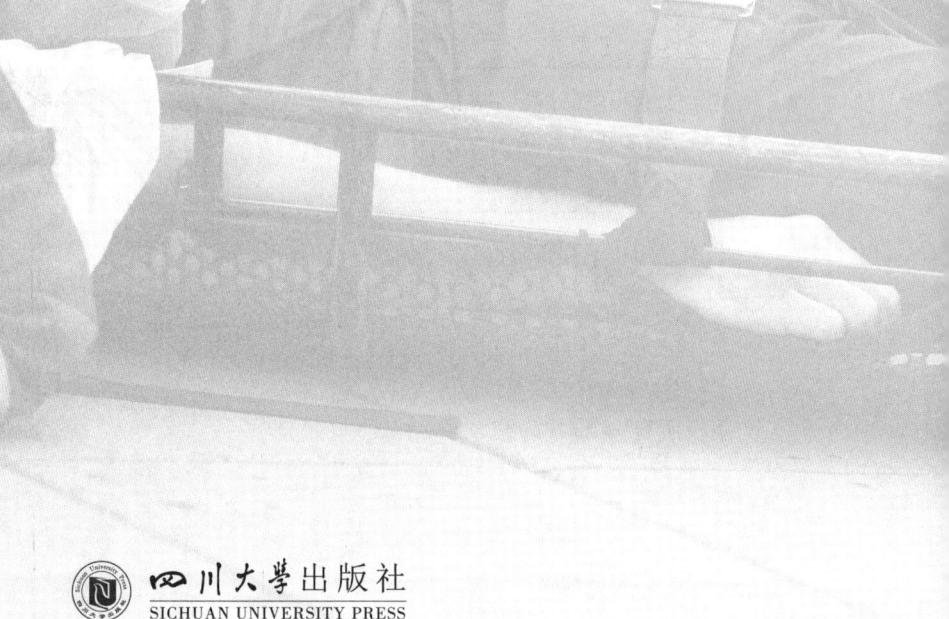

四川大学出版社

SICHUAN UNIVERSITY PRESS

图书在版编目（CIP）数据

中毒急救操作技术指引 / 王国蓉，代凯利，彭江梅主编 . -- 成都：四川大学出版社，2025. 7. -- ISBN 978-7-5690-7896-1

Ⅰ . R595.059.7

中国国家版本馆 CIP 数据核字第 20257LW778 号

书　　名：中毒急救操作技术指引
　　　　　Zhongdu Jijiu Caozuo Jishu Zhiyin
主　　编：王国蓉　代凯利　彭江梅

选题策划：张　澄　倪德君
责任编辑：倪德君
责任校对：张　澄
装帧设计：墨创文化
责任印制：李金兰

出版发行：四川大学出版社有限责任公司
　　　　　地址：成都市一环路南一段 24 号（610065）
　　　　　电话：（028）85408311（发行部）、85400276（总编室）
　　　　　电子邮箱：scupress@vip.163.com
　　　　　网址：https://press.scu.edu.cn
印前制作：成都完美科技有限责任公司
印刷装订：成都市川侨印务有限公司

成品尺寸：185 mm×260 mm
印　　张：25
字　　数：608 千字

版　　次：2025 年 7 月 第 1 版
印　　次：2025 年 7 月 第 1 次印刷
定　　价：98.00 元

扫码获取数字资源

四川大学出版社
微信公众号

编 委 会

前　言

　　中毒是突发性公共卫生事件和日常急症中的常见类型，其特点为起病急骤、进展迅速、致死率高。无论是工业化学品泄漏、误服农药、药物过量，还是生物毒素中毒等，均可能对患者的生命造成严重威胁。据统计，全球每年因中毒导致的死亡人数超过 30 万，其中相当一部分是由于急救不及时或处置不当所致。在我国，农药中毒、药物中毒及有毒动植物中毒等病例仍占据急诊病例的较大比例。

　　随着现代工业的发展和新型化学品的不断涌现，中毒的种类和临床表现日益复杂化。同时，公众对中毒急救知识的匮乏、基层医疗机构急救能力的不足，以及部分临床医护人员对中毒救治最新进展的不熟悉，加之中毒急救的操作种类繁多且复杂，都可能导致救治延误或处理错误。因此，制定一套规范、实用的中毒急救操作技术指引，对于提高中毒患者的救治成功率、降低致残率和致死率具有重要意义。

　　本书基于国内外最新中毒救治指南，围绕"快速识别、精准评估、规范处置"的核心原则，结合编委会成员在中毒急救领域的丰富临床经验，系统性地梳理了各类常见中毒急救技术的操作流程、关键技术及最新进展。内容从简要的中毒概论（如中毒与毒物的定义、中毒的分类、中毒的治疗、中毒急救相关法律法规）到中毒急救的关键技术（如毒物清除技术、解毒剂的应用、血液净化技术等），再到特殊人群与场景的中毒急救操作技术流程，旨在为医护人员及相关从业人员提供一本实用的中毒急救操作技术流程及规范。

　　由于中毒急救领域发展迅速，部分新型毒物的救治方案仍需进一步探索，加之编者水平有限，书中如有不足之处，恳请各位专家及广大读者批评指正，以便再版时修订完善。

目　录

第一章
中毒的概论

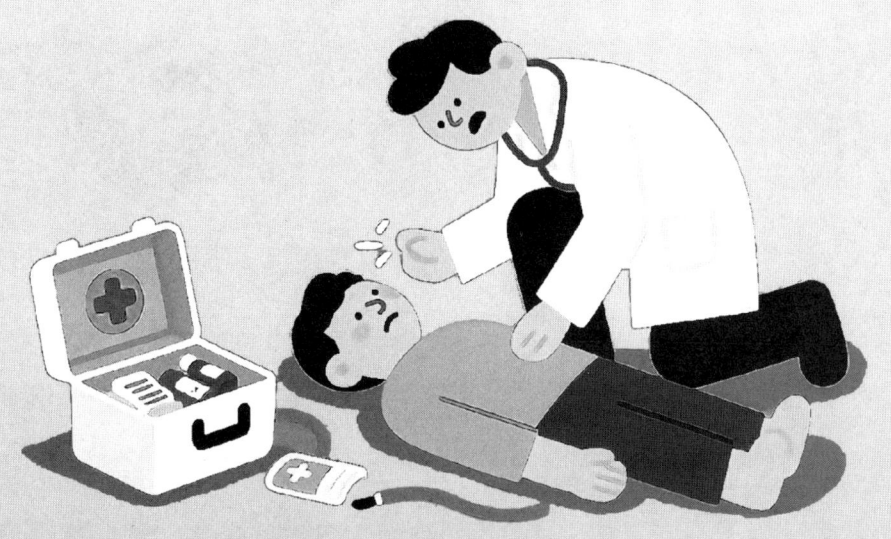

随着社会经济的快速发展，人们的生活方式发生了显著变化，常伴随有中毒事件的发生。当前，从误服药物、接触有毒化学品到食物中毒等事件多有发生，特别是在现代化工农业、食品工业迅速发展的背景下，化学品中毒和食品安全问题日益突出。同时动植物中毒也时有发生，如毒蛇咬伤、食用有毒植物或海鲜导致的中毒事件屡见不鲜。中毒事件的多样性和突发性使得医务人员在急救中面临巨大的挑战。在中毒事件中，医务人员作为一线救治人员，往往处于急救工作的核心地位。他们需要在短时间内对患者的中毒类型做出判断，并迅速采取有效的应对措施。因此，掌握系统的中毒急救护理知识，对于医务人员来说至关重要。中毒急救不仅需要扎实的理论知识，还需要精湛的操作技能，以便在紧急情况下迅速进行有效的诊疗干预。

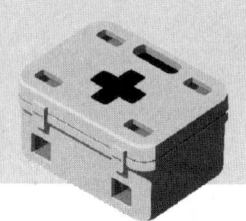

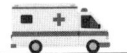

第一节 毒物与中毒

一、概念

毒物指在一定条件下给予小剂量后可与生物体互相作用，引起生物体功能性或器质性改变，导致暂时性或持久性损害，甚至危及生命的化学品。

中毒指由环境污染、食品污染、服用毒物、接触工业毒物或其他原因所引起的疾病。

二、毒物对人体的危害

毒物对人体危害的性质及程度取决于接触毒物的品种、剂量、体内转化及排出特性等，也与机体的健康状态密切相关，全面了解这些情况能对毒物的危害性有较完整的认识。

（一）局部作用

具有刺激性、腐蚀性的毒物，如强酸、强碱或某些药物等，可造成接触部位如皮肤、黏膜等，不同程度的灼伤。有些毒物可引起皮肤感觉异常、红斑等。牙酸蚀病也是毒物局部作用的后果。

（二）器质性的损害

外源性毒物进入体内产生毒性作用，导致机体的功能障碍或器质性改变（如呼吸道、消化道、循环系统的改变）或死亡。

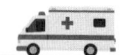

（三）非特异性危害

接触毒物使机体免疫力下降或通过其他机制诱发某种疾病，或致使原有疾病加重，或导致发生工作相关疾病等，称为毒物对人体的非特异性危害。由于对非特异性危害作用的影响因素很多，认识并不一致，且目前尚缺少足够的依据及临床实践资料，故这方面问题尚待今后深入研究。

（四）致癌、致畸、致突变作用

毒物的致癌、致畸、致突变作用引起医学界的密切关注，是研究的重要内容之一。传统上，致癌、致畸、致突变作用并不包括在中毒的概念中，而随着科学研究技术和理论的不断发展，很多学者主张将这些生物效应纳入中毒作用范畴。

三、毒物侵入途径

不同的侵入途径可影响毒物的吸收剂量、时间、体内转化等，导致中毒的临床表现、诊治方法等有所不同。

（一）经呼吸道吸收

肺泡数量多、肺泡壁薄，且毛细血管丰富，易于吸收，是毒物侵入的主要途径。

（二）经胃肠道吸收

经胃肠道吸收是生活性毒物的主要侵入途径。水溶性毒物能在酸性的胃液内大部分被吸收，脂溶性毒物则主要在碱性的肠液内被吸收。经胃肠道吸收后，多数毒物在肝内进行生物转化，起到解毒或活化作用，再进入血液循环，分布到各器官、组织中。

（三）经皮肤吸收

完整皮肤表面为角质层，表皮细胞膜富含胆固醇、磷脂，形成皮肤屏障，阻止毒物的吸收。具有脂溶性又具有水溶性的毒物，如苯胺类、有机磷农药等易被皮肤完整地吸收。

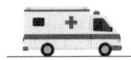

（四）其他途径

1. 注射途径，发生于医疗错误、自杀、吸毒等。

2. 在阴道或肛门中塞入毒物而被吸收，如土法堕胎、治疗肛肠疾病等。

3. 胎儿可经胎盘吸收毒物而中毒。

四、毒物的排出

毒物进入人体后，其排出速度对生物效应有很大影响。排出速度越快，生物效应越小，反之亦然。进入体内的毒物主要通过呼吸道、胃肠道排出。

（一）经呼吸道排出

在体内不分解的气体，吸入后即从呼吸道排出。改善通气条件、吸入氧气有助于加速这类毒物的排出。

（二）经胃肠道排出

口服化学性毒物后，未被吸收的毒物可随呕吐物或粪便排出；已被吸收的毒物则在肝脏转化成极性代谢产物，由肝细胞主动转运入胆汁，经肠道排出；部分产物因形成肠-肝循环而延缓排出。

（三）经肾脏排出

肾脏是排出毒物及其代谢产物最有效、最重要的器官，主要通过肾小球过滤和肾小管分泌来完成。

（四）其他途径

1. 汗腺：出汗是皮肤排出毒物的主要途径。

2. 乳汁：某些毒物，如铅、有机溶剂、某些农药，能以被动扩散方式经乳腺随乳汁排出，因而对哺乳的婴儿产生危害。

3. 唾液腺、泪腺、毛发等也可排出极少量毒物。

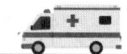

第二节　中毒的分类

常见的中毒类型繁多，根据毒物的来源和作用机制，可以大致将中毒分类如下。

一、气体中毒

气体中毒指在吸入某一种有毒气体后，发生全身中毒的症状。常见的气体中毒包括刺激性气体中毒和窒息性气体中毒两类。

（一）刺激性气体中毒

刺激性气体中毒指以气体、烟雾等形式侵入机体，对人的眼睛、皮肤、呼吸道黏膜具有刺激作用，并直接导致呼吸系统结构损伤及急性功能障碍。常见的刺激性气体中毒包括氯气中毒、氨气中毒、二氧化硫中毒。

（二）窒息性气体中毒

窒息性气体中毒包括一氧化碳中毒、硫化氢中毒、砷化氢中毒等。

二、药物中毒

药物中毒指药物进入体内达到中毒剂量，导致器官和组织损害的全身性疾病。常见的药物中毒包括精神类药物中毒、解热镇痛药物中毒和农药中毒。

（一）精神类药物中毒

常见抗抑郁药物中毒等。

（二）解热镇痛药物中毒

常见非甾体抗炎药（布洛芬、阿司匹林等）、阿片类（芬太尼、吗啡等）中毒。

（三）农药中毒

常见除草剂类的农药中毒，如敌草快、草铵膦、草甘膦中毒；有机磷类农药中毒，如敌敌畏中毒；菊酯类农药的中毒，如甲氰菊酯、氯氰菊酯等中毒。

（四）酒类中毒

酒类中毒指误服假酒或含有不明成分的自制药酒等引起的全身中毒症状，如甲醇、乌头碱等中毒。

三、化学品中毒

化学品中毒指化学品进入人体，在效应部位积累到一定量后引起的全身性疾病。

（一）有机溶剂中毒

常见苯、二氯甲烷、乙醇等中毒。

（二）重金属和无机盐中毒

常见铅、汞、锰、砷、铊及其化合物、亚硝酸盐等中毒。

（三）强酸、强碱类中毒

常见硫酸、硝酸、盐酸、氢氧化钠、过氧化钾、氢氟酸等中毒。

四、生物中毒

生物中毒指通过各种途径（如口服、吸入、注射等）摄入有毒植物、动物及肉毒素等，使其在体内积累并对生物体产生有害作用的过程。

（一）植物中毒

植物中毒指误食有毒植物或食入因加工不当而未去除有毒成分的某些植物引起

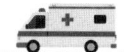

的食物中毒，如毒蕈、曼陀罗、滴水观音、四季豆等中毒。

（二）动物性中毒

动物性中毒指食入某些有毒动物或动物有毒脏器或被动物咬伤等而引起的中毒，包括鱼胆中毒、蛇咬伤、蜂蜇伤等。

（三）肉毒素中毒

肉毒素中毒指由肉毒梭状芽孢杆菌外毒素所致的中毒性疾病。临床上常见的肉毒素中毒可分为食源性肉毒素中毒和美容肉毒素中毒。食源性肉毒素中毒主要是进食发酵豆制品如臭豆腐、豆酱类，或动物性食品如腌肉、罐头肉等引起的中毒；美容肉毒素中毒主要是注射肉毒素用于美容，因剂量超量、不合格的美容肉毒素而引起的中毒。

第三节　中毒的治疗

治疗中毒时应对毒物的理化性质、毒性作用、吸收与排出途径、治疗方法有所了解，做到心中有数，以便及时采取适当的处理措施。

一、防止毒物进一步吸收

应立即脱离接触，清除污染，减少毒物的吸收。

（一）冲洗皮肤和眼睛

接触能通过完整或损伤皮肤吸收的毒物，如脂溶性毒物、腐蚀性毒物，应立即脱去污染的衣物，用大量流水冲洗，脂溶性化学品宜用肥皂清洗。遇到强酸、强碱等物质，冲洗前需用毛巾把液体吸干再用水清洗，以免扩大皮肤的损伤面。眼睛溅入化学品应立即用流水或生理盐水冲洗，检查眼睛内有无异物存留等。

（二）稀释毒物

吞服强酸、强碱等腐蚀性物质，可吞服牛奶、蛋清保护胃肠道黏膜。吸入有毒气体时，应脱离现场，吸入新鲜空气或氧气，有助于稀释吸入的有毒气体。

（三）催吐

在吞服毒物 1~2 小时内催吐可明显减少毒物的吸收。意识清醒的患者可用清洁的钝器刺激咽部引起呕吐。昏迷、吞咽反射消失、吞服腐蚀性毒物及有严重的心肺疾病等患者，禁忌催吐。

（四）洗胃

胃中毒物要迅速清除，应立即洗胃。洗胃液可根据毒物的种类，选用适当的解

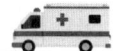

毒剂、吸附剂、中和剂等。洗胃完成后应从胃管注入活性炭和泻药。洗胃的效果与洗胃时毒物进入体内的时间有关。注意口服腐蚀性毒物一般不洗胃。

（五）导泻

导泻有助于快速排出肠道内的毒物。可服用导泻药进行排出，也可通过灌肠的方式清除肠道毒物。

二、加速已吸收毒物的排出

毒物已被吸收后，治疗目标在于缩短毒物的作用时间和减轻中毒的程度，主要措施是加速毒物由体内排出。根据毒物的排出途径和中毒程度选择相应治疗。

（一）保持通气功能

保持呼吸道通畅，给予氧气吸入，必要时行呼吸机人工支持。

（二）加强利尿

许多毒物经肾脏排出，通过静脉输注一定量的液体，并联合使用呋塞米等利尿剂能达到水化利尿、加速毒物排出的目的。

（三）血液净化

血液净化指将患者体内的血液引出后通过专用的吸附器或滤器进行吸附、分离及清除后再回输到患者的体内。血液净化方式主要包括以下几类。

1. 血液灌流：通过装有活性炭或合成树脂等吸附剂的滤器装置，将血液中的有毒物吸附后再将血液回输到患者体内。

2. 血液透析：某些化学品能通过血液透析由血浆排出，如锂。

3. 血浆置换：对于不能用血液灌流和血液透析清除的毒物，特别是与蛋白质结合率高的毒物，采用血浆置换可明显降低血浆浓度。目前，血浆置换主要用于药物中毒、毒蕈中毒、生物中毒。

三、解毒剂的使用

凡是能通过理化作用减少毒物的吸收和活性成分的生成、改变毒物的生物转化、

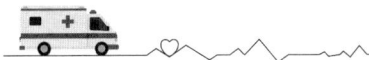

减轻毒物的毒性、加速毒物排出的药物都可称解毒剂。解毒剂分为一般解毒剂和特异性解毒剂两大类。一般解毒剂指能保护黏膜、阻止吸收、减轻毒性、拮抗毒物作用但专属性不强的解毒剂，如葡萄糖酸钙、谷胱甘肽、氯化钾、纳洛酮等。特异性解毒剂指针对某一种毒物中毒有解毒效果的药物，如二巯基丙磺酸钠、肉毒抗毒素、硫代硫酸钠、亚甲蓝等。

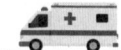

第四节 中毒急救相关法律法规

在中毒急救的过程中，相关的法律法规发挥着至关重要的指导和约束作用。本章将从法律法规的角度，对中毒急救的相关规定进行探讨。

一、中毒急救的法律法规背景

在维护公众健康的法律体系中，与中毒急救相关的法律法规主要包括《突发公共卫生事件应急条例》和《医疗事故处理条例》等。这些法律为医务人员在中毒急救中的责任、权利与义务提供了基础的法律依据。

二、医疗救助的法律责任

根据《中华人民共和国民法典》的相关规定，医务人员在提供医疗救助时应遵循专业操作规范。如果医务人员在中毒急救过程中未能及时、准确地施救，可能承担医疗事故的法律责任。此外，《医疗事故处理条例》明确规定，急救过程中发生的医疗事故需通过医疗事故技术鉴定来确定责任，这为施救过程中可能产生的争议提供了明确的解决途径。

三、特殊人群的保护

对于特殊人群，如儿童、孕妇及老年人等，在毒物中毒急救方面，法律法规也提供了特别的保护措施。例如，针对儿童的中毒急救，相关法律规定医疗机构应当优先安排救护，并要求医务人员在急救时采取适当的护理措施，以减少儿童的痛苦和心理压力。

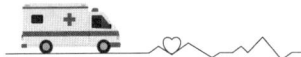

四、公共卫生事件的应急法规

在突发公共卫生事件中，特别是群体性中毒事件，法律法规要求地方政府必须迅速启动应急预案。《突发公共卫生事件应急条例》规定，地方卫生行政部门要迅速开展评估和应急救助，并及时向社会公众通报情况。这一规定确保了在群体中毒事件发生时，能够快速动员救援力量，减少中毒对公众健康的威胁。

五、中毒事件的信息报送与隐私保护

在中毒急救过程中，医疗机构承担着报告中毒事件的法律责任。根据《中华人民共和国传染病防治法》的相关规定，医疗机构发现中毒病例后，应及时向当地卫生部门报告。同时，相关法律规定在处理患者信息时，医疗机构应维护患者的隐私权，确保个人隐私不被泄露。

中毒急救的法律法规构成了保障公众健康的法律底线。医务人员在开展急救工作的同时，必须严格遵守相关法规，以确保施救的合法性和有效性。通过继续完善相关法律法规，提高公众的法律意识和急救知识，使更多人能够有效参与中毒急救，形成全社会共同关心中毒事件的良好氛围，这对提升整体急救水平具有重要意义。

在未来的中毒急救实践中，不仅需要全面了解和遵循这些法律法规，还需要加强相关法律的宣传和培训工作，从而帮助医务人员和公众在紧急情况下做出更快速、准确的反应，为中毒急救提供更强有力的法律保障。

第二章
常见解毒剂的使用

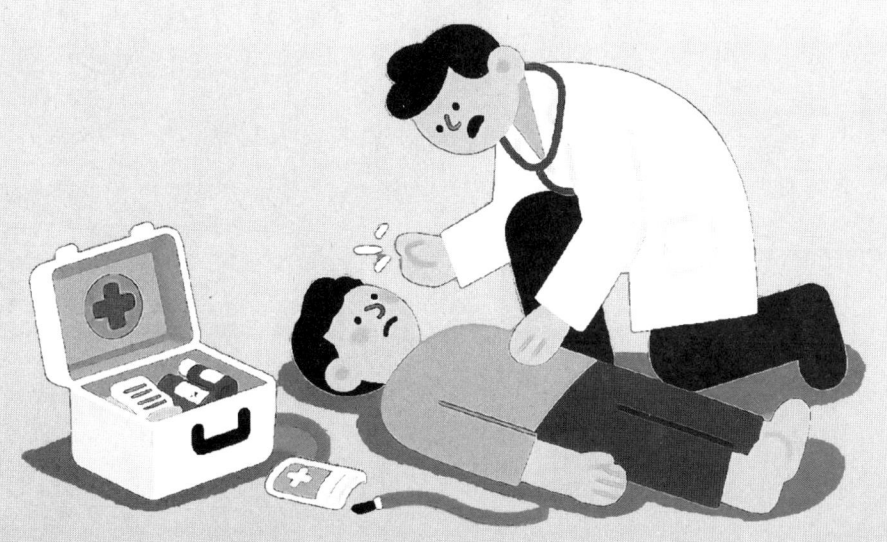

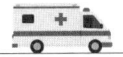

第一节 肉毒素中毒的解毒剂

一、肉毒抗毒素

（一）适应证

肉毒抗毒素分为单价 A 型和单价 B 型。单价 A 型可用于 A 型肉毒素中毒的预防和治疗，单价 B 型可用于 B 型肉毒中毒的预防和治疗。

（二）皮试操作

1. 皮试液的配制：以每毫升含肉毒抗毒素 250IU 的皮试液为标准，具体配制方法见表 2-1。注入剂量为 12.5~25.0IU。

表 2-1 肉毒抗毒素皮试液配制

肉毒抗毒素	生理盐水	每毫升药液的肉毒抗毒素含量	要点与说明
0.1mL（250IU）	0.9mL	250IU	用 1mL 注射器配制，配制时需将溶液摇匀

2. 皮试流程：肉毒抗毒素皮试流程见表 2-2。

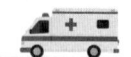

表2-2 肉毒抗毒素皮试流程

操作步骤	操作说明
操作前准备	操作人员准备：仪表端庄，着装整洁
	环境准备：环境整洁，温度适宜，光线良好
	用物准备：75%乙醇、一次性注射器、皮试液、弯盘、锐器盒、棉签、注射执行单、速干手消毒液、治疗车、医疗废物桶、生活垃圾桶，另备抢救盒（0.1%盐酸肾上腺素、地塞米松各1支，1mL、2mL一次性注射器各1支）
操作前评估	评估患者病情、意识状态、自理能力及合作程度，评估患者药物过敏史、用药史、不良反应史及局部皮肤状况
皮试	1. 携用物至床旁，核对患者信息及医嘱，向患者解释操作目的、过程及配合方法
	2. 协助患者取舒适体位
	3. 洗手，准备皮试液
	4. 核对皮试液药名及标识，检查皮试液的质量
	5. 再次核对患者的床号、姓名、住院号
	6. 用75%乙醇消毒皮肤
	7. 一手绷紧患者前臂内侧的皮肤，另一手持注射器，针尖斜面向上，与皮肤呈5°角刺入
	8. 待针尖斜面完全进入皮内后，放平注射器。一手的拇指固定针栓，另一手推注药液0.05mL，使局部形成一皮丘，迅速拔出针头
	9. 再次核对患者信息，记录皮试时间
	10. 协助患者取舒适体位，询问患者需要，进行相关知识宣教，处理用物
	11. 皮试30分钟后由2名护士观察结果
	12. 洗手，取口罩，记录皮试结果
	13. 处理用物

3. 皮试注意事项：

1）勿用碘酒消毒皮肤，嘱患者勿揉擦、覆盖注射部位，以免影响结果的观察。

2）皮试液要现用现配，剂量要准确，并备肾上腺素等抢救药品及物品。

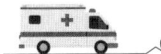

3）进行皮试前必须询问患者对该药物是否过敏，有过敏史者不可进行皮试。凡初次用药、停药 24 小时后再用者，以及更换药物批号时，均需按常规重新做皮试。

4）必要时做对照，即在另一前臂相同部位注入 0.05mL 生理盐水，30 分钟后对照观察结果。

5）皮试结果阳性时，应告知医生、患者及其家属，并在病历、医嘱单、床头卡、注射卡等处做好标识。

4. 皮试结果判断：肉毒抗毒素皮试结果判断见表 2-3。

表 2-3　肉毒抗毒素皮试结果判断

结果	局部皮丘反应	全身情况
阴性	大小无改变，周围无红肿、红晕	无自觉症状，无不适表现
阳性	皮丘隆起增大，出现红晕，周围有形似伪足，伴局部痒感	可有头晕、心悸、恶心，甚至发生过敏性休克

（三）解毒操作

试验结果为阳性者，必须进行脱敏注射。

皮下注射应在上臂三角肌附着处。同时注射类毒素时，注射部位须分开。肌内注射应在上臂三角肌中部或臀大肌外上部。静脉注射应缓慢，开始每分钟不超过 1mL，以后每分钟不超过 4mL。每次静脉注射不应超过 40mL，儿童每千克体重不应超过 0.8mL。亦可将肉毒抗毒素加入葡萄糖溶液、氯化钠溶液等溶液中静脉滴注。静脉注射前将安瓿在温水中加热至接近体温。注射过程中发生异常反应，应立即停止注射。

（四）不良反应观察要点

注射肉毒抗毒素后，患者可能发生过敏反应，需要注意观察并及时处理。轻度过敏反应表现为局部疼痛、瘙痒、水肿，重度过敏反应可出现过敏性休克和血清病样反应。

1. 过敏性休克可在注射中或注射后数分钟至数十分钟内突然发生。患者突然表现为抑郁或烦躁、脸色苍白或潮红、胸闷或气喘、出冷汗、恶心或腹痛、脉搏细速、

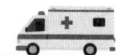

血压下降，重者神志昏迷、虚脱，如不及时抢救可能迅速死亡。轻者注射肾上腺素后即可缓解；重者需输液吸氧，使用升压药维持血压，并使用抗过敏药物及肾上腺皮质激素等进行抢救。

2. 血清病样反应主要症状为荨麻疹、发热、淋巴结肿大、局部水肿，偶有蛋白尿、呕吐、关节痛，注射部位可出现红斑、瘙痒及水肿。一般在注射后 7~14 天发病，称为延缓型；也有在注射后 2~4 天发病，称为加速型。血清病样反应多采取对症支持治疗，可使用钙剂或抗组胺药物，一般数天至数十天即可痊愈。

（五）注意事项

1. 药液如出现混浊、有摇不散的沉淀及其他异物，或安瓿有裂纹、标签不清，药液过期，均不能使用。安瓿打开后应一次用完。

2. 每次注射须保存详细记录，包括患者姓名、性别、年龄、住址，注射次数、上次注射后的反应、本次皮试结果及注射后反应，所用肉毒抗毒素的生产单位及批号等。

3. 使用肉毒抗毒素须特别注意防止过敏反应。注射前必须做皮试并详细询问患者的既往过敏史。凡患者本人及其直系亲属曾有支气管哮喘、季节性过敏性鼻炎、湿疹或血管神经性水肿等病史，或对某种物质过敏，或患者有马血清制剂注射史，均须特别注意过敏反应的发生。

4. 如皮试时注射部位局部反应特别严重或伴有全身症状，如荨麻疹、鼻咽刺痒、打喷嚏等，则为强阳性反应，应避免使用肉毒抗毒素。如必须使用时，则应采用脱敏注射，并做好抢救准备。一旦发生过敏性休克，立即抢救。无过敏史者或皮试阴性者，也并非没有发生过敏性休克的可能。为慎重起见，可先小量皮下注射进行试验，观察 30 分钟，无异常反应再将全量注射于皮下或肌内。

二、脱敏注射

脱敏注射用法用量见表 2-4。

表 2-4 脱敏注射用法用量

次数	肉毒抗毒素（mL）	生理盐水（mL）	注射剂量（mL）	注射途径
1	0.1	0.9	0.2	皮下注射

次数	肉毒抗毒素（mL）	生理盐水（mL）	注射剂量（mL）	注射途径
2	0.1	0.9	0.4	皮下注射
3	0.1	0.9	0.8	皮下注射
4	3.7	据医嘱用量	余量	肌内注射/静脉输注

　　有过敏史或皮试强阳性者，应将第一次注射量和以后的递增量适当减少，分多次注射，以免发生严重过敏反应。

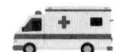

第二节 重金属中毒的解毒剂

一、硫代硫酸钠

（一）适应证

1. 氰化物、硝普钠中毒。

2. 砷、铋、碘、汞、铅等中毒，本药可与之结合成无毒的硫化物排出体外，但疗效较差。

3. 皮肤瘙痒症、慢性荨麻疹、药疹、疥疮、癣症、慢性皮炎等。

（二）操作流程

1. 抢救氰化物中毒：由于硫代硫酸钠解毒作用较慢，须先用作用迅速的亚硝酸异戊酯、亚硝酸钠或亚甲蓝，然后缓慢静脉注射硫代硫酸钠。成人每次用 25% 硫代硫酸钠溶液 50mL，或 50% 硫代硫酸钠溶液 20~25mL，或 200mg/kg。必要时 1 小时后可重复注射半量或全量。儿童每次 0.25~0.50g/kg。口服中毒者，还须用 5%~10% 硫代硫酸钠溶液洗胃，以减少肠道内氰化物的吸收。

2. 治疗金属中毒或脱敏注射：成人每次 5% 硫代硫酸钠溶液 10~20mL，静脉注射，每天一次，10~14 天为 1 疗程。儿童每次 10~20mg/kg。

3. 硝普钠中毒可单独使用硫代硫酸钠解救。

（三）不良反应观察要点

硫代硫酸钠可引起头晕、乏力、恶心、呕吐、腹泻等不良反应，有引起接触性皮炎的可能。

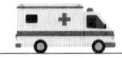

（四）注意事项

1. 静脉注射不宜过快，以免引起血压下降。

2. 治疗氰化物中毒时，可在静脉注射亚硝酸钠后立即注射硫代硫酸钠，两者不可混合注射。

3. 硫代硫酸钠不可与硝酸盐、氯酸盐等氧化剂及重金属配伍应用。

二、依地酸钙钠

（一）适应证

1. 急、慢性铅中毒。无机铅中毒疗效较好，对四乙基铅中毒无效。

2. 皮肤和鼻中隔铬溃疡。

3. 促进钍、镭、钚、钇等放射性核素的排出。

4. 对铜、镉等金属中毒有一定治疗作用。

5. 眼部金属异物损害。

（二）操作流程

1g 依地酸钙钠，用 250～500mL 生理盐水或 5% 葡萄糖溶液稀释后缓慢静脉滴入（1 小时）。之后，每次 0.5～1.0g，每天 2 次（间隔 8～12 小时）稀释后静脉给药，共 5 天。必要时，间隔 48 小时后重复应用。最大剂量不超过 75mg/（kg·d），2 个疗程总剂量不超过 800mg/kg。如患者颅压增高或有铅性脑病，应分 2～4 次肌内注射。为减少疼痛，常加普鲁卡因，最终浓度为 1.5%。

（三）不良反应观察要点

1. 个别患者于输入后 4～8 小时出现全身反应，如寒战、发热、不适、疲乏、口渴、头痛；有的呈组胺样反应，如打喷嚏、流泪、鼻充血；其他不良反应有血糖升高、血压暂时性下降、贫血、凝血酶原时间延长、心电图 T 波倒置、皮炎。长期使用可引起锌缺乏。

2. 静脉注射过快或滴注浓度超过 0.5% 时，可引起血栓性静脉炎。

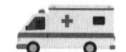

（四）注意事项

可疑铅中毒者不可口服依地酸钙钠（有可能加重中毒症状或促发中毒症状）。

三、二巯基丙磺钠

（一）适应证

1. 汞、砷中毒，亦可用于铋、铬等重金属中毒。
2. 路易氏剂中毒。

（二）操作流程

一般多用肌内注射。治疗急性中毒每次 5mg/kg，第 1 天每 6 小时一次，每天 2~3 次，以后每天 1~2 次，7 天为 1 个疗程。严重中毒者，尤其在中毒早期，可酌情适当增加剂量。治疗慢性中毒每次 2.5~5.0mg/kg，每天一次，连用 3 天为 1 个疗程，2 个疗程中间歇 4 天。

（三）不良反应观察要点

二巯基丙磺钠的不良反应较少，静脉注射速度较快时可出现恶心、头晕、口唇发麻、面色苍白、心率加快等，一般 10~15 分钟后可自行消失。个别患者可发生过敏反应，如皮疹、寒战、发热，甚至发生剥脱性皮炎或过敏性休克，此时应立即停药，及时处理。

（四）注意事项

1. 二巯基丙磺钠为无色液体，如发现浑浊变色则不能使用。
2. 静脉注射时速度要慢，5 分钟注射完毕。一般多采用肌内注射。

四、去铁胺

（一）适应证

1. 急性铁中毒。

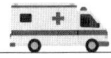

2. 铁输入过量。

3. 原发性和继发性含铁血黄素沉着症。

4. 透析性铝脑病和骨病。

5. 眼铁沉着病。

（二）操作流程

首次剂量 1g，之后每 4 小时 0.5g，总剂量不宜超过 6g/d，肌内注射或静脉注射。严重中毒者应静脉注射，但注射速度不可太快，每小时不超过 14mg/kg。亦可静脉滴入，24 小时总量不超过 80mg/kg。

口服铁中毒者，在洗胃后可留置含去铁胺 5~10g 的水溶液在胃中。

（三）不良反应观察要点

静脉注射速度过快可引起面色潮红、血压降低、心动过速等。剂量过大可引起视力和听力障碍，长期使用可发生腹部不适、腹泻、发热、皮疹、视力障碍、肌肉震颤等。

肌内注射时可引起局部疼痛。

口服给药可引起胃肠道刺激症状。

（四）注意事项

1. 去铁胺过敏者禁忌使用。

2. 肾功能不全者禁忌使用。

五、二巯丙醇

（一）适应证

1. 全身性金属中毒：砷、金和无机汞急性中毒，铅中毒（与依地酸钙钠合用），锑、铋、铊中毒，可减轻损害。

2. 砷、镉等重金属引起的皮炎或皮肤损伤。

3. 路易氏剂中毒。

4. 肝豆状核变性，排铜效果良好。

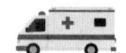

（二）操作流程

尽早给药，如砷中毒最好在中毒 18 小时内注射，避免或减轻砷的神经损害。剂量则取决于中毒的原因和程度。二巯丙醇解毒用法用量见表 2-5。

表 2-5　二巯丙醇解毒用法用量

天数	总剂量（mg）	频次	注射途径
第 1 天	400~800	每 4~6 小时一次	深部肌内注射
第 2 天	200~400	每 4~6 小时一次	深部肌内注射
第 3 天	100~200	每 6~12 小时一次	深部肌内注射
第 4~14 天	100~200	每天一次	深部肌内注射

对于汞蒸气吸入中毒者，症状轻者可用青霉胺，症状重者用二巯丙醇。第 1 天每次 3~5mg/kg，每 6 小时一次，第 2 天每 12 小时一次，之后每天一次，一般连续用 3 天。

局部用药：眼路易氏剂染毒，用水冲洗后立即用 3% 二巯丙醇眼膏；铬或砷化物皮炎可用 5%~10% 二巯丙醇油膏涂擦。

（三）不良反应观察要点

约 50% 的患者出现不良反应，如血压升高（升高 30~40mmHg）、心率加快。剂量过大时可损伤毛细血管，导致血压下降。其他不良反应有恶心、呕吐、口鼻眼烧灼感、头痛、肌肉酸痛、手麻、视物模糊等。儿童患者约 30% 可有发热。

（四）注意事项

1. 为防止或减轻不良反应，可在给药前 0.5 小时口服苯海拉明 25~50mg。

2. 巯丙醇-金属螯合物在高 pH 值时更稳定，因此应避免酸性尿，以利排出。

第三节 农药中毒的解毒剂

一、碘解磷定

（一）适应证

用于有机磷农药中毒的解救，能迅速缓解肌肉震颤、痉挛。对中、重度中毒患者，因单独使用碘解磷定不能直接对抗体内已积聚的乙酰胆碱起作用，必须合用阿托品。

对有机磷的解毒作用有一定的选择性，如对 1605、1059、硫特普、马拉硫磷、乙硫磷的效果较好，对敌敌畏、美曲磷酯的效果较差，对乐果、二嗪农、甲氟磷、丙胺氟磷、八甲磷无效。

（二）操作流程

1. 轻度中毒：先以碘解磷定 0.4g 用生理盐水 20mL 稀释后缓慢静脉注射，必要时可 2 小时后重复用药一次。儿童每次 15mg/kg。

2. 中度中毒：以碘解磷定 0.8～1.0g 用生理盐水 20mL 稀释后缓慢静脉注射，以后每 2 小时给予 0.4～0.8g，或静脉滴注每小时 0.4g，共 4～6 小时，症状缓解后酌情减量或停药。儿童每次 20～30mg/kg。

3. 重度中毒：以碘解磷定 1.0～1.2g 用生理盐水 20mL 稀释后缓慢静脉注射，30 分钟后若效果不显著，重复注射一次，以后可每小时静脉滴注 0.4g。病情好转时（至少 6 小时后）延长给药间隔，逐渐停药。儿童每次 30mg/kg。

（三）不良反应观察要点

部分患者用药后产生乏力、头晕、头痛及心动过速、视物模糊等，但经 10 分钟

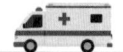

左右可消失。有时可引起咽痛和腮腺肿大等碘反应。大剂量时可引起血压波动、呼吸抑制等。因局部刺激性较强，若漏至皮下可致剧痛及周围发麻。

（四）注意事项

1. 停药指征应以烟碱样症状消失为主，不可以胆碱酯酶活性恢复为标准。

2. 碘解磷定在碱性溶液中易水解为氰化物，故忌与碱性药物配伍。

3. 粉剂较难溶，溶解时可适当振摇或加温（40~50℃）。

4. 与阿托品等抗胆碱药物合用时应减量。

5. 不可与其他胆碱酯酶复活剂合用。

6. 用药过程中随时测定血胆碱酯酶活性水平，作为用药指导。

7. 与阿托品同用对消除症状有协同作用，但两药不宜混合注射。

8. 阿托品、碘解磷定静脉滴注时，宜使用氯化钠溶液或复方氯化钠溶液作为稀释剂，不宜使用葡萄糖溶液，因为葡萄糖溶液可使活性胆碱酯酶与阿托品的血药浓度降低，并且提供了合成乙酰胆碱的原料，可使体内乙酰胆碱水平暂时回升而导致中毒症状加重或反复。

9. 对碘过敏者忌用。

二、氯解磷定

（一）适应证

氯解磷定的适应证同碘解磷定，但因其水溶性高、溶液特性较稳定、可肌内注射或静脉给药等优点，是解救有机磷农药中毒的首选胆碱酯酶复活药。

（二）操作流程

1. 轻度中毒：0.25~0.50g 肌内注射，必要时每 2~4 小时重复一次。

2. 中度中毒：0.50~0.75g 肌内注射或静脉注射，每隔 2 小时重复注射 0.5g，共 2~3 次。

3. 重度中毒：1g 静脉注射，以后每 30 分钟重复注射 0.5g，症状好转后减量，但总量不宜超过 10g。

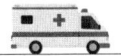

（三）不良反应观察要点

仅偶见轻度头晕、恶心、呕吐等，可在数分钟到十几分钟消失。用药过量可引起呼吸抑制、胆碱酯酶活性抑制和凝血酶原时间延长。

（四）注意事项

维生素 B_1 可增加氯解磷定的血药浓度，增强其疗效。

三、解磷定

（一）适应证

适用于有机磷农药中毒。

（二）操作流程

1. 轻度中毒：每次 0.5~1.0 支，肌内注射，必要时重复给药。

2. 中度中毒：每次 1~2 支，肌内注射，首次应合用氯解磷定 500~600mg，重复给药一次。

3. 重度中毒：每次 2~3 支，肌内注射，首次应合用氯解磷定 600~900mg，重复给药 1~2 次。

（三）注意事项

1. 氯解磷定治疗有机磷农药中毒可降低死亡率，减少阿托品用量，缩短住院时间，减少不合理使用阿托品引起的中毒。但对重度中毒者应注意根据病情给予阿托品，维持"阿托品化"。同时应注意维持呼吸、循环、中枢神经系统的功能。

2. 不可用葡萄糖溶液稀释。

四、苯可磷

（一）适应证

适用于有机磷农药中毒。

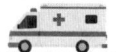

（二）操作流程

肌内注射剂量根据中毒程度而定，首次剂量轻度中毒 1~2mL、中度中毒 2~4mL、重度中毒 4~6mL，以后依病情变化每隔 30~60 分钟再注射 2~4mL。至症状明显改善，出现心率增快（至 90~100 次／分）、轻度脸红口干、皮肤黏膜干燥等抗胆碱药反应后停药。继以少量抗胆碱药（如阿托品）按常规用量维持。如此时全血胆碱酯酶活性仍低于 50% 或仍有肌肉震颤者，给予解磷定或双复磷肌内注射，以提高胆碱酯酶活性至 50% 以上。

对轻、中度中毒患者，在给予首次剂量后即能达到疗效，一般不需要重复给药，也不需合用其他支持剂。重度中毒患者，或接受治疗较晚、昏迷时间较长或有并发症的患者，酌情给予补液、纠酸、补钾、脱水、抗心律失常，以至气管内插管、机械通气等对症支持治疗。

（三）不良反应观察要点

三药组成的苯可磷比单独使用双复磷不良反应少，可能是不良反应相互对抗的原因。多数患者使用后无明显不良反应，只有少数患者感觉脸麻与手脚发麻，但持续时间很短，停药后很快消失。达到疗效时，患者只出现轻度脸红热、口干。

（四）注意事项

1. 重度中毒患者，必要时应给予一定量的阿托品，维持阿托品化。

2. 苯可磷为肌内注射制剂，但对血压低及末梢循环不良者不适用，应稀释后静脉给药，不可用葡萄糖溶液作为稀释液。

五、阿托品

（一）适应证

1. 治疗有机磷农药中毒。

2. 治疗氨基甲酸酯类农药、拟除虫菊酯杀虫剂、毒蕈、毛果芸香碱、毒扁豆碱、新斯的明等中毒，以及锑剂中毒、洋地黄中毒或吗啡中毒引起的心律失常。

3. 化学性眼灼伤时，可使用阿托品扩瞳以治疗虹膜睫状体炎。

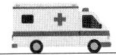

4. 用于内脏绞痛、麻醉前用药。

5. 硫喷妥钠等麻醉药中毒所致喉痉挛，乙醚中毒所致呼吸道分泌物增多，对抗麻醉药中毒所致心率减慢或心脏停搏。

（二）操作流程

阿托品的作用个体差异很大，剂量需视年龄、病情等具体情况而定。

1. 治疗有机磷农药中毒。

1）轻度中毒：1~3mg 静脉注射，每15~30 分钟一次。阿托品化后逐渐改为0.5~1.0mg 肌内注射，每2~6 小时一次，疗程3~5 天。

2）中度中毒：5~10mg 静脉注射，每15~30 分钟一次。阿托品化后逐渐改为1~4mg 静脉注射或肌内注射，每1~6 小时一次，疗程5~7 天。

3）重度中毒：10~20mg 静脉注射，每10~15 分钟一次。阿托品化后逐渐减量，延长间隔时间，疗程7~10 天。

注意：①在决定阿托品用量时，除依据中毒程度外，尚需要考虑毒物的种类、服毒量、就诊时间、个体差异等因素。②阿托品用药全程分三个阶段：快速阿托品化阶段，阿托品化越早越好，最迟不宜超过12 小时；维持阶段，达到阿托品化后，按照中毒程度维持阿托品化状态12~72 小时，应注意减量与延长用药期间不宜同时进行；恢复阶段，逐步减量至停药，时间2~7 天。

2. 治疗锑剂引起的阿-斯综合征。严重心律失常时，立即静脉注射1~2mg（用5%~25%葡萄糖溶液10~20mL 稀释），同时肌内注射或皮下注射1mg，每15~30 分钟再静脉注射1mg。如患者无发作，可依病情每3~4 小时皮下注射或肌内注射1mg。48 小时内无发作，可逐渐减量至停药。

3. 抗休克。成人1~2mg，儿童0.03~0.05mg/kg，皮下或静脉注射，必要时每10~30 分钟一次，视病情减量至停药。

4. 治疗慢性心律失常。剂量同上，但次数不宜过多。

5. 治疗胃肠道痉挛。

1）口服，成人每次0.3~0.5mg，每天3~4 次，极量每次1mg，每天不超过3mg。儿童每次0.01mg/kg。均饭前服。

2）皮下注射，成人每次0.3~0.5mg，极量每次1mg，儿童每次0.01mg/kg。一般不超过每天4 次。

6. 治疗麻醉药中毒。静脉注射，成人0.5~1.0mg，儿童0.03~0.05mg/kg。

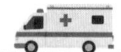

（三）不良反应观察要点

治疗过程中应注意观察患者的一些症状，如心率加快，考虑是有机磷农药中毒所致，还是阿托品过量所致。应严密仔细观察患者病情变化并认真分析。

（四）注意事项

1. 阿托品存在交叉过敏，对其他颠茄生物碱不耐受者，对阿托品也不耐受。

2. 孕妇静脉注射可使胎儿心搏过速。

3. 婴幼儿、老年人对阿托品敏感，使用时应密切注意。

4. 酚磺酞试验可减少酚磺酞的排出量。

5. 高热和心动过速者，应降温和控制心率后再用阿托品。

6. 青光眼患者和前列腺增生者禁用阿托品，后者可加重排尿困难，导致完全性尿潴留。脑损害、反流性食管炎、溃疡性结肠炎等患者禁用阿托品。

六、盐酸戊乙奎醚

（一）适应证

1. 用于有机磷农药中毒急救治疗和中毒后期或胆碱酯酶老化后维持阿托品化。

2. 用于麻醉前给药，可减少全身麻醉时唾液腺与呼吸道的分泌，降低术后肺炎的发生风险，防止因术中刺激诱发迷走神经反射或其他内脏反射导致喉头痉挛等并发症。

（二）操作流程

肌内注射。首次用量：轻度中毒 1～2mg，必要时合用氯解磷定 500～750mg；中度中毒 2～4mg，合用氯解磷定 750～1500mg；重度中毒 4～6mg，合用氯解磷定 1500～2500mg。首次用药 45 分钟后，如仅有恶心、呕吐、出汗、流涎等毒蕈碱样症状，重复应用盐酸戊乙奎醚 1～2mg；仅有肌肉震颤、肌无力等烟碱样症状或胆碱酯酶活性低于 50% 时，重复应用氯解磷定 1000mg。如上述症状均存在，重复应用盐酸戊乙奎醚和氯解磷定首次的半量 1～2 次。

中毒后期或胆碱酯酶老化后可用盐酸戊乙奎醚每次 1～2mg，每天 2～3 次维持阿

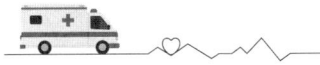

托品化。

（三）不良反应观察要点

用量适当时常发生口干、面红和皮肤干燥等不良反应。用药过量时，可出现眩晕、口干、视物模糊、谵妄、尿潴留、体温升高、幻觉、定向障碍和昏迷等。一般无须特殊处理，停药后可自行缓解。必要时对症支持治疗或给予镇静药物。

（四）注意事项

1. 盐酸戊乙奎醚对心脏（M_2 受体）无明显作用，应用盐酸戊乙奎醚治疗有机磷农药中毒时，不能以心率变化来判断是否阿托品化，而应以口干和出汗消失等症状判断。

2. 心率不低于正常值时，一般不需合用阿托品。

3. 盐酸戊乙奎醚消除半衰期较长，每次用药间隔时间不宜过短，剂量不宜过大。

4. 盐酸戊乙奎醚对前列腺增生的老年患者可加重排尿困难，用药时应严密观察。

5. 青光眼患者禁用。

七、药用炭

（一）适应证

主要用于食物、农药及药物中毒时吸附排毒。

（二）操作流程

口服，首剂 1g/kg，然后每 2~4 小时服一次，每次 0.5g/kg。中、重度中毒者应合用泻盐，重度中毒患者应在服用前先洗胃。

（三）不良反应观察要点

可出现恶心，长期服用可出现便秘。服药期间若出现便秘，用中药大黄饮片或番泻叶 2~6g 浸泡代茶饮即可缓解。

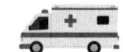

（四）注意事项

1. 给药应及时、足量，并多次给药。

2. 药用炭对重金属、锂盐、乙醇无吸附作用，因此不能用于此类中毒的吸附。

3. 药用炭能吸附并减弱其他药物的作用，影响消化酶活性。

4. 药用炭易吸潮及吸收空气中的异味，应密封保存，以防吸附力降低。

八、樟柳碱

（一）适应证

1. 治疗有机磷农药中毒，作用强度较阿托品弱。

2. 治疗血管性头痛、视网膜血管痉挛、中心性视网膜病变、缺血性视神经病变、急性瘫痪、震颤、麻痹、支气管哮喘、晕动病等。

（二）操作流程

1. 缺血性头痛、震颤、麻痹：口服，每次 1~4mg，每天 3~4 次。

2. 有机磷农药中毒：静脉注射或肌内注射，参照阿托品的用量。樟柳碱比阿托品作用强度弱，相应用量应为阿托品的 2~3 倍，直至阿托品化。

3. 眼科疾病：球后注射，每次 0.20~0.75mg。

（三）不良反应观察要点

1. 可出现口干、头晕、视物模糊、面红、疲乏等不良反应，偶见暂时性黄视、意识模糊、排尿困难等，减量或停药后可自行消失。

2. 骤然停药可引起头晕、呕吐等。

（四）注意事项

出血性疾病、脑出血急性期及青光眼患者忌用，严重心力衰竭及心律失常者慎用。

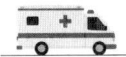

九、乙酰胺

（一）适应证

适用于有机氟农药中毒，具有延长中毒潜伏期、减轻发作症状或阻断发作的作用。

（二）操作流程

肌内注射：每次 2.5~5.0g，每天 2~4 次；或 0.1~0.3g/（kg·d），分 2~4 次肌内注射。首次剂量为全天量的一半，疗效尤佳。危重患者首次剂量可用 5~10g，肌内注射，持续 5~7 天。

所有氟乙酰胺等有机氟农药中毒患者，包括可疑中毒患者，无论发病与否，都应及时给予乙酰胺，尤其是早期应足量给予，危重患者每次可给予 5.0~10.0g。

（三）不良反应观察要点

乙酰胺毒性低，较安全，仅局部注射处疼痛，合用普鲁卡因 20~40mg 可减轻疼痛。

（四）注意事项

1. 大剂量可引起血尿，应减量或停药。
2. 乙酰胺与解痉药、半胱氨酸合用效果较好。

十、硫酸镁

（一）适应证

1. 放射诊断时清肠和农药、药物中毒时导泻洗肠。
2. 治疗阻塞性黄疸及慢性胆囊炎。
3. 治疗惊厥、子痫、尿毒症、破伤风、高血压脑病及急性肾性高血压。

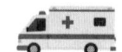

（二）操作流程

1. 导泻：每次 5~20g，清晨空腹服，同时饮水 100~400mL。

2. 农药、药物及食物中毒：每次口服 50% 溶液 50mL，并大量饮水，洗胃后服用。

3. 利胆：每次 2~5g，每天 3 次，饭前或两餐间服，也可服用 33% 硫酸镁溶液，每次 10mL。

4. 抗惊厥、降压等：肌内注射，每次 1g（10% 溶液，每次 10mL）；静脉滴注，每次 1.0~2.5g，将 25% 硫酸镁溶液 10mL 用 5% 葡萄糖溶液稀释成 1% 浓度缓慢静脉滴注。

（三）注意事项

1. 中枢神经抑制药如苯巴比妥中毒不能用硫酸镁导泻，而宜用硫酸钠代替。

2. 心功能不全、心肌损害、心脏传导阻滞、呼吸系统疾病患者慎用。

3. 老年人和月经期女性慎用，孕妇和急腹症患者不能使用硫酸镁导泻。

4. 硫酸镁有一定危险性，应由有经验医生使用。注射须缓慢，并注意患者的呼吸与血压。如有中毒现象（如呼吸肌麻痹等），可用 10% 葡萄糖酸钙注射液 10mL 静脉注射进行解救。静脉注射读书过快可引起血压降低及呼吸暂停。

十一、硫酸钠

口服后硫酸根不易吸收，形成高渗溶液刺激肠蠕动而致泻，其导泻作用较硫酸镁弱。

（一）适应证

1. 治疗便秘。

2. 药物、农药及食物中毒时洗肠排毒，特别适用于中枢神经系统抑制药物中毒时的导泻。

3. 钡盐中毒时导泻。

4. 局部外敷可消肿镇痛。

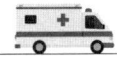

（二）操作流程

中毒导泻，每次口服 50% 硫酸钠溶液 50mL，同时大量饮水加快导泻速度。

（三）注意事项

1. 心血管和肾病患者、孕妇忌用。
2. 硫酸钠易风化，应密闭贮存。

十二、硫酸铜

（一）适应证

1. 0.5% 硫酸铜溶液点眼治疗角膜炎。
2. 0.05%～1.00% 硫酸铜溶液湿敷用于湿疹、化脓性皮肤病。
3. 农药及药物中毒的催吐。

（二）操作流程

口服，每次口服 1% 硫酸铜溶液 50～100mL。若服药后 30 分钟内未发生呕吐，可再服一次。

（三）注意事项

中毒后神志不清者、处于昏迷状态者、抽搐者、溃疡病者禁用。

十三、阿扑吗啡

（一）适应证

主要用于误食毒物及不能施行洗胃术的患者。

（二）操作流程

皮下注射，成人 2～5mg，儿童 0.07～0.10mg/kg，不得重复使用。

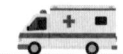

（三）观察要点

1. 皮下注射 5~10 分钟后先出现恶心、面色苍白，继而发生呕吐。但中枢已被抑制者，阿扑吗啡难以奏效，甚至可加重中枢抑制作用。

2. 用量过大可引起持续性呕吐，可出现昏睡、晕厥、直立性低血压等。

3. 中枢抑制可致呼吸短促、呼吸困难及心动过缓。纳洛酮可对抗阿扑吗啡的催吐作用、中枢神经抑制作用与呼吸抑制作用。

4. 对吗啡过敏者，对阿扑吗啡也可发生交叉过敏反应。

（四）注意事项

1. 如已服用止吐药，可降低阿扑吗啡的催吐效应。阿扑吗啡与对中枢神经系统起抑制作用的药物（如吩噻嗪类）合用，可导致严重的呼吸、循环抑制。

2. 禁用于番木鳖碱（士的宁）中毒或强酸、强碱等腐蚀剂中毒，以免加重番木鳖碱的中毒程度、加剧腐蚀剂对食管的损害。

3. 禁用于心力衰竭、休克前期、癫痫发作先兆、醉酒状态患者，以及阿片类、巴比妥类或其他中枢神经抑制药导致的麻痹状态患者。

第四节 食物中毒的解毒剂

一、亚甲蓝

（一）适应证

适用于治疗亚硝酸盐中毒。小剂量在临床上用于治疗硝基苯、苯胺、硝酸甘油等中毒引起的高铁血红蛋白血症。大剂量用于治疗氰化物中毒，但由于效果较差，已渐少用、不用。

（二）操作流程

1. 治疗亚硝酸盐（烂白菜及腌渍蔬菜、酸菜等中含有）及苯胺类引起的高铁血红蛋白血症：亚甲蓝溶液 5~10mL，用 25% 葡萄糖溶液 20~40mL 稀释后静脉注射。如发绀不消退，1 小时后可按原量重复注射一次。以后可视病情每 2~4 小时重复注射半量。为避免剂量过大，最好在上次注射后 1 小时，先检测高铁血红蛋白浓度。或口服本品 150~250mg，每 4 小时一次。

2. 治疗氰化物中毒：剂量 5~10mg/kg，或用 10% 溶液 50~100mL 加入葡萄糖溶液中静脉注射。必要时可重复使用，总量可达 2~3g，应与硫代硫酸钠交替使用。

（三）观察要点

口服可引起恶心、呕吐、腹泻和膀胱刺激症状。局部用药不良反应罕见。静脉注射速度过快或剂量过大（500mg 以上），可引起恶心、腹痛、心前区痛、眩晕、头痛、出汗、心率增加和神志不清等反应。用药后尿呈蓝色，有时可产生尿道灼痛，红细胞脆性增加，心肌损害，心电图出现 T 波平坦、倒置等改变。也有导致皮肤过

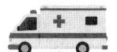

敏和溶血性贫血的报道。

（四）注意事项

1. 不可皮下、肌内或椎管内注射，以及气管内滴注。皮下注射易产生注射局部坏死性脓肿，椎管内注射易引起中枢神经系统永久性器质性损害。

2. 注射速度不可过快，一般为 2mL/min 左右，每次注射剂量不得超过 200mg，24 小时总量不得超过 500mg。

3. 治疗亚硝酸盐中毒引起的高铁血红蛋白血症，亚甲蓝用量 120mg/d 左右即可，重者可连用 2~3 天。不需要大量重复应用。亚甲蓝完全排出需 3~5 天，重复应用易导致体内蓄积引起中毒。

4. 大量维生素 C 和葡萄糖对高铁血红蛋白亦有还原作用，故可与亚甲蓝合用。

5. 治疗苯胺、硝基苯等引起的中毒时，剂量切忌过大，否则会生成高铁血红蛋白而使症状加重。

6. 严重肝、肾功能不全者慎用。肺水肿患者禁用。特异体质者如遗传性红细胞 6-磷酸葡萄糖脱氢酶缺乏症、镰状红细胞贫血及严重地中海贫血等患者忌用，否则可致溶血。

二、水飞蓟宾

（一）适应证

适用于各种类型的肝损害毒蕈中毒，水飞蓟宾能够稳定肝细胞膜，促进肝细胞再生。

（二）操作流程

1. 片剂：通常每次 70mg，每天 3 次，餐后用温水送服。重症患者可增至每次 140mg，轻症患者可减至每次 35mg，均为每天 3 次。维持量为每次 35mg，每天3 次。3 个月为 1 个疗程。

2. 胶囊：口服，成人每天 3 次，每次 2~4 粒。或遵医嘱。

（三）观察要点

水飞蓟宾毒性很小，不良反应少而轻微，仅个别患者有恶心、头晕等症状。

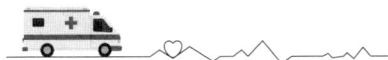

（四）注意事项

1. 体外排毒的措施，如血液灌流或血液透析，须在两次用药间隔期间启动，以尽可能减少水飞蓟宾经血液循环消除。

2. 用药期间，须严密监测患者的水电解质平衡和酸碱代谢情况。若使用 20mg/kg 的推荐剂量，对应溶解该药所需的氯化钠用量，则将带入约 0.36mmol/kg 的钠盐。

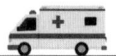

第五节　中枢镇静药物中毒的解毒剂

一、氟马西尼

（一）适应证

适用于苯二氮䓬类药物过量或中毒。

（二）操作流程

静脉注射，氟马西尼可用生理盐水、5%葡萄糖溶液稀释，并在24小时内使用，静脉注射应缓慢进行，不加入其他药物。

治疗苯二氮䓬类药物中毒：文献报道的使用剂量差异过大，高者可达10mg以上，低者小于1mg。生产厂家建议开始剂量0.3mg，如1分钟内未达到要求的清醒程度，可重复给药，直到达到要求，或直到总剂量达2mg。静脉滴注可控制速度在0.1~0.4mg/h，根据情况调节，直至患者清醒。

用氟马西尼治疗，患者用药后几分钟内清醒，给药剂量为1.5~10.0mg，但是多数患者在1小时内又进入镇静状态。重复给药后又清醒，提示氟马西尼作用时间短，应多次重复给药。

（三）不良反应观察要点

大多数患者对治疗剂量的氟马西尼耐受性良好。氟马西尼用于逆转苯二氮䓬类药物的镇静和全身麻醉作用时，只有1%的患者发生恶心、呕吐；伴有昏迷的苯二氮䓬类药物中毒者使用氟马西尼不良反应发生率为20%，长期使用苯二氮䓬类药物

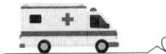

镇静的中毒者不良反应发生率为 27%，同时服用一种或多种其他药物的苯二氮䓬类药物中毒者不良反应发生率为 39%，最常见的不良反应为激动（6.5%）、不安（4.6%）、流泪（4.2%）、焦虑（4.2%）和畏寒（3.3%），一般认为不是苯二氮䓬类药物停药反应。

（四）注意事项

1. 对氟马西尼及地西泮类药物过敏者禁用。
2. 正在应用苯二氮䓬类药物控制癫痫持续状态或颅压者禁用。
3. 严重抗抑郁药物中毒者禁用。
4. 不可在周围肌肉松弛消退前注射氟马西尼。
5. 长期使用苯二氮䓬类药物者有可能使患者产生急性停药症状，应慎用。

二、盐酸烯丙吗啡

（一）适应证

1. 临床主要用于治疗因吗啡或其他吗啡样作用的药物过量或中毒所引起的严重呼吸抑制。
2. 用于因母亲应用吗啡类药物过量或中毒引起的新生儿窒息。
3. 用于吗啡类药物躯体依赖性的鉴别。

（二）操作流程

用于呼吸抑制：静脉注射，首次剂量 5~10mg，每天极量不超过 40mg。
用于新生儿窒息：0.2mg，直接注入脐静脉。

（三）不良反应观察要点

用药期间可出现嗜睡、头晕、恶心、呕吐、幻觉、烦躁等。单独使用可引起呼吸抑制和精神错乱。突然停药可引起与吗啡不同的特殊戒断症状，如头部电击样异样感觉。

（四）注意事项

1. 盐酸烯丙吗啡对巴比妥类和麻醉药中毒引起的呼吸抑制无效，并能加强其抑

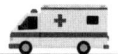

制作用。

2. 在未使用麻醉性药物时，使用盐酸烯丙吗啡可产生相当于麻醉性药物治疗剂量所引起的呼吸抑制。

3. 盐酸烯丙吗啡对喷他佐辛和左美丙嗪引起的呼吸抑制无效。

4. 可诱发吗啡样药物高度依赖性患者的戒断症状。

5. 长期使用可产生耐受性与依赖性。

三、醒脑静

（一）适应证

醒脑静具有醒神止痉、清热凉血、行气活血、解毒镇痛作用，用作解毒剂时主要用于镇静催眠药中毒、异烟肼中毒、酒精中毒及毒蕈中毒。

（二）操作方法

1. 肌内注射：每次 2~4mL，每天 1~2 次。

2. 静脉滴注：每次 10~20mL，用 5%~10% 葡萄糖溶液或氯化钠溶液 250~500mL 稀释后静脉滴注。

（三）不良反应观察要点

以醒脑静临床使用浓度及原制剂 4 倍浓度的样品进行小鼠急性毒性试验，采用腹腔、静脉注射 2 种给药途径，均以最大注射量（0.5mL/20g）给药，连续观察 7 天，小鼠无死亡。该研究的实际用量相当于人体治疗用量的 156 倍和 625 倍，未见药物相关的毒性反应。

（四）注意事项

醒脑静开启后立即使用，防止挥发。

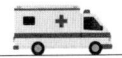

第六节　动物性中毒的解毒剂

一、抗蛇毒血清

（一）适应证

主要用于治疗被各种毒蛇咬伤的患者，包括但不限于银环蛇、金环蛇、眼镜蛇、眼镜王蛇等。多价抗蛇毒血清适应范围广，用于多种毒蛇咬伤。抗蛇毒血清只能中和游离状态的蛇毒，对已经被吸收的蛇毒无效，且对蛇毒造成的病理损害没有治疗作用。

常用抗蛇毒血清适应证见表2-6。

表2-6　常用抗蛇毒适应证

名称	适应证
抗蝮蛇毒血清	用于蝮蛇咬伤者的治疗，对竹叶青蛇和烙铁头蛇咬伤亦有疗效
抗五步蛇毒血清	用于五步蛇咬伤者的治疗
抗眼镜蛇毒血清	用于眼镜蛇咬伤者的治疗
抗银环蛇毒血清	用于银环蛇咬伤者的治疗

（二）皮试操作

1. 皮试方法：取0.1mL抗蛇毒血清加1.9mL生理盐水稀释（即20倍稀释），在前臂掌侧皮内注射0.1mL，观察20~30分钟。抗蛇毒血清皮试操作流程见表2-7。

表 2-7 抗蛇毒血清皮试操作流程

步骤	要点
操作前准备	操作人员准备：仪表端庄，着装整洁
	环境准备：环境整洁，温度适宜，光线良好
	用物准备：75% 乙醇、一次性注射器、皮试液、弯盘、锐器盒、棉签、注射执行单、速干手消毒液、治疗车、医疗废物桶、生活垃圾桶、抢救盒（0.1% 盐酸肾上腺素、地塞米松各 1 支，1mL、2mL 一次性注射器各 1 支）
操作前评估	评估患者病情、意识状态、自理能力及合作程度，药物过敏史、用药史、不良反应史及局部皮肤状况
操作步骤	1. 携用物至床旁，核对患者信息及医嘱，向患者解释操作目的、过程及配合方法
	2. 协助患者取舒适体位
	3. 洗手，准备皮试液：取 0.1mL 抗蛇毒血清加 1.9mL 生理盐水
	4. 核对皮试液药名及标识，检查皮试液的质量
	5. 再次核对患者信息
	6. 用 75% 乙醇消毒患者前臂内侧皮肤
	7. 一手绷紧患者前臂内侧皮肤，另一手持注射器，针尖斜面向上，与皮肤成 5° 角刺入
	8. 待针尖斜面完全进入皮内后，放平注射器。一手的拇指固定针栓，另一手推注药液 0.1mL，使局部形成一皮丘，迅速拔出针头
	9. 再次核对患者信息，记录皮试时间
	10. 协助患者取舒适体位，询问患者需要，进行相关知识宣教，处理用物
	11. 20~30 分钟后由两名护士观察结果
	12. 洗手，取口罩，记录
	13. 处理用物

2. 皮试注意事项：参考肉毒抗毒素皮试的注意事项。

3. 皮试结果判断标准。

阴性：皮丘在 2cm 以内，且周围无红晕及蜘蛛足者。

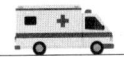

阳性：皮丘增大、红肿、浸润，特别是形似伪足或有痒感者。

阳性可疑者，预先注射氯苯那敏 10mg（儿童根据体重酌减），15 分钟后再注射本品。阳性者应采用脱敏注射法。

（三）解毒操作

1. 常用静脉注射，也可肌内或皮下注射。

2. 用量：抗蝮蛇毒血清 6000U、抗五步蛇毒血清 8000U、抗银环蛇毒血清 1 万 U、抗眼镜蛇毒血清 2000U。上述用量可中和 1 条蛇的蛇毒，视病情可酌情增减。

3. 儿童与成人剂量相同，不得减少。

4. 注射前先做皮试，阴性者方可注全量。

（四）脱敏注射

主要适用于蛇毒血清过敏的患者。

1. 脱敏注射方法：取生理盐水将抗蛇毒血清稀释 20 倍。分次做皮下注射，每次观察 10~20 分钟。第一次注射 0.4mL，如无反应，可酌情增量注射，注射观察 3 次以上，无异常反应者，即可做静脉、肌内或皮下注射。注射时速度应慢，开始每分钟注射量不超过 1mL，以后亦不宜超过 4mL。如有异常反应，应立即停止注射。

2. 脱敏注射操作步骤：抗蛇毒血清脱敏注射用法用量见表 2-8。

表 2-8　抗蛇毒血清脱敏注射用法用量

次数	时间	抗蛇毒血清稀释液用量	用法
1	0 分钟	0.4mL	皮下注射
2	20 分钟	0.6mL	皮下注射
3	20 分钟	0.8mL	皮下注射
4	20 分钟	剩余液体	静脉、肌内或皮下注射

3. 分段稀释滴注法：抗蛇毒血清分段稀释滴注法操作流程见图 2-1。

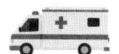

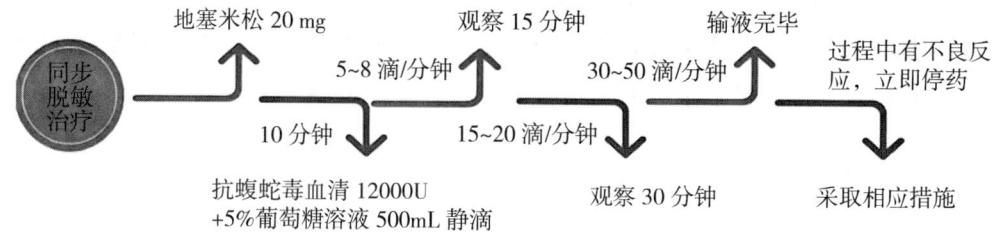

图 2-1　抗蛇毒血清分段稀释滴注法操作流程

1）先滴入 10~20mg 地塞米松。

2）等待 10 分钟后，静脉滴注稀释的抗蛇毒血清溶液（治疗量抗蛇毒血清+250mL 生理盐水），滴速 5~8 滴/分钟（20~32mL/h）。

3）输注 15 分钟后未见患者出现过敏症状，可调整滴速至 15~20 滴/分钟（60~80mL/h）。

4）输注 30 分钟后仍未见患者出现不适症状，继续调整滴速至 30~50 滴/分钟（120~200mL/h），直至混合药液滴完。

（五）不良反应观察要点

注射抗蛇毒血清后，患者可能发生过敏反应，需要注意观察并及时处理。轻度过敏反应仅有局部疼痛、瘙痒、水肿；重度过敏反应可出现过敏性休克和血清病样反应。具体可参考"肉毒抗毒素"相关内容。

（六）注意事项

1. 抗蛇毒血清为液体制品。制品混浊，有摇不散的沉淀、异物，或安瓿有裂纹、标签不清者均不能使用。安瓿打开后应一次用完。

2. 每次注射须保存详细记录，包括患者姓名、性别、年龄、住址，注射次数，上次注射后的反应，本次皮试结果及注射后反应，所用抗蛇毒血清的生产单位名称及批号等。

3. 注射部位应严格消毒。注射器宜专用。

4. 使用抗蛇毒血清须特别注意防止过敏反应。注射前必须做皮试并详细询问患者既往过敏史。凡患者本人及其直系亲属曾有支气管哮喘、季节性过敏性鼻炎、湿疹或血管神经性水肿等病史，或对某种物质过敏，或患者有马血清制剂注射史，均须特别注意过敏反应的发生。

5. 蛇咬伤者，应同时注射破伤风抗毒素 1500~3000IU。

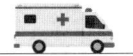

6. 门诊患者注射抗蛇毒血清后，需观察至少30分钟方可离开。

二、维生素 K_1

（一）适应证

主要适用于治疗"敌鼠钠"类鼠药中毒。

（二）操作流程

肌内注射或静脉注射，成人每次10mg，每天1~2次；新生儿每次0.5~1.0mg，必要时4~8小时后重复。

（三）观察要点

维生素 K_1 毒性较低，但仍可出现一些不良反应。肌内注射可致恶心、呕吐等消化道反应。静脉注射维生素 K_1 可致面部潮红、出汗、胸闷等症状。有报道维生素 K_1 静脉注射过快可导致血压剧降，故一般不宜静脉注射，必须静脉注射时应缓慢，每分钟不超过5mg。肌内注射部位可有疼痛。

（四）注意事项

1. 维生素 K_1 有引起过敏反应的风险，不宜与其他维生素制成复合剂。

2. 维生素 K_1 起效较慢，严重出血宜先用或同时应用输新鲜血液、血浆或凝血酶原复合物，以迅速提高血液凝血因子水平。

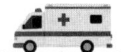

第七节　其他类中毒的解毒剂

一、亚硝酸钠

（一）适应证

主要用于治疗氰化物中毒，作用较强，维持时间较长，但须与硫代硫酸钠联合应用。也可用于硫化氢或硫化钠等中毒，但形成高铁血红蛋白速度较慢，不良反应较大。

（二）操作流程

静脉注射，成人每次 3% 亚硝酸钠溶液 10~20mL，注射速度宜慢（2~3mL/min）；或用生理盐水稀释后 20 分钟注完。由于氰离子与细胞色素氧化酶的亲和力稍小于其与高铁血红蛋白的亲和力，故亚硝酸钠的用量不可过小，应使患者稍发绀，即体内有相当量的高铁血红蛋白以使其充分与氰离子结合，才能迅速有效地解毒。

亚硝酸钠注射完毕后随即用同一针头及相同速度注射 25%~50% 硫代硫酸钠溶液 25~50mL。必要时 0.5~1.0 小时后可重复亚硝酸钠和硫代硫酸半量或全量。儿童按 6~12mg/kg 或 3% 亚硝酸钠溶液 0.33mL/kg 给予。为避免形成过量的高铁血红蛋白，可监测其浓度，高铁血红蛋白浓度不应超过 30%~40%。如果引起血压明显降低，可给予麻黄碱升压。

用于硫化氢等中毒的解毒，无需使用硫代硫酸钠作为供硫体，但必须在中毒早期使用才有效。

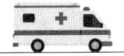

（三）不良反应观察要点

可出现恶心、呕吐、眩晕、视物模糊、头痛、低血压、发绀、呼吸困难、心悸、抽搐、晕厥、循环衰竭等。剂量过大引起高铁血红蛋白血症，此时可及时给氧，并口服或静脉注射亚甲蓝（2mg/kg）解救。

（四）注意事项

1. 注射亚硝酸钠时禁止同时吸入亚硝酸异戊酯，同时注意观察血压变化，一旦收缩压降至 80mmHg 时，应立即停止注射。

2. 老年人慎用，有心血管疾病或动脉硬化的患者需酌情减量和减慢静脉注射速度。6-磷酸葡萄糖脱氢酶缺乏症、遗传性高铁血红蛋白血症及一氧化碳和氰化物混合中毒者禁用亚硝酸钠。

3. 丙烯腈等有机腈化合物中毒，亚硝酸钠用量可酌情减少。

4. 亚硝酸钠不能与硫代硫酸钠混合注射，否则将加重不良反应，血压明显下降；不得与氧化剂、安替比林、乙酰苯胺、枸橼酸钠、咖啡因和吗啡等联合使用。

二、依地酸二钴

（一）适应证

用于治疗氰化物中毒。

（二）操作流程

3%依地酸二钴溶液，5~15mg/kg 用 50%葡萄糖溶液稀释至 50mL，缓慢静脉注射。必要时重复给药 1~2 次。有时为增加疗效，可在其后静脉注射 50%硫代硫酸钠溶液 25~50mL。

（三）不良反应观察要点

常见的有多汗、恶心、呕吐、不安，偶见低血压、心绞痛、期前收缩、房颤、室性心律不齐，严重者发生过敏反应如斑丘疹、颜面水肿甚至过敏性休克。

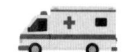

（四）注意事项

1. 给药时，应同时给予氧气及其他复苏措施。

2. 为中和剩余的依地酸二钴，在注射后 30 分钟静脉注射依地酸钙。葡萄糖和依地酸钙可减低和对抗依地酸二钴的毒性和不良反应。

3. 依地酸二钴应在 25℃以下贮存。

三、美他多辛

（一）适应证

用于治疗慢乙醇中毒和乙醇性肝病。对于急性乙醇中毒患者的激动、粗鲁等症状有明显疗效。

（二）操作流程

根据患者的具体情况确定使用的剂量和浓度。通常为静脉滴注，需确保注射过程的卫生与安全。在注射过程中，应密切监测患者的反应，如出现不良反应，应立即停药。

（三）不良反应观察要点

1. 过敏反应：密切观察患者是否出现皮肤瘙痒、荨麻疹、皮肤水肿等过敏反应症状。

2. 肝功能变化：定期监测患者的肝功能指标，如谷丙转氨酶（ALT）和谷草转氨酶（AST），以评估药物对肝脏的影响。

3. 神经症状：对于极敏感型患者，需特别留意是否突发外周神经症状，如有异常应立即停药并处理。

（四）注意事项

1. 过敏者禁用：对美他多辛过敏的患者应禁止使用，以免引发过敏反应。

2. 特殊人群慎用：孕妇、哺乳期女性及中枢神经系统功能紊乱的患者应慎用美他多辛，以免对胎儿、婴儿或自身健康造成不良影响。

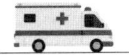

3. 避免滥用：美他多辛需遵医嘱使用，不可私自滥用或更改剂量。

4. 配伍禁忌：注意美他多辛不应与铁盐、碱性溶液、氧化剂配伍使用，避免发生药物相互作用。

四、甲吡唑

（一）适应证

用于治疗甲醇及乙二醇中毒。

（二）操作流程

缓慢静脉输注，持续 30 分钟。起始剂量为 15mg/kg，然后每 12 小时 10mg/kg，共 4 次，然后每 12 小时 15mg/kg，直至血清乙二醇或甲醇浓度<3.2mmol/L，患者无症状且 pH 值正常。进行血液透析或治疗超过 2 天时需调整剂量。静脉给药前，应将药物稀释，且不得快速推入静脉注射，通常成人持续静脉输注 30 分钟。

（三）不良反应观察要点

1. 静脉输液，维持给药途径，调节水电解质平衡。

2. 治疗期间需监测血气、pH 值、电解质、肝酶、尿素氮、肌酐、尿液分析、心电图等。同时监测血清和尿液乙二醇浓度及尿液草酸盐结晶，或血清甲醇浓度。

（四）注意事项

1. 对甲吡唑或其他吡唑类药过敏者慎用。

2. 肝病患者、肾功能不全者慎用。

3. 严重或恶化的代谢性酸中毒或存在高浓度乙二醇或甲醇（50mg/dL）时，除甲吡唑外，还应考虑进行血液透析。

第三章
危险化学品泄漏
事故的处理技术

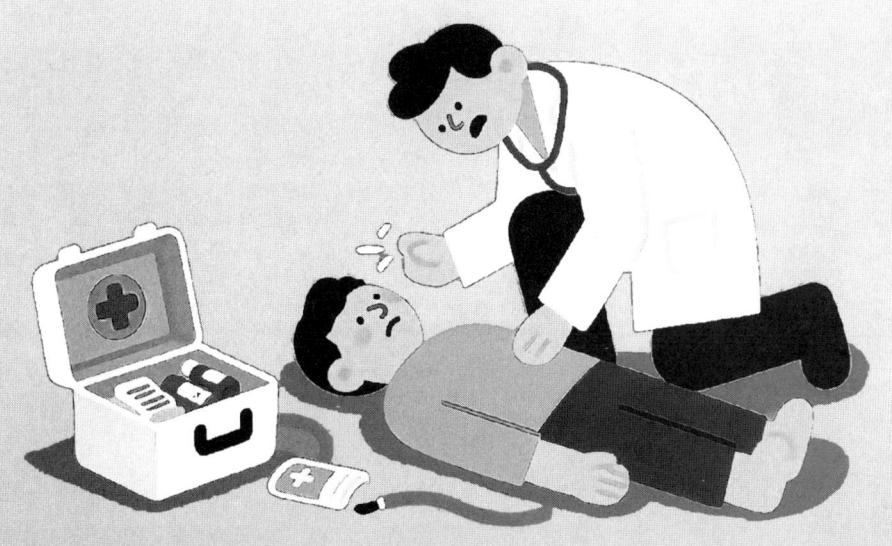

第一节 危险化学品的概念与分类

危险化学品指具有毒害、腐蚀、爆炸、燃烧、助燃等性质，对人体、设施、环境具有危害的剧毒化学品和其他化学品。

根据《化学品分类和危险性公示 通则》（GB 13690—2009）标准，按物理、健康或环境危险的性质共分 3 大类。常见的危险化学品可大致分为以下八大类。

一、爆炸物（或混合物）

爆炸物（或混合物）是一种固态或液态物质（或物质的混合物），其本身能够通过化学反应产生气体，而产生气体的温度、压力和速度能对周围环境造成破坏。

二、压力下气体

压力下气体指在压力等于或大于200kPa（表压）下装入贮器的气体，或是液化气体或冷冻液化气体。按包装的物理状态不同，压力下气体可分为4类：压缩气体、液化气体、冷冻液化气体、溶解气体（表3-1）。

表3-1 压力下气体的分类

类别	定义
压缩气体	在压力下包装时，温度低于-50℃时完全气态的气体，包括所有临界温度不大于-50℃的气体
液化气体	在压力下包装时，温度高于-50℃时部分是液体的气体，分为：①高压液化气体，临界温度为-50~65℃之间的气体；②低压液化气体，临界温度高于65℃的气体

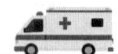

类别	定义
冷冻液化气体	在压力下包装时，由于其低温而部分成为液体的气体
溶解气体	在压力下包装时，溶解在液相溶剂中的气体

注：临界温度指高于此温度无论压缩程度如何，纯气体都不能被液化的温度。

三、易燃液体

易燃液体指闪点不高于93℃的液体。这类液体极易挥发成气体，遇明火即燃烧。以闪点作为评定易燃液体火灾危险性的主要根据，闪点越低，其火灾危险性越大。易燃液体的分类见表3-2。

表3-2　易燃液体的分类标准

类别	分类标准
1	闪点<23℃和初沸点≤35℃
2	闪点<23℃和初沸点>35℃
3	23℃≤闪点≤60℃
4	60℃<闪点≤93℃

注：闪点是材料或制品与外界空气形成混合气与火焰接触时发生闪火并立刻燃烧的最低温度，表示材料或制品的蒸发倾向和受热后的安定性，是材料或制品贮存、运输及使用中安全防护的重要指标。物质闪点的高低主要与其蒸发性有关：馏分越轻，越易蒸发，闪点就越低。物质的闪点越低，就越容易被火苗点燃引起燃烧，火灾危险性就越大。因此，闪点可以被看作防火安全指标。

四、易燃固体、自燃物品和遇湿易燃物品

易燃固体是容易燃烧或通过摩擦可能引燃或助燃的固体。易燃固体为粉状、颗粒状或糊状物质，它们在与燃烧着的火柴等火源短暂接触即可被点燃和火焰迅速蔓延的情况下，都非常危险。易燃固体因着火点低，如受热、遇火星、受撞击、摩擦或氧化剂作用等能引起急剧的燃烧或爆炸，同时放出大量毒害气体，如红磷、硫黄、

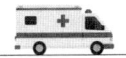

萘、硝化纤维素等。

自燃物品指自燃点低，即使数量小也能在与空气接触后 5 分钟内发生氧化反应，放出热量而自行燃烧的物品。常见的自燃物品有黄磷、二乙基锌、三乙基铝等有机金属化合物，油纸，油棉纱，赛璐珞碎屑，活性炭，保险粉等。

遇湿易燃物品指遇水或受潮时，发生剧烈化学反应，放出大量的易燃气体和热量的物品，有的不需明火即能燃烧或爆炸。常见的遇湿易燃物品有金属钾、钠、钙电石、铝粉、锌粉、保险粉等。

五、氧化剂和有机过氧化物

氧化剂指处于高氧化态、具有强氧化性，易分解并放出氧和热量的物质，包括含有过氧基的无机物其本身不一定可燃，但能导致可燃物的燃烧，与松软的粉末状可燃物能组成爆炸性混合物，对热、震动或摩擦较敏感，常见的如漂白粉（次氯酸钙）、过硫酸铵（钾、钠）、过氧化氢、高锰酸钾、硝酸盐、高氯酸盐、次氯酸盐、氯酸盐、浓硫酸、硝酸等。

有机过氧化物是含有二价-O-O-结构的液态或固态有机物质，可以看作一个或两个氢原子被有机基替代的过氧化氢衍生物。该术语也包括有机过氧物配方（混合物）。有机过氧化物是热不稳定物质或混合物，容易放热自加速分解。一级有机氧化性物质既具有强烈的氧化性，又具有易燃性，如过氧化二苯甲酰；二级有机氧化性物质既具有强的氧化性，又具有强烈的腐蚀性，如过氧乙酸、过氧苯甲酸等。

六、有毒化学品

有毒化学品指进入机体后，累积达一定的量，能与体液和器官组织发生生物化学作用或生物物理学作用，扰乱或破坏肌体的正常生理功能，引起某些器官和系统暂时性或持久性的病理改变，甚至危及生命的物品。

根据有毒化学品的毒性大小，又可分为剧毒品和毒害品。常见有毒化学品见表3-3。

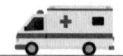

表3-3　常见有毒化学品

分类	亚类	常见化学品
剧毒品	无机剧毒品	电镀用的氰化物（氰化钾、氰化钠等）、三氧化二砷（砒霜）、氯化汞等
	有机剧毒品	甲苯二异氰酸酯（TDI）、硫酸甲酯、丙烯腈等
毒害品	无机毒害品	汞、铅、钡、氟的化合物等
	有机毒害品	草酸等

七、放射性物品

放射性物品指含有放射性核素（如铀、钚、钴-60等），能自发释放电离辐射（α、β、γ射线或中子流）的物质或装置。其辐射可破坏生物体细胞结构，导致急性损伤或长期致癌风险。常见放射性物品的特性及其用途见表3-4。

表3-4　常见放射性物品的特性及其用途

物质	辐射类型	半衰期	用途
铀-235	α、γ	7亿年	核电站燃料、核武器
钴-60	β、γ	5.27年	癌症放疗、食品辐照灭菌
铯-137	β、γ	30年	工业测厚仪、医疗设备校准
氚（^3H）	β	12.3年	自发光标识（如手表夜光）
镅-241	α、γ	432年	烟雾探测器、中子源

八、腐蚀品

腐蚀品指能灼伤人体组织并对金属等物品造成损坏的固体或液体，具体指与皮肤接触在4小时内出现可见坏死现象，或温度在55℃时，对20号钢的表面均匀年腐蚀率超过6.25mm/y的固体或液体。腐蚀品分类见表3-5。

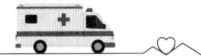

表3-5　腐蚀品分类

类别	典型物质	特性与危害
酸性腐蚀品	浓硫酸（H_2SO_4） 盐酸（HCl）	强酸性，脱水、挥发（如盐酸烟雾）
碱性腐蚀品	氢氧化钠（NaOH） 氨水（$NH_3 \cdot H_2O$）	强碱性，潮解、腐蚀蛋白质
其他腐蚀品	苯酚（C_6H_5OH） 次氯酸钠（NaClO）	氧化性、毒性（如苯酚致癌）

第二节 危险化学品泄漏事故的 应急救援

危险化学品泄漏事故常发生在工业园区、化工厂、运输通道等重要区域，一旦发生则造成极大危害。且该类事故往往具有突发性和不可预测性，需要紧急应对。

一、常见原因

1. 人为操作失误是危险化学品泄漏事故的主要原因，具体包括操作不当、疏忽大意、操作程序不规范等。

2. 设备老化、缺乏维护保养、设备设计缺陷等都可能导致设备故障，从而引发危险化学品泄漏事故。

3. 违规违法行为，包括超负荷运输、违规储存、未经许可的操作等。违规违法行为增加了事故风险，可能导致危险化学品泄漏事故的发生。

4. 地震、洪水、风暴等自然灾害可能导致设施破坏、管道破裂等，进而引发危险化学品泄漏事故。

5. 交通运输事故引发危险化学品泄漏事故。近几年在运输过程中发生的危险化学品泄漏事故约占危险化学品泄漏事故总数的30%。

6. 战争行为或人为破坏：恐怖分子等可能制造危险化学品泄漏事故，危害人民群众的安全、破坏社会稳定。

二、现场处置程序

危险化学品泄漏事故的现场处置程序包括防护、询情、侦检、警戒、救生、控险、堵漏、输转、救护、洗消、清理和警示等步骤。

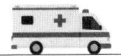

三、分区处置

进入事故现场的人员需在最高级别的防护下进入爆炸现场进行毒物检测，并根据检测毒物的种类与浓度，结合风向等气象情况划分出热区（疏散区）、暖区（洗消区）与冷区（检伤、处置分流区）。同时建立一条快速撤退和疏散通道。

初始隔离距离（图3-1）：指全部人员从危险化学品泄漏中心点向四周撤离的安全距离。当圈内人员位于上风向时，其可能处于危险当中；当其位于下风向时，则可能危及生命安全。

初始隔离区（图3-1）：指以危险化学品泄漏中心点为圆心，以初始隔离距离为半径的圆形区域。在初始隔离区内，所有人员应按初始隔离距离表规定的最小距离，并沿侧风向（即与风向垂直的方向）进行疏散，直接撤离初始隔离区，远离泄漏中心点。

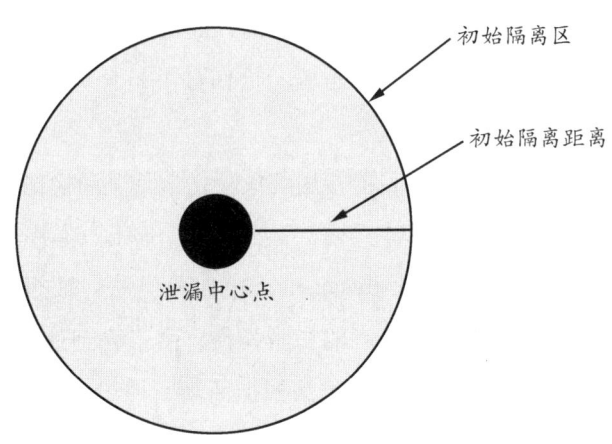

图 3-1　初始隔离区与初始隔离距离

防护距离（图3-2）：指处于危险化学品泄漏中心点下风向，为保障应急救援人员与公众的健康和安全而需采取防护措施的距离。

防护区（图3-2）：指处于危险化学品泄漏中心点下风向，人员因丧失能力而不能实施保护行动并可能引起严重或不可逆健康损定时，需以防护距离为边长所划定的正方形区域。

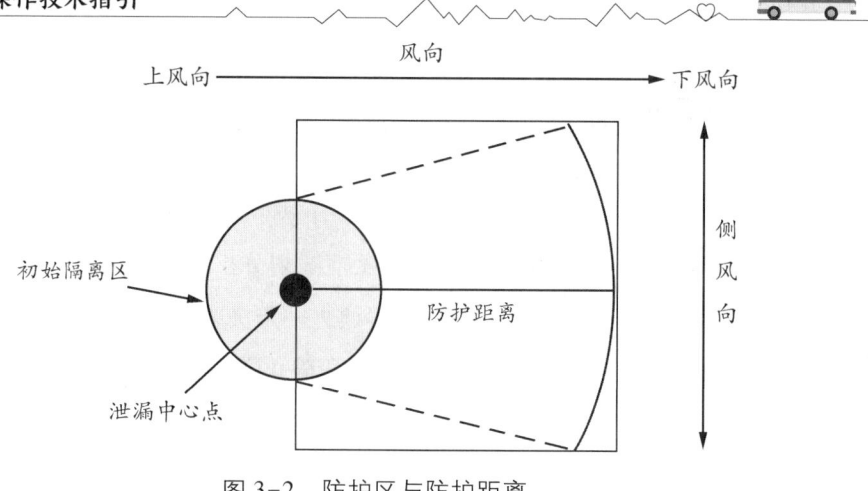

图 3-2　防护区与防护距离

四、检伤分类与处置

危险化学品泄漏事故往往是突发的、严重的，面对大量涌现的患者，合理疏散、有序分流和资源调配是现场救援面临的考验。检伤分类是合理调配资源以及实现有序分流与疏散的主要依据。

至今尚无统一的检伤分类法，目前常用的危险化学品泄漏检伤分类有 START 检伤分类法和 SALT 检伤分类法。

START（simple triage and rapid treatment）检伤分类法：被很多国家和地区采用，适用于灾难现场短时间内大批患者的初步检伤，由最先到达的急救人员对患者进行快捷的辨别及分类。START 检伤分类法根据活动、神志、循环、呼吸将患者分为四级，并以不同颜色区分。红色为第一优先、黄色为第二优先、绿色为第三优先、黑色最不优先。

SALT（sort assess life saving interventions treatment transport）检伤分类法：与传统检伤分类不同，SALT 检伤分类法是基于资源与伤情程度的五分类，与 START 检伤分类法的四分类相比，增加了灰色姑息治疗这一类（表 3-6）。SALT 检伤分类法的意义在于最大化地利用灾难现场的有限资源效。SALT 检伤分类法通过简单的指令进行整体评估，先分出能行动和不能行动的患者，再通过意识、呼吸、脉搏和出血进行个体检伤，从而判断出需要采取必要救命措施的患者，并对其实施大出血止血、呼吸道异物梗阻解除、血气胸穿刺和注射解毒剂四项生命支持干预（life-saving interventions）。SALT 检伤分类法流程见图 3-3。

表 3-6　SALT 检伤分类法的检伤分类

分类	颜色	说明
急需抢救者	红色	通过紧急抢救患者可以存活
可延迟救治者	黄色	患者需要治疗，但短时间内不会危及生命
轻伤者	绿色	受伤轻微或生病，不用治疗或仅需简单处置
姑息治疗者	灰色	虽存活但现有医疗资源无法救治或存活概率低
死亡者	黑色	没有自主呼吸，已死亡

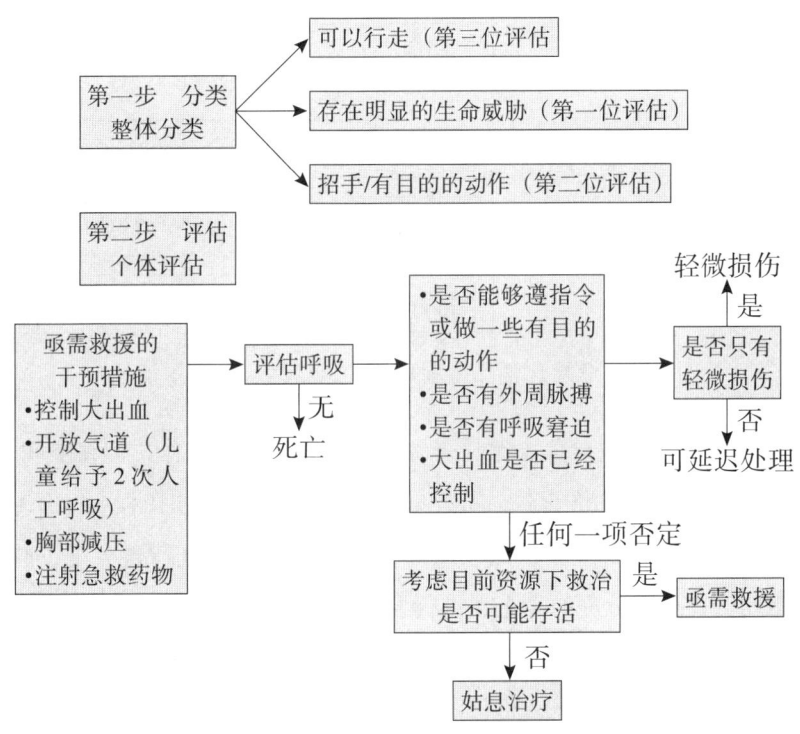

图 3-3　SALT 检伤分类法流程

五、急诊科的应急处置

突发的危险化学品泄露事故将导致大规模的人员伤亡，在经过"黄金 1 小时"的现场救援后，患者常以"四波现象"的形式不均衡地涌入医院急诊科，从而使急诊科的医疗资源在短时间内被挤兑，急诊科将面临三个阶段：常规阶段、应急阶段、紧急阶段。这三个阶段并不是一定都会出现，取决于灾情、患者人数和灾前的准备

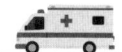

情况。在不同阶段，空间、人力及物资供给等医疗资源面临的紧缺程度有所不同，应对策略也不同。危险化学品泄漏事故中急诊科应急处置流程见图3-4。

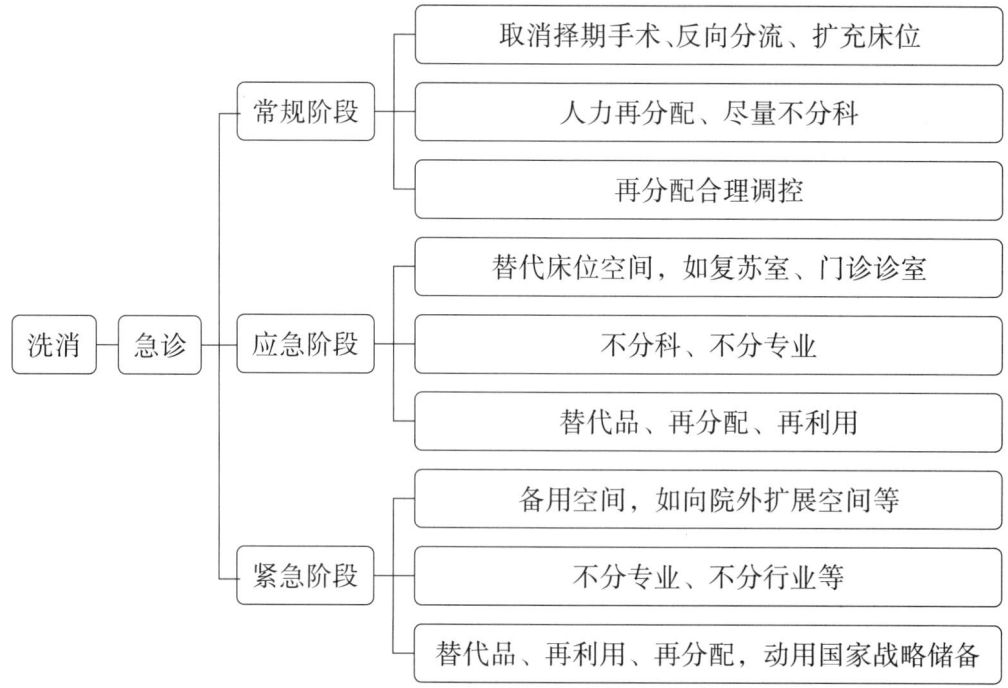

图3-4　危险化学品泄漏事故中急诊科应急处置流程

1. 常规阶段：在常规阶段，医疗资源基本能满足常态工作，但在空间、人员和物资方面需要做一些先期准备。空间策略包括暂时取消择期手术、门诊患者住院、反向分流患者到社区或出院、扩充床位等；人力策略包括进行再分配，减少分科。物资供给策略为在公平分配原则上，进行合理再分配及控制。

2. 应急阶段：当进入应急阶段时，资源处于紧张状况。此时，需要拓展替代空间，如复苏室、门诊诊室等，人员将不分科，物资使用替代物资，如用麻醉机替代呼吸机等。

3. 紧急阶段：一旦进入紧急阶段，各种资源将面临空前的压力，原有资源不能满足需要。此时，需启用备用空间，如向院外扩展，人力不分专业、不分行业，物资动用国家战略储备，或者进行再回收、再利用、再分配。

在处置危险化学品泄漏事故时，除需要进行紧急生命支持外，洗消应在医疗干预前实施，即使在现场进行过洗消，进入医院前，也要再次进行洗消，确保医院不被危险化学品污染。洗消安置点一般设在医院的下风口，防止危险化学品向院区扩散。

第三节 个人防护

一、个人防护级别

根据国际标准，防护服一般可以划分为四个等级，即 A 级防护服、B 级防护服、C 级防护服和 D 级防护服。在危险化学品泄漏事故中，个人防护级别通常根据潜在危害的严重程度和暴露风险进行划分，主要包括 A 级防护、B 级防护、C 级防护和 D 级防护。

（一）A 级防护

1. 防护对象。

1）高蒸气压，可经皮肤吸收或致癌的高毒性化学品。

2）可能发生高浓度液体泼溅、接触、浸润或蒸气暴露。

3）接触未知化学品（纯品或混合物）。

4）有害物浓度达到立即威胁生命或健康（immediately dangerous to life or health，IDLH）浓度。

5）缺氧环境。

2. 装备配置。

1）呼吸防护：全面罩正压空气呼吸器（self-contained breathing apparatus，SCBA），根据容量、使用者的肺活量、活动情况等确定气瓶使用时间。

2）身体防护：全封闭气密化学防护服，为气密系统，可防各类化学液体、气体渗透。

3）手部防护：抗化学防护手套。

4）其他：抗化学防护靴、安全帽等。

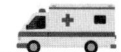

A 级防护提供对周围环境中的气体与液体的最完善保护，适用于极端危险的化学环境。

（二）B 级防护

1. 防护对象。

1）已知的气态毒性化学品，能经皮肤吸收或通过呼吸道产生危害。

2）有害物浓度达到 IDLH 浓度。

3）缺氧环境。

2. 装备配置。

1）呼吸防护：与 A 级防护相同，使用 SCBA。

2）身体防护：头罩式化学防护服，非气密性，但防化学液体渗透。

3）手部防护：抗化学防护手套。

4）足部防护：抗化学防护靴。

5）其他：安全帽。

B 级防护在有毒气体（或蒸气）对皮肤危害不严重时，提供呼吸防护和一定程度的皮肤防护。

（三）C 级防护

1. 防护对象。

非经皮肤吸收毒性化学品，种类和浓度已知，浓度低于 IDLH 浓度，不缺氧。

2. 装备配置。

1）呼吸防护：空气过滤式呼吸防护用品，正压或负压系统，选择性空气过滤，适合特定的防护对象和危害等级。

2）身体防护：头罩式化学防护服，隔离颗粒物、少量液体喷溅。

3）手部防护：防化学液体渗透的防护手套。

4）足部防护：防化学液体渗透的防护靴。

C 级防护适用于低浓度污染环境或现场支持作业区域。

（四）D 级防护

1. 防护对象。

适用于现场冷区或冷区外的人员，对生命及健康无即时危险。

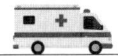

2. 装备配置。

一般为衣裤相连的工作服或其他普通工作服、靴子及手套。

D 级防护提供基本的防护，适用于风险较低的环境。

综上所述，个人防护级别根据危险化学品泄漏事故的潜在危害和暴露风险进行划分，从 A 级到 D 级逐级降低。选择合适的防护级别对于确保工作人员的安全至关重要。

二、防护级别的确定

在危险化学品泄漏事故中，确定合适的防护级别是至关重要的。以下是根据实际情况确定合适的防护级别的几个关键步骤。

（一）评估化学品的性质和危害程度

首先，需要了解涉及化学品的性质，包括毒性、挥发性、可燃性、腐蚀性等。这些性质将直接影响暴露风险和所需的防护级别。例如，高毒性、高挥发性或致癌的化学品需要更高级别的防护。

（二）分析暴露风险

暴露风险包括化学品的浓度、暴露时间、暴露途径（如吸入、皮肤接触、眼睛接触等），以及工作环境的特点。对于高浓度、长时间暴露或存在未知化学品的情况，应选择更高级别的防护。

（三）确定防护对象和职责

不同的防护对象（如抢险救灾人员、医务人员、普通群众等）和职责可能需要不同级别的防护。例如，抢险救灾人员需要进入核心污染区域，因此通常需要 A 级或 B 级防护；而医务人员可能在外围区域提供治疗，可能只需要 C 级防护；普通群众在远离污染区域的地方，可能只需要 D 级防护。

（四）参考国家和行业标准

个人防护级别应该符合国家和行业的相关标准。不同国家和行业对个人防护的要求可能有所不同，因此在选择和使用个人防护装备时，应该参考相应的标准。

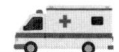

（五）综合考虑并选择合适的防护级别

根据上述评估和分析，综合考虑化学品的性质、暴露风险、防护对象和职责，以及国家和行业标准，选择合适的防护级别。

（六）提供必要的培训和指导

为工作人员提供必要的培训和指导，确保他们了解所选防护级别的要求和正确使用方法。培训内容包括如何穿戴和脱下防护装备、如何检查装备是否完好以及如何处理紧急情况等。

总之，在危险化学品泄漏事故中确定合适的防护级别需要综合考虑多个因素，并遵循相关标准和规范。通过科学、合理的选择和使用个体防护装备，可以有效降低工作人员受到危害的风险。

三、个人防护装备的穿脱流程

（一）A级防护服的穿脱流程

A级防护服是最高级别的气密型防护服，对呼吸、皮肤及眼睛提供全面防护，并且可以通过特定气体管道进行呼吸，是一种全封闭式的防护服装。A级防护服通常配备有防护靴子、防护帽和手套等配件（图3-5）。

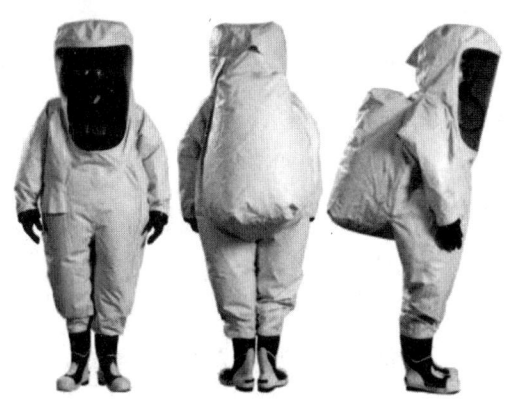

图3-5　A级防护服

1. 防护对象。

防护对象包括高蒸气压化学品、可经皮肤吸收或致癌的高毒性化学品；可能发

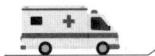

生高浓度液体泼溅、接触、浸润或蒸气暴露；接触未知化学品（纯品或混合物）；有害物浓度达到 IDLH 浓度；缺氧环境；不确定成分、浓度，测得存在高浓度蒸气、气体、粉尘的污染环境。

2. 一般要求。

A 级防护服需要与空气呼吸器及化学防护靴、手套配合使用。

3. 穿防护服流程。

穿 A 级防护服流程见图 3-6。

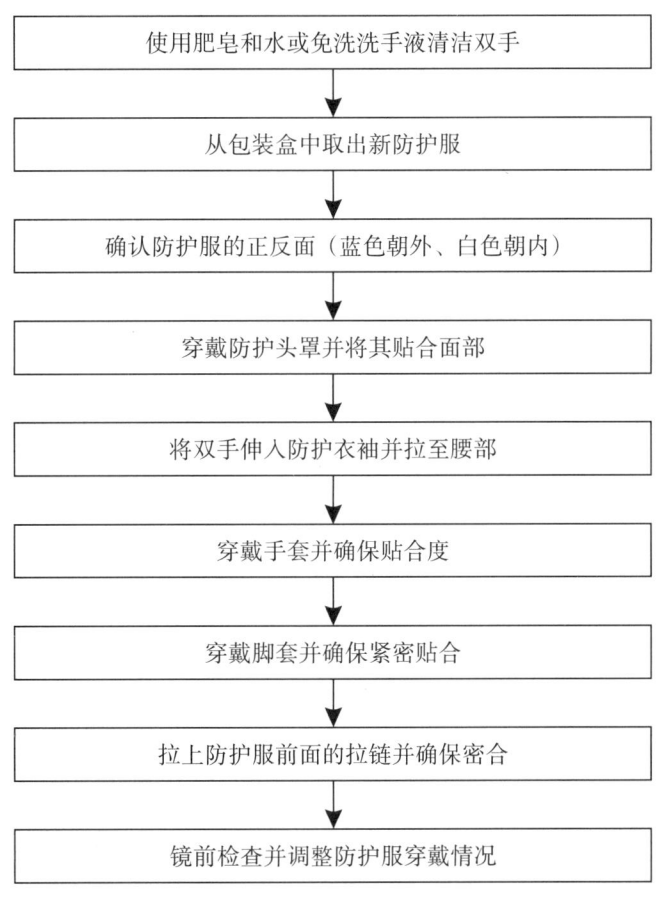

图 3-6　穿 A 级防护服流程

4. 穿防护服的注意事项。

1）穿 A 级防护服前，确保自己没有呼吸道感染症状，如咳嗽、发热等。

2）穿 A 级防护服时要避免触摸面部、眼睛、口鼻等部位，以免污染。

3）穿戴完毕后，尽量避免大幅度动作，以免损坏 A 级防护服。

4）在 A 级防护服的有效期内使用，具体时间需根据使用说明确定。

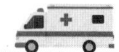

5. 脱防护服流程。

脱 A 级防护服流程见图 3-7。

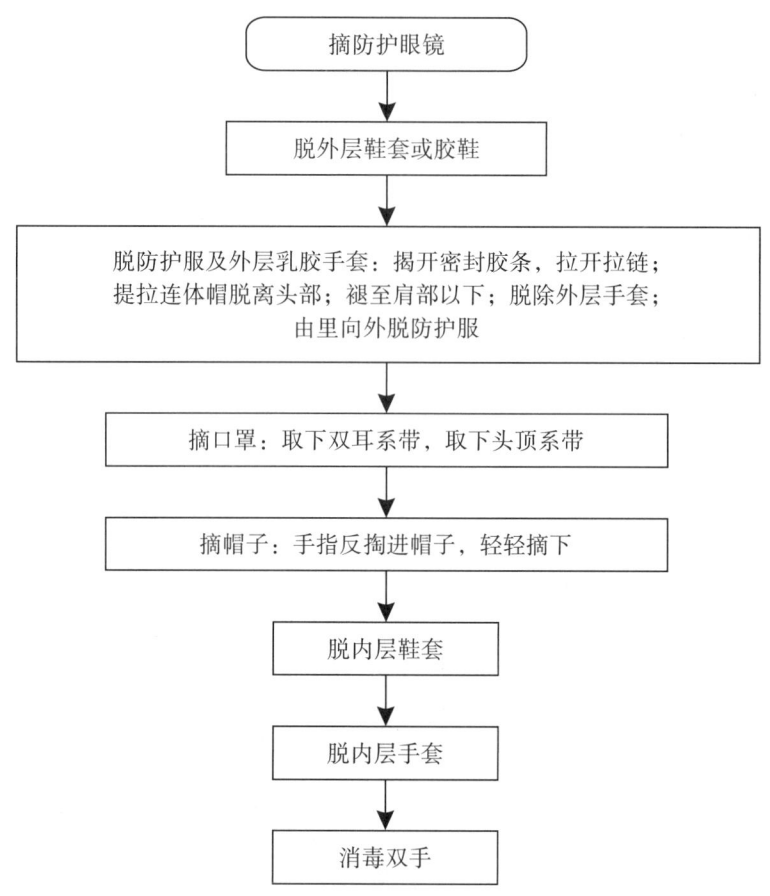

图 3-7　脱 A 级防护服流程

6. 脱防护服的注意事项。

1）脱防护服时要注意避免交叉污染。

2）严格按照从外到内的顺序脱防护服。

3）脱防护服时动作要轻柔，避免喷溅。

4）所有使用过的防护装备需放入指定污物桶。

在实际操作中，应根据具体的防护装备和工作环境的要求，结合相关操作规程和指导进行穿脱防护服操作，并确保工作人员接受足够的培训和具备操作经验，确保工作的安全和有效进行。

（二）B 级防护服的穿脱流程

B 级防护服，亦称隔离防护服，是专门设计用于抵御病毒、细菌等病原体传播

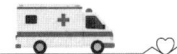

的防护装备。B 级防护服由防护头罩、防护衣身、手套和脚套构成，能够有效阻断病原体通过呼吸道、皮肤和眼睛等途径的传播，确保医务人员及其他工作人员的安全。

B 级防护服在呼吸防护方面与 A 级相同，但在皮肤防护方面略逊一筹，属于处理危险化学品时的最低防护级别，适用于危险化学品成分和浓度较低的污染环境。B 级防护服主要侧重于液态有毒物质的防护，而非气态有毒物质。

1. 防护对象。

已知的气态毒性危险化学品，这些化学品可通过皮肤吸收或呼吸道吸入造成危害，达到 IDLH 浓度，或存在缺氧环境；已知危险化学品对皮肤无影响或不能渗透皮肤，仅对呼吸系统构成威胁。

2. 一般要求。

必须与空气呼吸器及化学防护靴、手套配合使用。

3. 穿 B 级防护服的流程。

1）洗手：在穿戴防护服之前，务必使用肥皂和水或免洗洗手液彻底清洁双手，以防止污染防护服。

2）取出防护服：从包装盒中取出全新的防护服，注意避免接触防护服的内侧，以防止污染。

3）确认防护服的正反面：通常情况下，防护服的外层为蓝色，内层为白色。确保白色一面朝内，蓝色一面朝外。

4）穿戴防护头罩：将头罩套在头上，确保头罩与面部紧密贴合，然后将双手伸进防护服的袖子中，接着将防护服拉至腰部，最后将裤子穿至膝盖处。

5）穿戴手套：将手套戴在手上，确保手套与手部紧密贴合。

6）穿戴脚套：将脚套套在脚上，确保脚套与脚面紧密贴合。

7）拉紧拉链：将防护服前面的拉链拉上，确保拉链完全闭合。

8）调整防护服：穿戴完毕后，站在镜子前检查防护服的穿戴是否正确，若发现有空隙，需重新调整直至合适。

4. 脱 B 级防护服的流程。

脱 B 级防护服的流程基本类似脱 A 级防护服的流程。

（三）C 级防护服的穿脱流程

C 级防护服，亦称为粉尘液体致密型防护服，是一种专门设计用于防溅洒的服

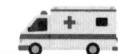

装，配备有全面覆盖面部的过滤式防护装备。C 级防护服在皮肤防护上与 B 级防护服相当，但呼吸防护等级相对较低。C 级防护服能够防止有毒液态物质的喷溅，但不适用于防护有毒蒸气或气态物质。

1. 防护对象。

非皮肤吸收的危险化学品；危险化学品种类和浓度已知，且过滤器能有效过滤；危险化学品浓度低于 IDLH 水平；不存在缺氧情况（氧气含量不低于 19.5%）。

2. 一般要求：通常需要与过滤式空气呼吸装备及化学防护靴、手套配合使用。

3. 穿 C 级防护服的流程。

1）佩戴内层乳胶手套。

2）戴上防护帽。整理头发，确保所有头发被罩在帽内。

3）佩戴 N95 口罩。

（1）佩戴：检查系带弹性，然后一只手托住口罩，使鼻夹位于指尖，让系带松垂在手下。将口罩覆盖鼻、口及下巴，鼻夹部位向上紧贴面部，用另一只手将下方系带拉过头顶，放在颈后双耳下，再将上方系带拉至头顶中部。

（2）塑造鼻夹：将双手指尖放在金属鼻夹上，从中间位置开始，用双手向内按压鼻夹，并分别向两侧移动和按压，根据鼻梁形状塑造鼻夹（必须使用双手）。

（3）密合性检查：双手完全覆盖防护口罩，快速呼气。如空气从口罩边缘溢出，则佩戴不当，需重新调整口罩佩戴位置、头带及鼻夹。

4）穿戴防护服。将拉链拉至合适位置，同时收起袖口，抓住防护服腰部拉链的开口处，先穿下肢，再穿上肢，然后将拉链拉至胸部，套上连体帽，最后将拉链拉至顶端并粘好领口贴。

5）佩戴防护眼镜。检查头带弹性，佩戴后调整至感觉舒适，头带压在连体帽之外，并使眼镜下缘与口罩尽量紧密结合。

6）穿上内层短鞋套。

7）穿上外层长鞋套或胶鞋，注意将防护服裤口塞入外层鞋套内或胶鞋内。

8）佩戴外层乳胶手套，将防护服袖口扎入手套内。

9）仔细检查全套防护装备，与其他工作人员相互检查，确保没有遗漏和破损。

4. 脱 C 级防护服的流程。

1）脱去其他辅助防护装备：如穿戴了其他辅助防护装备，如防护头盔、防护手臂套等，先将其脱去，确保不会影响其他装备的脱去。

2）摘下耳塞：小心地从耳朵中取出耳塞，避免用力过度或动作过快，防止对

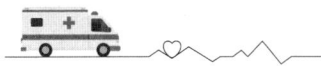

耳朵造成伤害。

3）摘下防护帽：将防护帽轻轻从头部取下，确保不会撞击到面部或其他装备。

4）摘下防护眼镜：小心地取下防护眼镜，确保不会碰到面部或其他装备，避免防护眼镜下落或划伤皮肤。

5）摘下 N95 口罩：将 N95 口罩从面部取下，注意避免触碰到面部和其他装备，避免污染外观或内部。

6）脱下防护鞋：将鞋带解开或扣子松开，轻轻将防护鞋脱下，确保不会弄脏其他装备或地面。

7）脱掉防护服：将防护服解开扣子或拉链，缓慢脱下并放置于地面。

8）脱掉防护手套：从手腕处开始逐渐脱下手套，避免污染其或接触到身体。

（四）D 级防护服的穿脱流程

D 级防护服属于基础级别的防护装备，不提供对皮肤或呼吸系统的保护。因此，D 级防护服不适用于存在呼吸道和皮肤危险的作业环境，也不应在高温环境下使用，且操作环境中的氧气含量不得低于 19.5%。

1. 防护对象。

适用于防护粉尘、少量低浓度化学液体喷溅，确保空气中无有毒气体，无液体飞溅、浸入液体或接触任何危险化学品的可能性。

2. 穿 D 级防护服的流程。

1）佩戴防护手套：选择合适尺寸且无破损的手套，从手指到手腕部位穿戴整齐，确保手掌、手背和手指得到全面覆盖。

2）穿着防护服：挑选合适尺码和类型的防护服，确保覆盖全身，包括头部、手部和足部。将防护服拉至脖子处，如有拉链或扣子，应扣紧，确保防护服紧贴身体。

3）穿上防护鞋：选择合适尺码和类型的防护鞋，确保足部得到全面保护。系紧鞋带或扣好扣子，确保鞋子稳固，提供足够的支撑和保护。

4）佩戴防护口罩：选择合适类型和规格的口罩，确保完全覆盖口鼻。将口罩固定在面部，确保密封性良好，防止有害物质进入呼吸道。

5）戴上防护眼镜：选择合适类型和规格的防护眼镜，确保完全覆盖眼部。正确佩戴防护眼镜，确保固定牢靠，不易松动或滑落。

6）佩戴防护帽：选择合适类型和规格的防护帽，确保完全覆盖头部。将防护

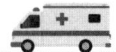

帽戴至头部，调整大小和松紧度，确保稳固舒适。

7）戴上耳塞：选择合适类型和规格的耳塞，确保有效保护。将耳塞插入耳道，确保密封良好，避免噪声对听力造成损害。

8）穿戴其他辅助防护装备：根据工作场所和任务需求，在必要时穿戴其他辅助防护装备，如防护头盔、防护手臂套等。

3. 脱 D 级防护服的流程。

1）脱去其他辅助防护装备：如穿戴了防护手臂套等辅助装备，先将其脱下，确保不会影响其他装备的脱除。

2）摘下耳塞：小心地从耳道中取出耳塞，避免用力过猛或过快，防止对耳朵造成伤害。

3）摘下防护帽：轻柔地将防护帽从头部取下，确保不会撞击面部或其他装备。

4）摘下防护眼镜：小心地取下防护眼镜，确保不会碰到面部或其他装备，避免防护眼镜滑落或刮伤皮肤。

5）摘下口罩：将口罩从面部取下，注意避免触碰面部和其他装备，防止污染外观或内部。

6）脱下防护鞋：解开鞋带或松开扣子，轻轻脱下防护鞋，确保不会弄脏其他装备或地面。

7）脱掉防护服：解开防护服的扣子或拉链，缓慢脱下，注意不要弄脏其他装备或地面。

8）脱掉防护手套：从手腕处开始，逐渐脱下手套，避免污染手套或接触身体。

四、个人防护装备的风险

个人防护装备的风险之一是与热应激相关的问题。热应激指人体在暴露于高温环境下，由于体温调节机制失衡，体内热量积聚过多，从而引发的一系列生理反应。当穿戴个人防护装备时，由于装备的阻隔性和密封性，这种风险可能会进一步加剧。

（一）热应激的成因

1. 环境因素：长时间在高温、高湿或强辐射的环境中工作，人体难以通过自然散热方式维持体温平衡。

2. 个人防护装备的阻隔性：个人防护装备如防护服、面罩、手套等，虽然能有

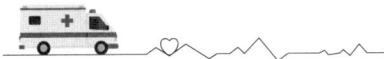

效阻隔危险化学品，但同时也阻碍了人体与外界环境的热交换，增加了热应激的风险。

3. 体力活动：在高强度体力活动中，人体产热增加，如果散热不及时，容易导致热应激。

（二）热应激的表现

1. 轻度热应激：可能出现头痛、头晕、口渴、多汗、注意力不集中等症状。

2. 中度热应激：除上述症状外，还可能伴有心率加快、呼吸急促、面色苍白或潮红、恶心、呕吐等。

3. 重度热应激：可能发展为热射病，出现高热（体温可达40℃以上）、无汗、意识障碍、抽搐甚至昏迷等症状，严重时会危及生命。

（三）个人防护装备对热应激的影响

1. 增加热负荷：个人防护装备的阻隔性导致人体散热困难，增加了体内的热负荷。

2. 限制散热途径：如穿戴全身防护服，会限制皮肤的自然散热，使汗液蒸发成为主要的散热方式。然而，在高湿环境下，汗液蒸发也会受到阻碍。

3. 加重生理负担：长时间穿戴个人防护装备进行高强度体力活动，会显著增加心肺等器官的负担，降低人体的耐热能力。

（四）热应激对人体的影响

热应激对人体的影响是多方面的，涉及生理、心理和行为等多个层面。以下是热应激对人体的一些主要影响。

1. 生理影响。

1）体温调节失衡：在高温环境下，人体通过皮肤血管扩张、增加汗液分泌等方式来散热。然而，当环境温度过高或湿度过大时，这些散热机制可能无法有效运作，导致体温上升，出现中暑等症状。

2）心血管系统负担加重：为了散热，心脏需要增加泵血量，以便将更多的血液输送到皮肤。这会导致心率加快、心脏负担加重，长期如此可能引发心血管疾病。

3）水、电解质平衡失调：大量出汗会导致体内水分和电解质的流失，特别是钠和钾的丢失。如果不及时补充，可能引发脱水、低钠血症（水中毒）或低钾血症

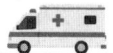

等电解质平衡失调问题。

4）消化系统功能下降：高温环境下，人体的消化系统功能会受到影响，出现食欲不振、消化不良等症状。长期如此可能导致营养不良和体重下降。

5）肌肉疲劳和无力：高温环境下，肌肉容易疲劳和无力，因为肌肉需要更多的能量来维持正常的生理功能。这会影响工作效率和运动能力。

2. 心理影响。

1）情绪烦躁和易怒：高温环境会使人感到不适和烦躁，容易引发情绪波动和易怒。

2）注意力不集中和记忆力下降：热应激会影响大脑的认知功能，导致注意力不集中和记忆力下降。这会影响工作效率和学习效果。

3. 行为影响。

1）工作效率下降：由于热应激导致的身体不适和心理烦躁，人们的工作效率会明显下降。在高温环境下工作的人们需要更多的休息时间和更低的劳动强度来保持工作效率。

2）寻求避暑行为：为了缓解热应激带来的不适，人们会倾向于寻找凉爽的环境或采取避暑措施，如使用空调、风扇、喝冷饮等。

（五）热应激应对措施

1. 选择合适的个人防护装备：根据工作环境和作业需求选择合适的个人防护装备，确保既能有效防护又能减少热应激风险。例如，在高温环境下作业时，可选择透气性好的防护服和面罩。

2. 合理安排工作时间：避免在高温时段进行高强度体力活动，合理安排工间休息和轮换作业。

3. 加强通风降温：在工作场所设置通风设备，降低环境温度和湿度。同时，提供充足的饮用水和防暑降温饮品。

4. 开展健康教育和培训：定期对工作人员进行健康教育和培训，提高其对热应激危害的认识和防范能力。教育工作人员识别热应激的早期症状，并学会采取正确的应对措施。

5. 使用辅助降温设备：如可穿戴的冷却背心、冷却颈巾等辅助降温设备，有助于减少热应激风险。

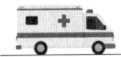

（六）热应激的预防

优化个人防护装备的设计，以减少热应激的风险可以从以下几个方面入手。

1. 材料选择。

1）透气性材料：选择透气性好的材料作为装备的主要构成部分，如高性能合成纤维（如尼龙、聚酯纤维的改进版）、自然纤维（如棉、麻的混纺）等。这些材料能够有效促进空气流通，帮助汗液快速蒸发，降低体表温度。

2）热反射材料：使用具有热反射功能的材料，减少外部环境热量对身体的直接吸收。这类材料通常具有银色或其他浅色系的表面涂层，能够有效反射太阳光辐射，降低装备内部的温度。

3）轻质材料：尽量采用轻质材料制作装备，减少穿戴者的负重感，同时降低因装备重量增加而导致的额外热负荷。

2. 结构设计。

1）通风设计：在装备的关键部位（如背部、腋下等）设计通风孔或通风槽，增加空气流通性，帮助身体散热。通风孔的大小和位置应根据人体工学和气流原理进行合理布局。

2）可调节设计：为装备设计可调节的开口或松紧带，以便穿戴者根据自身需求和环境条件调整装备的紧密程度，减少不必要的热积聚。

3）模块化设计：将装备设计成模块化结构，允许穿戴者根据工作需求和环境条件灵活组合使用不同的模块。例如，在高温环境下工作时，可以选择去除不必要的保暖层或增加通风模块。

3. 智能化应用。

1）智能温控系统：在装备中集成智能温控系统，通过温度传感器和微型风扇等装置实时监测并调节装备内部的温度。当检测到温度过高时，系统会自动启动风扇等散热装置进行降温。

2）健康监测功能：结合可穿戴技术，为装备增加心率、体温等生理指标的监测功能。通过实时监测穿戴者的身体状况，及时发现并预警热应激等潜在风险。

4. 穿戴者反馈与持续优化。

1）收集穿戴者反馈：定期向穿戴者收集关于装备舒适度、透气性等方面的反馈意见，了解装备在实际使用中的表现和问题。

2）持续优化设计：根据穿戴者反馈和测试结果，持续优化装备的设计和材料

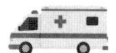

选择，确保装备在提供有效防护的同时，尽可能减少热应激的风险。

五、个人防护装备的使用寿命

在危险化学品泄漏事故中，确定防护装备的使用寿命至关重要，以确保装备在关键时刻能够提供有效的保护。通常情况下，我们可以从以下几个方面来确定防护装备的使用寿命。

（一）参考制造商的建议

制造商基于材料的耐久性、测试数据及实际使用情况，为每种防护装备提供推荐的使用寿命。这通常是确定个人防护装备使用寿命的主要依据。

（二）考虑使用环境和频率

在极端或恶劣的使用环境下，如高温、高湿、高腐蚀性气体等，防护装备的使用寿命可能会缩短。频繁使用和接触有害物质的装备同样需要频繁地更换。

（三）定期检查和维护的频率

定期对防护装备进行检查和维护，检查是否有破损、老化、污染等情况，可以及时发现并更换不符合要求的装备。

（四）遵循相关标准和法规

依据国家和行业的相关标准和法规，特定类型的防护装备可能有最低使用寿命的要求。

六、个人防护装备的储存

（一）储存条件

1. 干燥、通风的环境：确保储存环境保持干燥，以防止潮湿引发装备发霉或变质。同时，良好的通风有助于避免有害气体或蒸气在储存空间内累积。

2. 避免阳光直射：阳光直射可能会导致装备材料老化、颜色变化，或丧失其原

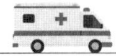

有的防护性能。

3. 温度控制：储存温度应维持在装备材料能够承受的范围内，以防过高或过低的温度对装备造成损害。

4. 远离有害物质：储存空间应与化学性污染物、腐蚀性气体等有害物质保持距离，以防装备受到污染或腐蚀。

5. 分类储存：应将不同种类、用途的防护装备分开储存，以避免混淆和误用。

6. 定期检查：应定期对储存的防护装备进行检查，包括检查包装的完整性、装备是否有损坏或过期等问题。

（二）储存操作流程

个人防护装备的储存操作流程见表3-7、图3-8。

表3-7 个人防护装备的储存操作流程

步骤	操作要点
核对与确认	核对：查看制造商提供的建议使用寿命及储存要求。 确认：核实防护装备的生产日期、有效期等信息
环境评估	使用环境评估：分析使用频率、温湿度、腐蚀性等环境因素。 储存环境评估：检查储存场所的温度、湿度、通风等条件
使用记录	准备检查表：记录使用时间、频次。 建立台账：详细记录防护装备的使用情况及储存条件
定期检查	外观检查：检查是否有破损、老化。 功能检测：测试各项性能指标。 记录结果：详细记录检查中发现的问题
储存管理	分类储存：按类型分开存放。 环境控制：保持储存环境干燥通风。 防护措施：避免阳光直射和污染
维护保养	定期清洁：保持装备清洁。 及时维修：发现问题及时处理。 更换部件：定期更换易耗部件
寿命评估	分析检查数据以确定更换周期。 结合实际使用情况调整使用期限。 建立预警机制提示更换时间
效果评价	评估使用寿命管理的有效性。 评估储存条件的适当性。 总结改进建议

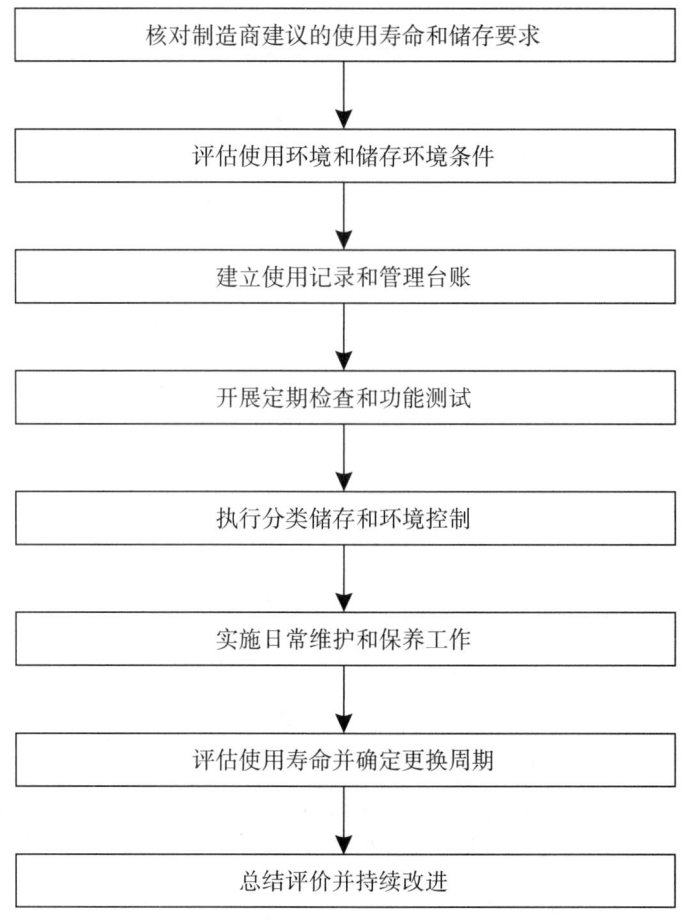

图 3-8　个人防护装备的储存操作流程

（三）注意事项

1. 动态管理：根据实际使用情况及时调整使用寿命评估标准。
2. 环境控制：确保储存环境始终满足温度、湿度等要求。
3. 记录完整：保持使用和检查记录的完整性，为评估提供依据。
4. 预防为主：采取预防性维护措施，延长防护装备的使用寿命。

七、个人防护装备的有效性评估

在危险化学品泄漏事故中，评估个人防护装备的有效性是确保工作人员安全的关键环节。以下是一些评估个人防护装备有效性的方法和步骤。

（一）评估前的准备

1. 明确评估目标：确定需要评估的防护装备类型、使用场景及评估的具体指标。

2. 收集相关资料：包括防护装备的技术规格、制造商提供的性能测试报告、使用说明书等。

（二）实验室测试

1. 物理性能测试：评估防护装备的材质强度、耐磨性、抗撕裂性等物理性能，确保装备在正常使用下不易损坏。

2. 化学防护性能测试：通过模拟化学性污染环境，测试装备对特定化学品的防护效果，如渗透率、抗腐蚀性等。

3. 呼吸防护测试：对于呼吸防护装备，如防毒面具、空气呼吸器等，需进行气密性测试、过滤效率测试等，确保装备能提供足够的呼吸保护。

（三）现场试验

1. 模拟实际使用场景：在接近实际工作环境的条件下，模拟化学性污染事件，测试防护装备在实际应用中的效果。

2. 工作人员体验反馈：让工作人员佩戴防护装备进行实际操作，收集他们的体验反馈，了解装备的舒适度、灵活性及操作便捷性。

（四）性能评估与验证

1. 数据分析：对实验室测试和现场试验的数据进行统计分析，评估防护装备的性能是否满足预期要求。

2. 与标准对比：将评估结果与相关的国家或行业标准进行对比，验证防护装备的有效性。

3. 持续改进：根据评估结果和反馈意见，对防护装备进行持续改进和优化，提高其防护效果和适用性。

（五）综合评估报告

1. 编制评估报告：将评估过程、结果、分析及建议等内容整理成综合评估

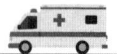

报告。

2. 提出改进建议：针对评估中发现的问题和不足，提出具体的改进建议和优化措施。

（六）注意事项

1. 确保评估的客观性：评估过程中应排除主观因素的影响，确保评估结果的客观性和准确性。

2. 考虑全面性：评估应涵盖防护装备的各个方面，包括物理性能、化学防护性能、呼吸防护性能以及实际使用效果等。

3. 遵循相关标准和法规：评估过程中应严格遵循相关的国家和行业标准及法规要求。

通过以上方法和步骤，研究者可以全面、客观地评估防护装备在化学性污染事件中的有效性，为工作人员的安全提供有力保障。

八、个人防护装备的更换

在化学性污染事件中，确定防护装备的更换频率是一个综合性的决策过程，需要考虑多个因素以确保防护装备的有效性和工作人员的安全。

（一）确定更换频率

1. 参考制造商的建议。

首先，应参考防护装备制造商提供的指南或建议。制造商通常会依据产品的材料、设计、测试数据以及预期的使用环境来制定更换周期。这些建议通常是直接且可靠的依据。

2. 考虑使用环境和条件。

1）化学品的性质：不同化学品对防护装备的侵蚀性各异，因此需根据接触的化学品性质来确定更换频率。

2）暴露时间：长时间暴露于有害环境中会加速防护装备的损耗，因此需相应缩短更换周期。

3）温度和湿度：高温和高湿环境可能会加速防护装备的老化过程，从而需要更频繁地更换。

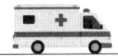

3. 监测装备状况。

1）定期检查：应定期对防护装备进行检查，包括外观检查、性能测试和完整性评估。这有助于及时发现装备的损坏、老化或性能下降情况。

2）记录和分析：建立防护装备使用记录，包括使用时间、使用环境、检查结果等。通过对这些数据的分析，研究者可以找出装备磨损的规律和趋势，从而更准确地确定更换频率。

4. 遵循相关标准和法规。

国家和行业对特定类型的防护装备可能有最低更换周期的要求。这些标准和法规是确定更换频率的重要参考依据。

5. 风险评估。

根据化学性污染事件的严重程度、影响范围以及可能造成的后果进行风险评估。对于高风险区域或高风险作业，应适当缩短防护装备的更换周期，以确保工作人员的安全。

6. 实际操作经验和反馈。

结合实际操作中的经验和反馈，对更换频率进行动态调整。如果发现某种防护装备在实际使用中磨损较快或性能下降明显，应及时调整更换周期。

（二）更换流程

个人防护装备的更换操作流程见表3-8、图3-9。

表3-8　个人防护装备的更换操作流程

步骤	操作要点
核对与解释	核对：查阅制造商提供的防护装备使用指南及建议更换周期。 解释：向使用人员说明更换频率的确定标准及注意事项
评估	环境评估：评估化学品性质、温湿度等环境因素对装备的影响。 使用情况评估：评估装备使用时长、使用强度等因素
监测检查	外观检查：定期检查装备是否有破损、老化等现象。 性能测试：进行气密性、防护性等性能检测。 记录分析：建立使用记录并分析装备磨损规律
标准核查	对照国家和行业标准中关于防护装备更换周期的要求。 确认是否符合相关法规要求
风险评估	评估化学性污染事件的严重程度。 分析可能造成的危害后果。 确定风险等级并调整更换周期

续表

步骤	操作要点
更换计划	制订更换计划：根据评估结果制订详细的更换计划。 准备替换装备：确保有足够的备用装备可供更换
执行更换	按计划执行防护装备更换。 确保更换过程符合操作规程。 对更换下的装备进行妥善处置
记录总结	记录更换时间、原因及装备状况。 分析更换经验并持续优化更换方案。 建立完整的更换记录档案

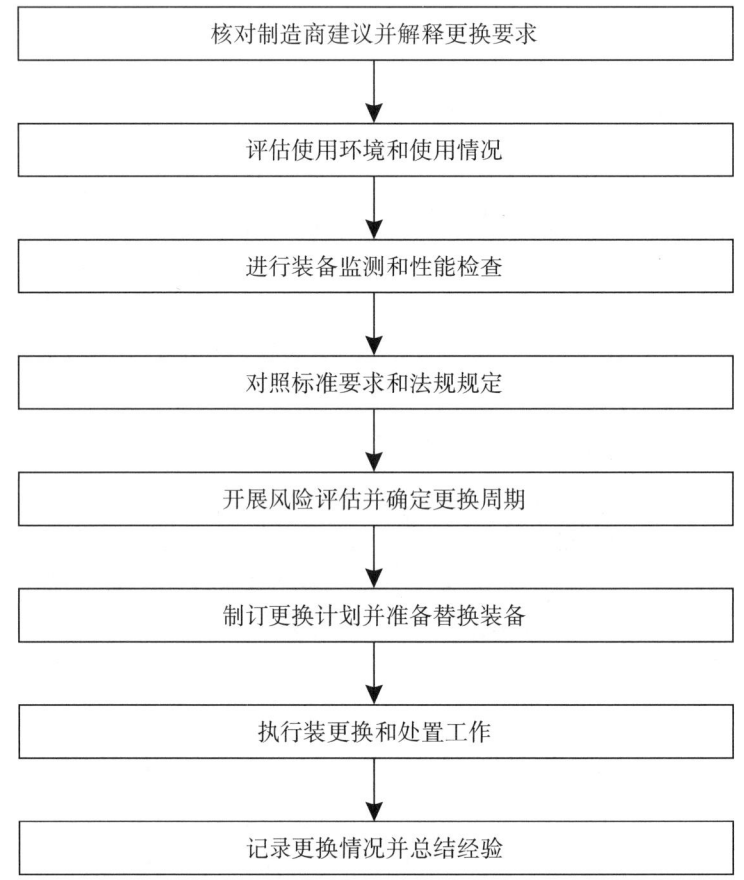

图 3-9　个人防护装备的更换操作流程

（三）注意事项

1. 记录管理：严格执行防护装备使用记录管理，建立完整的更换档案。

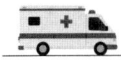

2. 动态调整：根据实际使用情况和检测结果及时调整更换频率。

3. 备品储备：保证充足的防护装备储备，确保可以及时进行更换。

4. 规范处置：对更换的防护装备进行规范处置，避免二次污染。

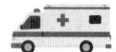

第四节　物理洗消法

物理洗消主要包括干洗消法和湿洗消法。

一、干洗消法

在本书中，干洗消法特指简单地移除患者被污染或残留有蒸气的衣物。其核心优势在于操作简便，可以通过通风或日晒等方式，确保有毒物质充分挥发，从而减少其毒性或完全消除毒性。此外，利用具有强大吸附能力的材料（如专用吸附垫、活性白土、活性炭等）可以有效吸附物品表面或过滤空气、水中的有毒物质。对于人体皮肤上的可见有毒液滴，无菌纱布也是有效的清除工具。

研究显示，脱去患者在灾害发生时所穿衣物，可以去除大部分污染物，进一步避免急救人员受到污染。此方法适用于仅暴露于气体或气溶胶、蒸气污染且仅有轻微呼吸障碍的患者。然而，如果患者伴有明显的皮肤或黏膜刺激或灼伤，即使仅受蒸气污染，也必须采用湿洗消法。

实施干洗消法前，需充分考虑以下因素：确保有开阔的场地、保护患者隐私（男女患者更换衣物应在不同区域进行）、准备清洁衣物、隔离污染衣物、随身财产（如首饰、钱包、手机等）的保存与登记确认等。

二、湿洗消法

湿洗消法包括脱去患者衣物，用海绵或毛巾在低压、温水下淋浴/冲洗。应避免使用硬毛刷，因其有潜在皮肤损伤的可能，并使用中性清洁剂。

（一）操作流程

湿洗消法操作流程见表3-9、图3-10。

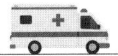

表3-9　湿洗消法操作流程

流程		操作要点
操作准备	工作人员准备	工作人员洗净双手，按化学品类型穿戴相应级别防护装备
	用物准备	剪刀、海绵或软毛刷、废弃物放置桶、中性清洁剂、干净衣物放置桶、干净毛巾及衣物若干、便携式化学物质检测设备、贵重财产保存处、登记册等
	环境准备	确定洗消区处于泄漏源下风口和下坡处，周围水源充足，远离正常治疗区域，洗消区各区域设置合理
	患者准备	了解洗消的目的、方法、必要性及注意事项、配合要点
操作前评估	患者情况	1. 患者意识状况、肢体活动能力、对洗消的理解和合作程度。 2. 患者病情、接触污染物类型、有无过敏史
	洗消区环境	洗消区环境是否干净整洁、确定上一位患者洗消完毕后再行下一位患者洗消、隐私保护
操作过程	核对、解释	核对患者并登记、解释操作目的，检测患者身体化学物质残留量
	分流	根据患者意识情况和肢体活动能力、自理能力情况分流至自行洗消区或重症洗消区
	洗消前准备	1. 将患者仰卧位置于洗消区平板床上，剪去患者的随身衣物，清点患者身上贵重物品，登记后定点放置待彻底洗消。 2. 彻底暴露，检查患者接触化学品部位皮肤及烧灼情况、是否残留碎屑或其他可见污染物。 3. 剔除各处毛发：长发患者应将头发剪短，解释剪发的目的并检查头皮烧灼情况，剪除的毛发定点放置、统一处理。 4. 根据污染物化学性质选取合适的洗涤剂。 5. 测试低压喷头压力、水温，保证患者舒适度

续表

流程		操作要点
操作过程	洗消操作（至少 4 人，分站患者头足两侧）	1. 头面部的洗消：一人托住患者枕部，使用低压喷头冲洗患者头部，用洗消海绵擦洗面部，顺序为内眦→外眦→面→额部→鼻→面部→下颌→颌下→耳→耳后；持续 3~5 分钟。注意保护呼吸道，彻底洗消凹陷和褶皱部位。 2. 躯干部的洗消：低压喷头冲洗（分工合作，一人一侧），顺序为颈外侧→肩→前胸→上臂外侧→前臂外侧→手背→侧胸→腋窝→上臂内侧→前臂内侧→手心；冲洗后使用软毛刷或清洗海绵按上述顺序擦拭两遍，持续 3~5 分钟。注意保护开放性伤口，彻底洗消伤口处残留物。 3. 双下肢的洗消：低压喷头冲洗（分工合作，一人一侧），顺序为髂骨→下肢外侧→足背→腹股沟及会阴部→下肢内侧→内踝；冲洗后使用软毛刷或清洗海绵按上述顺序擦拭两遍，持续 3~5 分钟。注意保护开放性伤口，彻底洗消伤口处残留物。 4. 腰背后部的洗消：双人协助患者取侧卧位，冲洗顺序为颈下肩部→背部→腰部→臀部→臀下→大腿后侧→腘窝→足跟；清洗后取另一侧卧位，按上述顺序再次冲洗一遍，冲洗后使用软毛刷或清洗海绵按上述顺序擦拭两遍，持续 3~5 分钟，完成后取仰卧位。 5. 洗消完成后用干毛巾擦拭干净
	观察	洗消过程中，注意保护患者的呼吸道，观察患者有无出现寒战、面色苍白、脉搏及呼吸异常，若有异常，及时处理
	洗消后处理	1. 患者处理：于更衣区协助患者取舒适卧位，协助其更换干净衣物后再次检测化学品残留量，确认无误后护送患者去治疗区接受进一步治疗。 2. 清理用物：废弃物处置，患者的贵重随身物品编号后交由相关工作人员处置

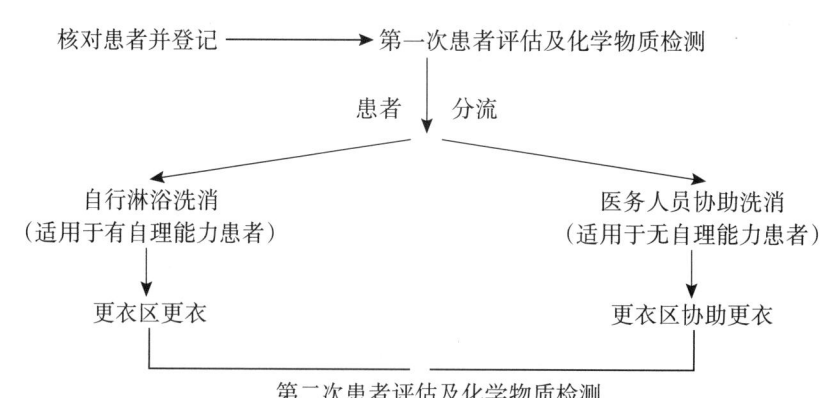

图 3-10　湿洗消法操作流程

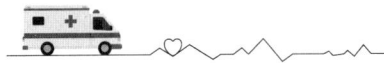

（二）注意事项

1. 选取合适清洗剂，温水合适，保证患者舒适。

2. 彻底暴露患者，检查有无伤口及残留化学品，注意保护患者隐私。

3. 洗消前需要剃除毛发，因为毛发易蓄积大量化学品。

4. 洗消时间充分，注意保护呼吸道，彻底冲洗开放性伤口处，冲洗完成后检测残留化学品浓度是否达标。

5. 洗消过程中患者出现异常，应立即停止洗消，就地抢救。

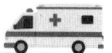

第五节 化学洗消法

洗消剂与毒素源或受污染的物体发生化学反应，可以生成无毒或毒性极低的产物。化学洗消法正是利用这一原理清除危险化学品，具有消毒效果彻底和对环境友好的优点。然而，必须谨慎操作以避免洗消剂与危险化学品的化学反应产生新的有毒物质，防止次生反应导致污染事故。

在化学洗消的实施过程中，需要使用特定的器材装备，并且会消耗大量的洗消剂，成本相对较高。因此，在实际应用中，通常将化学洗消法与物理洗消法结合使用。为了确保洗消剂在危险化学品泄漏事故中能够有效地发挥作用，选择洗消剂时必须遵循快速洗消、效果彻底、用量更少、成本低廉、不对人员和设备造成腐蚀伤害的原则。化学洗消法主要包括氧化法、还原法、中和法、催化法和络合法等。各类洗消剂适用场景及作用机制见表3-10。

表3-10 各类洗消剂适用场景及作用机制

洗消剂类型	典型物质	适用场景	作用机制
碱性洗消剂	碳酸氢钠（$NaHCO_3$）、石灰乳	酸性泄漏（硫酸、硝酸）	中和生成盐和水：$H_2SO_4+2NaHCO_3 == Na_2SO_4+2CO_2\uparrow +2H_2O$
酸性洗消剂	稀醋酸（CH_3COOH）、盐酸	碱性泄漏（氢氧化钠、氨水）	中和生成盐和水：$NaOH+CH_3COOH == CH_3COONa+H_2O$
氧化剂	次氯酸（$NaClO$）、过氧化氢	氰化物、硫化物污染	氧化氰根为无毒产物：$2CN^-+5ClO^-\rightarrow 2CO_2\uparrow +N_2\uparrow +5Cl^-$
还原剂	亚硫酸钠（Na_2SO_3）、硫代硫酸钠	六价铬（Cr^{6+}）、臭氧污染	还原六价铬为低毒三价铬：$2Cr_2O_7^{2-}+3SO_3^{2-}+10H^+\rightarrow 4Cr^{3+}+3SO_4^{2-}+5H_2O$

洗消剂类型	典型物质	适用场景	作用机制
吸附剂	活性炭、沸石、蛭石	有机溶剂（苯、丙酮）、油类污染	多孔结构物理吸附，阻止污染物扩散
络合剂	乙二胺四乙酸（EDTA）、柠檬酸	重金属（铅、汞、镉）污染	与金属离子形成稳定络合物：$Hg^{2+}+EDTA^{4-}{\rightarrow}Hg-EDTA^{2-}$
生物洗消剂	石油降解菌、脂肪酶	石油烃、油脂类污染物污染	酶或微生物催化分解有机物

一、氧化法

氧化法利用化学反应将氧加至化合物中，以降低泄漏危险化学品的危害。例如，使用漂白粉等氧化剂处理氰化物溶液、苯酚及其他有机物质。然而，氧化反应难以控制，且可能在洗消过程中产生大量热量、有毒中间产物和气体。因此，当采用氧化法处理大量泄漏危险化学品时，工作人员必须接受相关培训，或在化学专家的指导下进行操作。

二、还原法

还原法是通过化学反应，如添加硫黄粉，向泄漏危险化学品中释放电子，以减少其危害。例如，使用还原反应处理含有重金属的废液，如水银、铅或铬。然而，还原反应同样难以控制，可能产生大量热量、有毒中间产物和气体。因此，采用还原法处理大量泄漏危险化学品时，工作人员也必须接受相关培训，或在化学专家的指导下进行操作。

三、中和法

中和法利用酸碱中和反应原理来消除危险化学品。当大量强酸（如 H_2SO_4、HCl、HNO_3）泄漏时，可使用 Na_2OH、$NaCO_3$、$Ca(OH)_2$ 等作为中和剂；也可使用

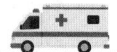

氨水，但需注意控制其浓度，以防刺激性。相反，若大量碱性物质泄漏，如氨，可使用稀盐酸、碳酸、磷酸等进行中和，同样需控制洗消剂的浓度，以避免次生危害。中和法洗消完成后，残留物仍需用大量水冲洗。

四、催化法

催化法是利用催化剂，如碱水或碱溶液，促进含磷农药的水解反应，加速有毒物质转化为无毒或低毒物质。一些有毒农药，特别是含磷农药，其水解产物无毒，但反应缓慢。加入碱性物质可加快这些农药的水解，因此碱水或碱溶液可用于洗消农药导致的污染。

五、络合法

络合法是使用硝酸银试剂、含氰化银的活性炭等络合剂，迅速与危险化学品发生络合作用，将危险化学品吸附在含有络合剂的洗消剂或载体上，实现洗消效果。例如，对氯化氢、氨、氰根离子，可采用络合吸附法，使其失去毒性。

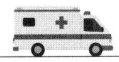

第六节 洗眼器的使用

随着化工产业的不断进步，化学品导致眼部灼伤的事件时有发生。可导致眼部灼伤的化学品分为酸性、碱性和腐蚀性等类别，而眼部灼伤的严重程度主要取决于化学品的性质、浓度、温度及与人体接触的持续时间。在这四个影响因素中，前三个因素通常难以人为控制，而接触时间是唯一可以人为缩短的。眼部灼伤后立即彻底冲洗，及时、有效地清除危险化学品，对于改善预后至关重要。因此，一旦发生危险化学品眼部灼伤，应立即采取措施，尽量减少危险化学品与眼睛的接触时间。使用大量流水冲洗是一种常规且简便的处理方法，但其有效性受到冲洗时间的限制。某些危险化学品与水反应可能会加剧损伤，而酸性或碱性洗消剂能够迅速中和这些危险化学品，但前提是必须预知道危险化学品与眼睛接触后的酸碱度，这往往会导致处理时机的延误。便携式洗眼器见图 3-11。

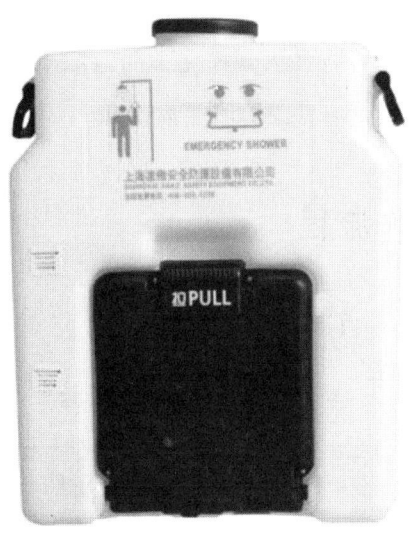

图 3-11 便携式洗眼器

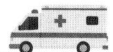

一、常用洗眼溶液

（一）敌腐特灵

敌腐特灵（DIPHOTERINE®）是一种两性螯合分子，能吸附与组织接触的化学品，酸基和碱基能分别固定碱和酸使其无害，因此能阻止各种化学品（酸、碱、氧化剂、还原剂、螯合剂、溶剂）的侵害，并具有与流水同样的流体冲洗作用。眼睛被化学品灼伤后会发生新生血管增生，而这一过程中血管内皮生长因子（vascular endothelial growth factor，VEGF）具有重要作用。采用敌腐特灵冲洗后，角膜内的VEGF水平明显低于生理盐水冲洗组，说明敌腐特灵能阻断化学品对眼组织的继发性损害，恢复角膜内皮、晶状体等眼组织的正常营养代谢，对减少白内障、青光眼等并发症有重要意义。

（二）生理盐水

生理盐水只能起到物理冲洗作用，所需用量大，平衡酸碱的能力差。

（三）自来水

不推荐常规使用自来水，仅在大规模化学品泄漏事故的现场急救时初步使用，转运至专科医院后，应使用适宜洗眼溶液洗眼。

二、洗眼器操作流程

洗眼器操作流程见表3-11。

表3-11　洗眼器操作流程

流程	操作说明
核对与解释	核对：核对患者并登记。 解释：解释操作目的
评估	评估患者眼部情况、有无开放性伤口、球结膜充血程度等

流程	操作说明
准备	1. 环境准备：周围环境安全，水源充足。 2. 操作者准备：防护服穿戴整齐。 3. 用物准备：洗眼器、洗眼溶液、毛巾。 4. 患者准备：了解洗消的目的、方法、必要性及注意事项、配合要点
操作过程	1. 再次核对患者并解释操作目的。 2. 根据化学品性质选择相应洗眼溶液。 3. 取下防尘遮罩，确定流水自然低压流动。 4. 引导患者站立于洗眼器前，俯身，双眼靠近流水柱上方进行冲洗。 5. 冲洗后用干净毛巾轻拭眼部。 6. 再次评估患者眼部情况，有无开放性伤口、球结膜充血程度等，若有特殊情况立即报告医生。 7. 操作完成，登记

三、注意事项

1. 洗眼前后禁止用手揉搓眼部。

2. 洗眼溶液温度控制在16~38℃。

3. 冲洗时应以11.4L/min及以上的流量提供洗眼溶液。

4. 冲洗时间不少于15分钟。

第四章
急性口服毒物中毒的处理技术

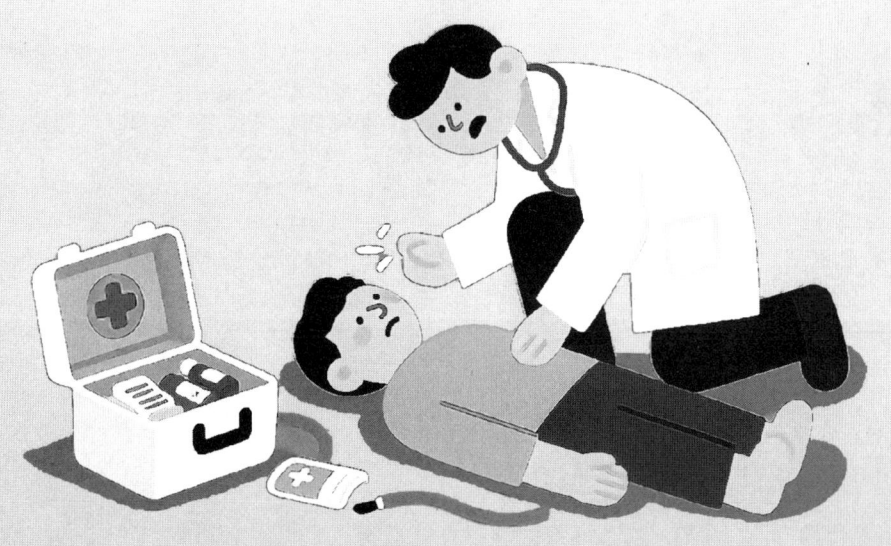

第一节　概述

一、概念

急性口服毒物中毒指经口摄入毒物后，药物在体内达到一定剂量，对人体产生毒性作用，引发一系列生理和病理变化的情况。这种情况可能由误服、过量服用、自杀等原因引起。急性口服毒物中毒的危害极大，轻者可能出现恶心、呕吐、头晕、乏力等症状，重者可能导致昏迷、呼吸抑制、心搏骤停等危及生命的情况。

二、处理流程

（一）紧急评估，快速处理

首先，评估患者生命体征，明确中毒的紧急程度，并确定危及生命状况的处理顺序。

1. 观察患者的呼吸情况，包括呼吸频率、深度及是否有呼吸困难等表现。正常成人的呼吸频率为每分钟 12~20 次，若呼吸过快或过慢、呼吸浅弱甚至出现呼吸暂停等情况，都提示可能存在严重的中毒问题。

2. 监测心率。正常成人的心率为每分钟 60~100 次，心率过快可能是中毒引起的心脏应激反应，而心率过慢则可能影响心脏的泵血功能。

3. 监测血压。正常血压范围因年龄、性别等因素有所不同，但明显的高血压或低血压都可能是中毒导致的循环系统异常表现。

4. 测体温。体温异常可能提示中毒影响代谢功能。高热可能是毒物引起的机体过度反应，而低体温则可能表明患者的身体功能受到严重抑制。

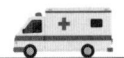

5. 意识状态是判断中毒严重程度的关键因素之一。从清醒到嗜睡、昏迷等不同程度的意识改变，反映了毒物对神经系统的损害程度。

通过对这些生命体征的综合评估，可以明确中毒的紧急程度。如果患者出现呼吸心搏骤停等危及生命的情况，应立即进行心肺复苏（cardiopulmonary resuscitation，CPR）等急救措施；若患者出现意识丧失、呼吸抑制等，也需要优先处理，确保呼吸道通畅，给予吸氧等对症支持治疗。

（二）阻止毒物继续吸收

1. 脱离中毒现场，避免继续接触毒物。

一旦发现急性口服毒物中毒患者，应尽快使其脱离中毒现场。如果中毒发生在存在有毒气体或其他有害物质的环境中，应迅速将患者转移到空气新鲜、安全的地方，避免继续接触毒物，防止中毒情况进一步加重。

2. 去除污染衣物等，减少皮肤对毒物的吸收。

立即去除患者身上的污染衣物，以减少皮肤对毒物的吸收。对于可能接触毒物的皮肤部位，应使用流水或适当的清洁剂进行彻底清洗。如果接触了某些特定的毒物，可根据其性质选择合适的清洗剂，如酸性物中毒可用石灰水、小苏打水、肥皂水冲洗；碱性物中毒可用醋酸或 1%～2% 稀盐酸、酸性果汁冲洗，但敌百虫中毒忌用碱性溶液冲洗。

（三）促进毒物排出

促进毒物排出的方法主要有催吐、洗胃、灌肠等，具体的操作详见下节内容。

1. 适用对象：催吐适用于清醒患者，中毒早期可采用刺激咽喉壁等方法催吐。洗胃适用于中毒较明显、神志不清或昏迷的患者，需及时送医院进行洗胃。灌肠可在中毒超过一定时间后使用，促进毒物排出。

2. 操作原理：

1）催吐是通过刺激咽喉壁等方法引起呕吐反射，将胃内尚未被吸收的毒物排出体外。一般在口服毒物后 1～2 小时内效果较好。儿童催吐可采用手指或棉签用力压挤舌根和刺激咽后壁的方法，但要注意禁忌证和预防误吸。

2）洗胃是将一定成分的液体灌入胃腔内，混合胃中内容物后再抽出，如此反复多次，以清除胃内的毒物。急性口服毒物中毒后 6 小时内都是洗胃的最佳时间，超过 6 小时效果可能减弱。

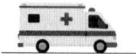

3）灌肠多在中毒超过一定时间后使用，促进肠道内的毒物排出。一般可选用泻药，如患者服用毒物时间较长、精神较好，可服用泻药促使毒物尽快排出体外。

（四）使用解毒剂

常见急性口服毒物中毒的特异性解毒剂详见第二章。

（五）对症支持治疗

1. 维持呼吸功能（吸氧、人工呼吸、气管插管等），确保患者呼吸通畅。

对于急性口服毒物中毒患者，维持呼吸功能至关重要。如果患者出现呼吸困难，应立即给予吸氧，增加氧气供应。如果呼吸抑制严重，可能需要进行人工呼吸或气管插管等措施，确保患者的呼吸道通畅，维持有效的呼吸功能。

2. 维持循环功能（补液、血管活性药物应用），保持血压稳定。

中毒可能导致患者的循环功能紊乱，出现血压异常等情况。应根据患者的具体情况进行补液治疗，补充丢失的水和电解质，维持血容量。如果血压过低，可应用血管活性药物，如多巴胺、去甲肾上腺素等，提升血压，保持循环功能稳定。

3. 纠正电解质、酸碱平衡失调，维持内环境稳定。

药物中毒可能引起电解质、酸碱平衡失调，影响患者的生理功能。应通过血液检测等手段及时发现问题，并采取相应的措施进行纠正。例如，对于低钾血症可给予补钾治疗，对于酸中毒可给予碳酸氢钠等碱性药物进行纠正。

4. 处理惊厥、昏迷等神经系统症状，保护脑功能。

中毒患者可能出现惊厥、昏迷等神经系统症状，需要及时处理。对于惊厥患者，可给予抗惊厥药物，如地西泮等；对于昏迷患者，可给予催醒药物，如纳洛酮或醒脑静等，有开窍催醒的作用。同时，要注意保护脑功能，避免脑缺氧等情况的发生。

5. 保护肝肾功能及其他重要脏器，减少毒物对脏器的损害。

药物中毒可能对肝肾功能及其他重要脏器造成损害。应密切监测患者的肝肾功能指标，如谷丙转氨酶、谷草转氨酶、肌酐、尿素氮等，及时发现问题并采取相应的保护措施。例如，对于肝功能损害可给予保肝药物治疗，对于肾功能损害可根据情况进行透析等治疗。同时，要注意保护其他重要脏器，如心脏、肺等，减少毒物对它们的损害。

第二节 催吐术、洗胃术与灌肠术

一、催吐术

催吐术是指通过物理或化学手段刺激身体，促使胃内容物排出的行为。这种方法主要适用于患者在口服或误服毒物后，通过刺激咽喉部引发呕吐反应，以排出胃内残余毒物。尤其在治疗神志清醒的口服中毒者时，催吐术因其简单易行、成本较低、操作简便，能迅速减少毒物在体内的吸收，成为一种有效的现场抢救自救和互救措施。

常见的催吐术包括机械性催吐术、药物性催吐术、按压穴位催吐术、食盐催吐术、食物催吐术等。需要注意的是，催吐术不能替代常规洗胃术及拮抗药物治疗。在催吐后，患者仍需前往就近医院寻求专业人员的救助。催吐主要适用于神志清醒的口服中毒者，并且毒物尚未被小肠大量吸收的情况。以下是对催吐适用毒物的具体分类及归纳。

（一）机械性催吐术

1. 定义：机械性催吐术指通过物理刺激咽喉等部位，引发呕吐反射，从而促使胃内容物排出体外的一种方法。

2. 目的：迅速排出胃内尚未被吸收的毒物，减少毒物的吸收量，减轻中毒症状。

3. 适用人群：意识清醒、能够配合操作的患者；口服毒物时间较短（一般在1~2小时内），毒物大多仍在胃内的患者；已知毒物性质相对安全，无腐蚀性、挥发性等。

4. 禁忌证：

1) 昏迷患者由于失去自我保护意识，催吐可能导致呕吐物堵塞气管，引起

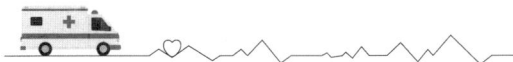
窒息。

2）在惊厥发作时，患者身体抽搐，催吐易使呕吐物吸入气管，造成吸入性肺炎或窒息。

3）对于强酸、强碱等腐蚀性物质，催吐会使这些物质再次经过食管和口腔，加重损伤，可能导致食管穿孔、口腔黏膜严重破坏等并发症。

5. 操作流程：机械性催吐术操作流程见表4-1。

表4-1　机械性催吐术操作流程

流程	操作说明
评估	1. 了解患者年龄、意识、生命体征（血压、心率、呼吸等）。 2. 询问中毒或不适原因、时间、摄入物质详情（种类、大概量等）。 3. 判定是否存在禁忌证，如腐蚀性毒物（强酸、强碱）中毒、昏迷、严重心肺疾病（如近期心肌梗死、严重心律失常、呼吸衰竭）、近期上消化道出血、食管胃底静脉曲张等情况，若有禁忌则停止操作并报告医生进行相应处理
准备	1. 环境准备：选择安静、整洁、光线良好、通风且有隐私保障的场所，如治疗室或病房，调节适宜室温。 2. 护士准备：着装规范，洗净双手，佩戴口罩。 3. 用物准备：准备治疗盘，盘内放置压舌板、一次性杯子（用于盛接呕吐物）、弯盘、毛巾、300~500mL温水、必要时备开口器等急救物品
解释沟通	向患者及其家属详细说明催吐的目的（如清除胃内毒物、缓解某些胃肠道不适等）、操作方法、可能产生的不适（如恶心、呕吐时的难受感等）以及配合要点，取得其理解与配合
体位安置	协助患者采取坐位或侧卧位，将头部稍放低，使其面部朝向弯盘方向，以利于呕吐物顺利流出，防止误吸。若患者无法自行维持体位，可由护士或家属协助固定
刺激咽部与喂水	护士站于患者右侧（方便操作），一手持压舌板，另一手持盛有温水的杯子。将压舌板轻柔放置于患者舌根部并稍做按压，以刺激咽部引发呕吐反射。与此同时，告知患者做吞咽动作，待患者出现恶心感时，快速将少量温水（每次100~150mL）多次喂入患者口中，促进呕吐。注意避免一次给予大量水而引发呛咳
观察与处理呕吐物	1. 患者观察：在患者呕吐过程中，密切留意患者面色是否苍白或发绀、呼吸是否顺畅、节律是否正常、脉搏是否稳定，以及呕吐物的性状（如是否有血性物、食物残渣状态等）、颜色（是否发黑、发黄等）、量等情况。一旦发现异常，立即终止催吐并实施相应急救处理。 2. 呕吐物的处理：将呕吐物倒入专门的指定容器内，以便后续检查分析或妥善处理，避免污染周围环境

第四章　急性口服毒物中毒的处理技术

流程	操作说明
反复操作与评估	1. 根据患者的具体情况，如胃内容物排空程度及患者的耐受程度，重复进行刺激咽部与喂水操作，一般重复3~5次。但需时刻关注患者的耐受程度，防止过度刺激。 2. 催吐完成后，再次全面评估患者的整体状态，如生命体征是否恢复平稳、意识水平有无改变、有无不适的主观感受等方面
催吐后处理	1. 协助患者用温水漱口，整理患者的床单元，使其舒适。 2. 清理使用过的物品，按照医疗废物处理的相关规范进行妥善处置
记录	详细记录催吐的起始时间、具体操作过程、患者在催吐期间的反应、呕吐物的详细情况，以及患者后续的生命体征数据等信息，为后续的医疗诊断、治疗及护理工作提供有力依据

（二）药物性催吐术

1. 概念：药物性催吐术是利用某些药物的药理作用，刺激呕吐中枢或胃肠道感受器，引发呕吐反射，促使胃内容物排出的方法。

2. 目的：与机械性催吐术相同，主要是排出胃内毒物、减少毒物吸收。对于一些难以实施机械性催吐术或患者配合困难的情况，药物性催吐术可能是一种更有效的选择。

3. 适用范围：意识清醒、能配合口服药物的患者；口服毒物时间在2~3小时内，毒物尚未大量吸收的患者。

4. 禁忌证：

1）同机械性催吐的禁忌证（昏迷、惊厥、吞食腐蚀性毒物患者）。

2）严重高血压、冠心病等，某些催吐药物可能会引起血压波动、心律失常等不良反应，加重心血管负担。

3）胃肠道出血或穿孔患者，催吐可能导致病情恶化。

5. 操作流程：药物性催吐术操作流程见表4-2。

表4-2　药物性催吐术操作流程

流程	操作说明
评估	1. 全面了解患者病情，包括年龄、意识状态、生命体征（体温、脉搏、呼吸、血压）、基础疾病（如心血管疾病、呼吸系统疾病等）、近期手术史或创伤史等。 2. 确定催吐的适应证，如药物中毒且在合适时间窗内，食物中毒且毒物性质允许催吐等，并排除禁忌证，如昏迷、休克、严重心脏病、近期有消化道出血或穿孔、腐蚀性毒物中毒（强酸、强碱等）、抽搐发作未控制等。 3. 了解患者所服药物或毒物的名称、剂量、时间、途径等信息，以便预估催吐效果及可能出现的并发症
准备	1. 护士准备：着装整洁，洗手，戴口罩、帽子，必要时戴手套。 2. 患者准备：向患者及其家属解释催吐目的、过程、可能的不适及配合要点，取得合作。协助患者取合适体位，一般为坐位或侧卧位，头偏向一侧，防止呕吐物误吸。 3. 用物准备：治疗盘内放置催吐药物（如硫酸铜溶液、吐根糖浆等）、量杯、温水（约500mL）、一次性杯子、弯盘、毛巾、吸痰装置（备用）、急救药品及器材（如肾上腺素、地塞米松、氧气瓶、心电监护仪等）
药物配制与核对	1. 根据医嘱准确配制催吐药物，如使用硫酸铜溶液时，一般配制成0.25%~0.50%浓度，吐根糖浆一般成人用量为15~20mL。 2. 认真核对药物名称、浓度、剂量、有效期等信息，确保无误
给药	1. 将配制好的催吐药物缓慢给予患者口服，可少量多次，每次给予后让患者稍作停顿，观察有无呕吐反应。 2. 若患者服用困难，可使用吸管辅助，但要注意避免药物误入气管
观察与护理	1. 密切观察患者服药后的反应，一般在服药后几分钟到十几分钟会出现呕吐。观察呕吐的发生时间、次数、呕吐物的性状（颜色、气味、是否有药物或毒物残留等）、量等。 2. 持续监测患者生命体征，尤其是呼吸、心率、血压，观察患者面色、神志变化。若出现呼吸抑制、心搏骤停、严重低血压等紧急情况，立即停止催吐并进行急救处理，如心肺复苏、应用急救药物、吸氧等。 3. 及时清理患者口周呕吐物，保持呼吸道通畅，防止窒息。若患者呕吐剧烈且持续不止，可遵医嘱给予适当的止吐药物或采取其他措施缓解
记录	1. 详细记录催吐药物的名称、剂量、给药时间，患者的反应（包括呕吐情况、生命体征变化、神志变化等），处理措施及效果等。 2. 将呕吐物按规定收集并送检，以便进一步分析毒物成分或了解治疗效果，记录送检情况

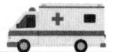

6. 注意事项。

1) 药物选择与使用：①严格按照药物说明书和医嘱使用催吐药物，不得随意增减剂量。②了解药物的不良反应和相互作用，避免与其他药物发生不良反应。例如，吐根糖浆可能引起腹泻、脱水等不良反应，阿朴吗啡可能导致呼吸抑制、血压下降等严重不良反应，使用时需密切观察患者反应。

2) 特殊情况处理：若患者在催吐过程中出现严重不适，如剧烈腹痛、呼吸困难、意识改变等，应立即停止催吐，并采取相应的急救措施，如保持呼吸道通畅、给予吸氧等，同时尽快送往医院。

（三）按压穴位催吐术

1. 概念：按压穴位催吐术是通过按压特定的穴位，刺激人体经络气血运行，调节脏腑功能，从而引发呕吐反射，达到排出胃内毒物的目的。

2. 目的：作为一种辅助催吐术，在其他催吐术不适用或效果不佳时尝试使用，促进胃内容物排出。利用中医穴位刺激的原理，相对温和地引发呕吐反应，减少对患者的不良刺激。

3. 适用范围：意识清醒、能配合穴位按压操作的患者；口服毒物时间较短（一般在1~2小时内），且患者不愿意或不适合采用机械性催吐术或药物性催吐术时。

4. 禁忌证：

1) 同机械性催吐术的禁忌证（昏迷、惊厥、吞食腐蚀性毒物患者）。

2) 穴位局部皮肤破损、感染或有瘢痕者：避免在这些部位按压穴位，以免引起感染扩散或加重不适。

5. 操作流程：按压穴位催吐术操作流程见表4-3。

表4-3 按压穴位催吐术操作流程

流程	操作说明
评估	1. 评估患者身体状况，包括年龄，意识，生命体征，有无心血管疾病（如高血压、冠心病等）、脑血管疾病（如脑动脉瘤、脑出血病史等）、颈椎疾病等可能因刺激穴位引发不良后果的基础疾病。 2. 确定患者是否适合穴位催吐，如食物中毒早期、某些药物中毒在一定时间范围内且无禁忌证者。明确患者中毒或不适的原因、时间、摄入物质等信息

流程	操作说明
准备	1. 护士准备：着装整洁，洗净双手。 2. 患者准备：向患者及其家属解释穴位催吐的目的、过程、可能出现的感觉及配合要点，取得患者信任与配合。协助患者取合适体位，一般为坐位或侧卧位，头稍低偏向一侧，以防止呕吐物误吸。 3. 环境准备：选择安静、舒适、通风良好且有隐私保护的空间
穴位选择与定位	1. 主要穴位：常用的催吐穴位有内关穴、合谷穴等。 1）内关穴：位于前臂掌侧，当曲泽与大陵的连线上，腕横纹上2寸（约6.7cm），掌长肌腱与桡侧腕屈肌腱之间。 2）合谷穴：在手背，第2掌骨桡侧的中点处。 2. 定位方法：护士用手指准确触摸并确定穴位位置，可采用骨度分寸法、手指同身寸法等进行定位，确保穴位定位准确
穴位刺激	1. 指压法：护士用拇指或示指指腹垂直按压穴位，力度由轻到重，逐渐增加压力，以患者能耐受为度，但不宜过度用力造成损伤。每个穴位按压持续时间3~5分钟，然后间歇1~2分钟，可重复进行。 2. 揉按法：护士用拇指指腹在穴位上做环形揉动，动作轻柔、均匀，频率为每分钟60~100次，揉按时间与指压法类似，交替进行刺激
观察与护理	1. 密切观察患者反应，包括面部表情、有无恶心、有无呕吐。观察呕吐物的性状（如颜色、气味、是否有食物残渣或毒物残留等）、量，呕吐次数等。 2. 持续监测患者生命体征，如呼吸、心率、血压、意识状态等，若患者出现面色苍白、头晕、心悸、呼吸困难、意识改变等异常情况，立即停止穴位刺激，并进行相应的急救处理。 3. 准备好弯盘、毛巾等物品，在患者呕吐时及时清理口周呕吐物，保持呼吸道通畅，防止呕吐物吸入气管导致窒息或肺部感染
记录	1. 详细记录穴位催吐的操作过程，包括穴位名称、刺激手法、刺激时间、患者的反应（如恶心、呕吐发生时间及程度等）、生命体征变化情况等。 2. 记录患者后续的整体状态，若有必要，记录进一步的处理措施或转诊等信息

6. 注意事项：

1）按压穴位时要准确找到穴位位置，手法要正确、均匀、有力。

2）注意观察患者的耐受程度，避免过度按压导致疼痛或其他不适。

（四）食盐催吐术

1. 概念：食盐催吐术是利用食盐对胃黏膜的刺激作用，引发呕吐反射，使胃内

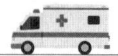

容物排出体外的方法。

2. 目的：快速排出胃内毒物，减少毒物吸收，缓解中毒症状。在紧急情况下，作为一种简易可行的催吐手段，可争取时间进行后续治疗。

3. 适用范围：意识清醒、能配合口服溶液的患者；口服毒物时间较短（一般在1~2 小时内），毒物性质相对安全，无腐蚀性；家庭或现场急救等初步处理，但仍需尽快就医。

4. 禁忌证：

1) 昏迷、惊厥患者无法配合口服溶液，且易发生窒息等危险。

2) 吞食腐蚀性毒物患者，食盐溶液会加重食管和胃黏膜的损伤。

3) 严重高血压、心脏病患者：高浓度食盐溶液可能导致血压升高、心脏负担加重等问题，需谨慎使用，若必须使用应密切观察患者生命体征变化。

5. 操作流程：食盐催吐术操作流程见表4-4。

表4-4　食盐催吐术操作流程

流程	操作说明
评估	1. 了解患者年龄、意识状态、生命体征，判断患者是否能配合操作。 2. 明确催吐原因，如食物中毒或药物中毒等，确定是否适合食盐催吐，排除禁忌证，如腐蚀性毒物中毒、昏迷、严重心血管疾病、食管胃底静脉曲张等。 3. 询问患者中毒时间、摄入物质种类与大致剂量等信息
准备	1. 护士准备：着装整洁，洗手，戴口罩。 2. 患者准备：向患者及其家属解释食盐催吐的目的、方法、可能的不适及配合要点，取得其合作。协助患者取坐位或侧卧位，头偏向一侧，放置弯盘于口旁，防止呕吐物误吸。 3. 用物准备：准备适量食盐（约20g）、温水（约500mL）、勺子、毛巾等
溶液配制	将准备好的食盐溶解在温水中，搅拌均匀，配制成浓度约4%的食盐溶液
喂服溶液	1. 用勺子缓慢地将食盐溶液喂给患者，每次喂服量不宜过多，一般100~150mL，间隔片刻后再喂服，避免引起呛咳或误吸。 2. 密切观察患者反应，观察是否有恶心、呕吐迹象

流程	操作说明
观察与处理	1. 持续观察患者面色、呼吸、脉搏等生命体征，以及呕吐物的性状（颜色、气味、是否有异物等）、量和次数。若患者出现呕吐，及时用毛巾清理口周呕吐物，保持呼吸道通畅。 2. 若患者在喂服一定量食盐溶液后仍未呕吐，可轻拍患者背部或刺激咽喉部（如用压舌板轻压舌根），诱发呕吐反射，但要注意动作轻柔，避免损伤。 3. 若患者出现异常情况，如呼吸困难、心率异常、剧烈腹痛等，立即停止催吐操作，进行相应的急救处理，并通知医生
记录	详细记录食盐催吐的操作过程，包括食盐用量、食盐溶液喂服量、患者反应（恶心、呕吐发生时间，呕吐物情况等）、生命体征变化及后续处理措施等信息，以便后续医疗参考

6. 注意事项。

1）溶液浓度与剂量：食盐溶液浓度不宜过高或过低，过高可能导致胃肠道黏膜损伤，过低则可能无法有效刺激呕吐反射。一般按照上述推荐剂量配制，特殊情况可根据患者年龄、体质等适当调整，但调整幅度不宜过大。

2）呕吐过程中的观察：密切观察患者呕吐过程中是否有异常情况，如剧烈腹痛、呕吐物带血等。出现这些情况提示存在胃肠道损伤。

（五）食物催吐术

1. 概念：食物催吐术指通过食用某些具有催吐作用的食物，刺激胃肠道，引发呕吐反射，从而促使胃内容物排出体外的方法。

2. 目的：排出胃内毒物，减少毒物吸收，降低毒物的危害。在没有其他催吐药物或设备的情况下，利用身边常见食物进行紧急催吐处理。

3. 适用范围：意识清醒、能配合进食的患者；口服毒物时间较短（一般在1~2小时内），毒物性质相对安全，无腐蚀性；家庭或现场初步急救，但后续仍需就医。

4. 禁忌证：

1）昏迷、惊厥患者，无法配合进食且易发生窒息等危险。

2）吞食腐蚀性毒物患者，食物进入胃肠道可能加重对食管和胃黏膜的损伤，且可能导致呕吐物堵塞呼吸道。

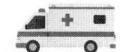

3）肠梗阻患者，进食催吐食物不仅无法达到催吐效果，还可能加重肠梗阻病情。

5. 操作流程：食物催吐术操作流程见表4-5。

表4-5　食物催吐术操作流程

流程	操作说明
评估	1. 了解患者年龄、意识、生命体征，判断其配合度与耐受能力。 2. 确定催吐原因，如食物中毒或药物误服等，评估是否适合食物催吐，排除禁忌证，如昏迷、严重心血管疾病、食管胃底静脉曲张、近期消化道出血或穿孔、腐蚀性毒物中毒等。 3. 询问中毒时间、摄入物质详情
准备	1. 护士准备：着装规范，洗手，戴口罩。 2. 患者准备：向患者及其家属解释催吐目的、过程、不适及配合要点，协助取坐位或侧卧位，头偏向一侧，放置弯盘。 3. 用物准备：根据选择准备大量清水（500~1000mL）、生蛋清（3~5个鸡蛋）、牛奶（200~300mL），确保食物清洁卫生，备好杯子、勺子、毛巾等
食物选择与准备	1. 若选大量饮水，备好500~1000mL清水于合适容器。 2. 生蛋清则取3~5个鸡蛋分离出蛋清置于干净容器，可适当搅拌。 3. 牛奶可常温或稍加热后倒入饮用容器，量取200~300mL
进食	1. 指导患者快速饮用清水、吞服生蛋清或饮用牛奶，生蛋清若难以下咽，可搅拌后分多次服下，每次喂服时关注患者吞咽情况，防止呛咳。 2. 鼓励患者尽量多进食或饮用，以充分刺激胃肠道
观察反应	1. 进食后安排患者静卧或适当走动，密切观察10~20分钟内呕吐情况，包括呕吐时间、呕吐物性状（如颜色、气味、有无异物等）、量，同时监测生命体征。 2. 密切观察患者呕吐过程中是否有异常情况，如呕吐物中夹杂血丝、剧烈腹痛、呼吸困难等，必要时根据情况进行紧急处理及时送医院。 3. 若20分钟后未呕吐，护士可顺时针揉患者腹部促进蠕动与呕吐反射，注意力度适宜
重复操作	1. 首次呕吐后若患者自觉胃内仍有残留，休息10~15分钟后依情况再次给予适量食物催吐，如适量清水或牛奶，一般重复1~2次，视患者耐受与效果调整。 2. 若患者仅恶心难呕吐，可引导其做深呼吸辅助
后续处理	1. 呕吐完毕，协助患者清洁口腔，整理衣物与体位，使其舒适。 2. 尽快送患者至医院进一步评估与治疗，若条件允许，留存呕吐物样本送检以助毒物分析

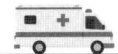

6. 注意事项：

1）在大量饮水时，应注意保持水温适宜。水温过冷或过热都可能刺激胃肠道，导致痉挛等不适，从而影响催吐效果。

2）生蛋清可能携带细菌和其他病原体。对于免疫功能低下或患有胃肠道疾病的患者，应谨慎使用生蛋清。若必须使用，务必确保鸡蛋来源的安全与新鲜。

3）在选择牛奶时，应避免使用过期或变质的产品。对于乳糖不耐受的患者，饮用牛奶可能会引起腹胀、腹泻等不适症状。这类患者可考虑选用无乳糖牛奶或其他替代品。

4）对于儿童患者，应避免过度进食，并注意安抚儿童情绪，以获得其配合。

5）对于老年患者，食物摄入量应适当减少，并且进食速度不宜过快，以避免引起呛咳或其他不适。如果老年人存在吞咽困难等问题，使用食物催吐可能不是最佳选择。在这种情况下，应及时寻求其他合适的催吐方法，或考虑送往医院。

二、洗胃术

洗胃术是将胃管从鼻腔或口腔插入，经食管到达胃内，使用注射器或洗胃机经胃管先吸出毒物后注入洗胃液，并将胃内容物排出，以达到消除毒物的目的。急性口服毒物中毒患者有条件时应尽早插胃管洗胃，不要受时间限制。对服大量毒物且在 6 小时之内者，因排毒效果好且并发症较少，故应首选洗胃术。部分毒物即使超过 6 小时，仍可能滞留在胃内，多数患者仍有洗胃的必要。

（一）手动洗胃术

1. 概念：手动洗胃术是将胃管经口腔或鼻腔插入胃内，使用注射器向胃管注入洗胃液，反复冲洗胃腔，以清除胃内毒物的方法。

2. 目的：更彻底地清除胃内毒物，减少毒物吸收，减轻中毒症状，降低中毒死亡率。

3. 适用范围：适用于多种急性口服毒物中毒及食物中毒等情况，中毒时间在 6 小时以内。

4. 禁忌证：

1）昏迷、惊厥、吞食腐蚀性毒物、严重心血管疾病患者等。

2）食管静脉曲张、上消化道出血、主动脉瘤等患者，洗胃可能导致这些病变

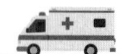

部位破裂出血，危及生命。

5. 操作流程：手动洗胃术操作流程见表4-6。

表4-6　手动洗胃术操作流程

流程	操作说明
评估	1. 全面了解患者病情，包括中毒原因、时间、毒物性质及剂量等信息，判断洗胃的必要性与紧急程度。 2. 评估患者生命体征，如意识状态、血压、心率、呼吸等，确定患者是否能耐受洗胃操作。 3. 检查患者口腔、鼻腔状况，有无畸形、炎症、损伤等，确保胃管能顺利插入。 4. 询问患者既往病史，有无禁忌证
准备	1. 护士准备：着装整洁，洗手，戴口罩、帽子、手套。 2. 患者准备：向患者及其家属详细解释胃管洗胃的目的、过程、可能出现的不适及配合要点，取得其理解与配合。协助患者取合适体位，通常取左侧卧位，昏迷患者头偏向一侧，防止误吸，在患者颌下铺橡胶单和治疗巾，弯盘置于口角旁。 3. 用物准备：治疗盘内放置胃管（根据患者年龄、病情选择合适型号）、镊子、纱布、液状石蜡、胶布、弯盘、50mL注射器、听诊器等；水桶2个，分别标记"洗胃液"和"污水"；根据毒物性质选择合适的洗胃液，一般洗胃液温度调节在37~38℃，量为10000~20000mL
插胃管	1. 测量胃管插入长度：一般为前额发际至剑突的距离，或鼻尖至耳垂再至剑突的距离，成人为45~55cm。 2. 润滑胃管前段：用液状石蜡纱布充分润滑胃管前段。 3. 插入胃管：经口腔或鼻腔轻轻插入胃管，插入至咽部时（14~16cm），嘱患者做吞咽动作，顺势将胃管推进至预定长度。如患者昏迷，可使用开口器撑开口腔后插入胃管，插入过程中动作要轻柔，避免损伤食管黏膜。 4. 确认胃管位置：①用注射器抽吸，可抽出胃液；②将胃管末端放入盛水碗中，应无气泡溢出；③向胃管内注入空气，用听诊器在胃部能听到气过水声。确认胃管在胃内后，用胶布妥善固定胃管
洗胃	先吸尽胃内容物，再反复冲洗，直至洗出液澄清无味。观察洗胃液的进出量、颜色、性质等，记录灌入量和引出量，确保出入量平衡
观察	1. 密切观察患者面色、生命体征变化，如意识、血压、心率、呼吸等，若患者出现异常情况，如腹痛加剧、面色苍白、呼吸困难、心搏骤停等，立即停止洗胃并进行急救处理。 2. 观察洗胃液的情况，判断洗胃效果，若洗出液中仍有较多毒物残留或颜色、性质异常，及时调整洗胃方案或报告医生

流程	操作说明
洗胃后处理	1. 洗胃完毕，先将胃管与注射器分离，夹住胃管末端，拔出胃管。协助患者漱口，擦净面部，整理床单元。 2. 清理洗胃用物，胃管等一次性物品按医疗废物处理，水桶清洗干净备用。 3. 记录洗胃过程，包括洗胃液种类、用量、洗出液情况，患者反应、生命体征变化等信息，书写在护理记录单上，为后续治疗提供依据

6. 注意事项：

1）操作过程中密切观察患者生命体征并记录洗胃液的出入量。

2）注意保持胃管通畅，防止胃管堵塞或脱出。若胃管堵塞，可先用注射器抽吸，若无法疏通，应更换胃管。

3）为预防吸入性肺炎和窒息，应确保患者体位正确，头偏向一侧，及时清理口腔分泌物。

4）若术后发生胃穿孔，应立即停止洗胃，进行外科处理。

5）若术后发生水、电解质平衡失调，应根据患者情况适当补充电解质溶液，定期监测电解质水平。

6）拔管后观察患者有无恶心、呕吐、腹痛等不适症状，如有异常及时报告医生。

7）嘱患者术后禁食1~2小时，待胃肠道功能恢复后逐渐进食易消化的食物。

（二）自动洗胃机洗胃术

1. 概念：自动洗胃机洗胃术是利用自动洗胃机的正压和负压吸引原理，自动、连续地通过胃管向胃内注入洗胃液并抽出胃内容物，从而达到清洗胃腔、清除毒物的目的。

2. 目的：高效、快速清除胃内毒物，提高洗胃效率，缩短洗胃时间，减少毒物吸收。

3. 适用范围：

1）大量口服毒物中毒、中毒情况较为严重或需要快速清除毒物的患者，能更有效地减轻中毒症状，降低并发症发生率和死亡率。

2）意识不清、不能配合洗胃操作的患者更为适用，可在较短时间内完成洗胃过程。

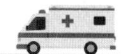

4. 禁忌证：同手动洗胃术的禁忌证（昏迷、惊厥、吞食腐蚀性毒物、严重心血管疾病、食管静脉曲张、上消化道出血、主动脉瘤等患者）。

5. 操作流程：自动洗胃机洗胃术操作流程见表4-7。

表4-7　自动洗胃机洗胃术操作流程

流程	操作说明
评估	1. 了解患者中毒情况：详细询问中毒毒物名称、摄入时间、剂量等信息，以确定洗胃的紧迫性和选择合适的洗胃液。 2. 评估患者生命体征，判断患者对洗胃操作的耐受能力，如有休克等严重情况需先进行急救处理。 3. 检查患者身体状况：查看口腔、鼻腔黏膜有无损伤、畸形或阻塞，确保胃管能顺利插入；了解患者有无消化道疾病史，排除洗胃禁忌证
准备	1. 护士准备：着装整齐，洗手，戴口罩、帽子、手套，做好自身防护准备。 2. 患者准备：向患者及其家属解释洗胃目的、过程、可能的不适及配合要点，取得理解与配合。协助患者取左侧卧位，昏迷患者头偏向一侧，防止误吸。在患者颌下铺橡胶单和治疗巾，弯盘置于口角旁。 3. 用物准备：自动洗胃机及附件（进液管、出液管、胃管等）、不同类型的洗胃液（根据毒物性质选择）、水桶2个（分别标记为"洗胃液桶"和"污水桶"）、液状石蜡、胶布、50mL注射器、听诊器、水温计等。检查洗胃机性能及管道连接是否正确，调节洗胃液温度至37~38℃
插胃管	1. 测量胃管插入长度：成人45~55cm。 2. 润滑胃管前段：用液状石蜡纱布充分润滑胃管前段。 3. 插入胃管：经口腔或鼻腔缓慢插入胃管，插入至咽部时（14~16cm），嘱清醒患者做吞咽动作，顺势将胃管推进至预定长度。如患者昏迷，可使用开口器撑开口腔后插入胃管，插入过程中动作要轻柔，避免损伤食管黏膜。 4. 确认胃管位置：①用注射器抽吸，能抽出胃液；②将胃管末端放入盛水碗中，无气泡溢出；③向胃管内注入空气，用听诊器在胃部能听到气过水声。确认胃管在胃内后，用胶布妥善固定胃管
连接洗胃机与调试	1. 将胃管末端与洗胃机的胃管接口紧密连接，进液管放入洗胃液桶内，出液管放入污水桶内。 2. 接通洗胃机电源，打开开关，调节洗胃机参数，如每次进液量（一般设置为300~500mL）、洗胃压力（通常不超过40kPa）、洗胃时间等，先进行机器自检和管道冲洗，确保洗胃机正常运行

流程	操作说明
洗胃操作	1. 按下洗胃机的"自动"键，开始自动洗胃。先吸尽胃内容物，然后自动循环进行冲洗和吸引，观察洗胃液的进出量、颜色、性质等，确保进出量平衡，记录灌入量和引出量。 2. 密切观察患者意识、生命体征变化，若患者出现异常表现，如腹痛加剧、面色苍白、呼吸心搏骤停等，立即停止洗胃并进行急救处理。同时，观察洗胃液的洗胃效果，若洗出液中仍有较多毒物残留或颜色、性质异常，及时调整洗胃方案或报告医生
洗胃后处理	1. 洗胃完毕，先按洗胃机的"停机"键，然后将胃管与洗胃机分离，夹住胃管末端，拔出胃管。协助患者漱口，擦净面部，整理床单元。 2. 清理洗胃用物：将洗胃机及附件进行彻底清洗和消毒处理，按照设备说明书进行操作，防止交叉感染。胃管等一次性物品按医疗废物处理，水桶清洗干净备用。 3. 记录洗胃过程：包括洗胃液种类、用量、洗出液情况、患者反应、生命体征变化等信息，详细记录在护理记录单上，为后续的治疗和护理提供依据

6. 注意事项。

1）操作前检查：仔细检查洗胃机的性能和管道连接情况，确保洗胃机正常工作。在洗胃过程中，若发现洗胃机故障，如不出液或不进液、压力异常等，应立即停止使用，改用胃管洗胃法或其他急救措施，并及时维修洗胃机。

2）患者体位与观察：保持患者正确的体位（左侧卧位，头稍低），防止呕吐物反流进入气管。严密观察洗胃液的进出情况和患者的反应，发现问题及时处理。

（三）常用洗胃液

常用洗胃、灌肠液及禁忌药物见表4-8。

表4-8 常用洗胃、灌肠液及禁忌药物

中毒药物	洗胃、灌肠液	禁忌药物
酸性物	肥皂水或清水、镁乳、蛋清水、牛奶	强酸药物
碱性物	稀盐酸、食醋、果汁、5%醋酸、白醋、蛋清、牛奶	强碱药物

中毒药物	洗胃、灌肠液	禁忌药物
氰化物	3%过氧化氢溶液或1:（15000~20000）高锰酸钾溶液	敌敌畏
敌敌畏	2%~4%碳酸氢钠溶液、1%盐水、1:（15000~20000）高锰酸钾溶液	1605/1059/4049（乐果）
敌百虫	1%盐水或清水洗胃，1:（15000~20000）高锰酸钾溶液	碱性药物
磷化锌	1:2000高锰酸钾溶液	鸡蛋、牛奶、脂肪及其他油类食物
巴比妥类药物	1:（15000~20000）高锰酸钾溶液	硫酸镁
硫酸铜	1:5000高锰酸钾溶液	碳酸氢钠等碱性药物
乐果	2%~4%碳酸氢钠溶液洗胃	高锰酸钾
1605/1059/4049	2%~4%碳酸氢钠溶液洗胃	高锰酸钾
DDT、666	温水或生理盐水洗胃，50%硫酸镁灌肠	油性泻药
异烟肼（雷米封）	1:（15000~20000）高锰酸钾洗胃，50%硫酸镁灌肠	灭鼠药（磷化锌）
灭鼠药（磷化锌）	1:（15000~20000）高锰酸钾、0.1%硫酸铜洗胃	鸡蛋、牛奶、脂肪及其他油类食物

三、灌肠术

灌肠术指将特定液体通过导管经肛门插入直肠，再向上到达结肠，并灌入液体以起到治疗作用的技术。根据灌肠的方式，灌肠术可分为经口灌肠和经肛灌肠两种。

（一）经口灌肠

1. 概念：经口灌肠是一种特殊的灌肠方法，是将灌肠液通过口腔经食管、胃进入肠道，以达到清洗肠道、促进毒物排出的目的。

2. 目的：清除肠道内尚未吸收的毒物，减少毒物的吸收，降低毒物对机体的

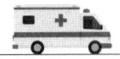

伤害。

3. 适用范围：

1）口服毒物中毒时间较长（一般超过 6 小时），毒物仍有部分在肠道内，且患者不能耐受或不适合洗胃等其他方法的情况。

2）某些特殊毒物中毒，如缓释剂型药物中毒，毒物可能在肠道内持续释放和吸收，经口灌肠可作为一种补充的清除毒物手段。

3）意识清醒、能配合操作的患者，若患者昏迷或不配合，经口灌肠操作难度较大且风险较高，需谨慎评估。

4. 禁忌证。

1）昏迷、惊厥患者：无法配合操作，且容易导致误吸等危险情况。

2）肠梗阻患者：经口灌肠可能会加重肠梗阻，导致肠穿孔等严重并发症。

3）食管静脉曲张、上消化道出血等患者：插胃管过程可能导致曲张静脉破裂出血或加重出血情况。

4）近期有胃、食管手术史患者：操作可能影响手术部位愈合，甚至导致吻合口破裂等问题。

5. 操作流程：经口灌肠操作流程见表 4-9。

表 4-9　经口灌肠操作流程

流程	操作说明
评估	1. 了解患者中毒情况，肠道状况（有无梗阻、炎症、出血、穿孔等病史）、意识状态、生命体征等，以确定是否适合经口灌肠及预估可能的风险。 2. 评估患者的心理状态和合作程度，解释操作目的、过程、可能的不适及配合要点，取得患者的理解与配合
准备	1. 护士准备：着装整洁，洗手，戴口罩、帽子、手套。 2. 患者准备：向患者解释操作目的和过程，取得患者配合。患者取坐位或半卧位，胸前铺橡胶单，颈部围毛巾，以防止灌肠液溢出污染衣物。 3. 用物准备：准备好合适的灌肠液（根据毒物性质和患者情况选择，如生理盐水、肥皂水等，一般温度控制在 37~38℃）、胃管（较粗的胃管，成人可选用 F28~F32 号）、50mL 注射器、液状石蜡、弯盘、毛巾、橡胶单等物品

流程	操作说明
插胃管	用液状石蜡润滑胃管前段，经口腔缓缓插入胃内。插入过程中，如患者出现恶心、呕吐，可暂停插入，嘱患者做深呼吸，待症状缓解后再继续插入。插入深度一般为45~55cm（成人），插入后用注射器抽吸，若能抽出胃液，证明胃管已在胃内，然后固定胃管
灌液与观察	1. 将准备好的灌肠液倒入弯盘，用注射器抽取灌肠液，每次缓慢注入胃管内200~300mL（儿童酌减），注入速度不宜过快，一般每分钟不超过50mL，以免引起呕吐或胃扩张。 2. 注入灌肠液后，可让患者适当变换体位（如左侧卧位、右侧卧位、仰卧位等），以利于灌肠液在肠道内流动，与毒物充分接触并促进排出。 3. 密切观察患者的面色、呼吸、心率等生命体征，以及患者有无腹痛、腹胀、呕吐等不适反应。若患者出现剧烈腹痛、面色苍白、呼吸困难等异常情况，应立即停止灌液，并采取相应措施
导出灌肠液	1. 灌液结束后，一般让灌肠液在肠道内保留15~30分钟，然后将胃管末端连接50mL注射器，缓慢抽出灌肠液和肠道内容物，收集于容器内。若抽出困难，可适当调整胃管位置或轻轻按摩腹部，但要注意动作轻柔。 2. 观察抽出液的性质、颜色和量，判断肠道内毒物排出情况。若抽出液仍有较多毒物残留或颜色较深，可根据患者情况重复灌液和导出灌肠液操作，但一般不超过3~4次
观察与处理	1. 密切观察患者面色、生命体征变化，以及灌肠液的流入情况和患者的反应。出现异常给予相应的急救措施等。 2. 观察灌肠液的流出情况，当灌肠液即将流完或患者有强烈便意时，用血管钳夹住肛管末端，暂停片刻，然后轻轻拔出肛管，放入弯盘内。协助患者取舒适体位，尽可能保留灌肠液5~10分钟后再排便，以提高灌肠效果。但如果患者无法耐受，可立即协助排便
拔管与清洁	1. 灌肠完毕，夹住胃管末端，缓慢拔出胃管。 2. 协助患者漱口，清洁面部和口腔，整理衣物和床单元，嘱患者休息
记录	详细记录经口灌肠的操作过程，包括时间、灌肠液种类、用量、患者的反应（如耐受情况、有无不适及异常表现等）、排便情况（大便性状、颜色、量等）以及生命体征变化等信息，记录在护理记录单上，为后续的治疗和护理提供依据

6. 注意事项：

1）插胃管时动作要轻柔，避免损伤食管和胃黏膜。若遇到阻力，不要强行插入，应检查胃管是否盘曲在口腔或咽部，或调整插入方向。

2）灌肠液的温度、量和注入速度要严格控制。温度过高或过低可能刺激胃肠

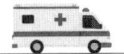

道引起不适或损伤肠道黏膜；量过多或注入速度过快可能导致呕吐、胃扩张、电解质平衡失调等问题。

3）经口灌肠后，患者可能会出现胃肠道不适，如恶心、呕吐、腹痛、腹泻等，一般休息后可逐渐缓解。若症状持续不缓解或加重，应及时就医。

4）患者应适当禁食一段时间（一般1~2小时），待胃肠道功能恢复后，可先给予少量流食，逐渐过渡到正常饮食。

（二）经肛灌肠

1. 概念：经肛灌肠是将灌肠液通过肛门注入直肠和结肠，利用液体的流动和刺激作用，清洗肠道、促进排便或达到清除肠道内的毒物为治疗目的的一种方法。

2. 目的：清除肠道内尚未吸收的毒物，减少毒物经肠道吸收进入血液循环，降低中毒程度。通过灌肠液的刺激，促进肠道蠕动，加速毒物排出体外，缩短毒物在肠道内的停留时间。对于某些中毒导致肠道功能紊乱（如便秘等）的患者，经肛灌肠有助于恢复肠道正常功能。

3. 适用范围：

1）口服毒物中毒，尤其是中毒时间较长（超过6小时），估计毒物已进入肠道但尚未完全吸收的情况。

2）意识清醒或昏迷的患者均可适用。

4. 禁忌证：

1）直肠、结肠近期手术的患者，灌肠可能导致手术部位裂开、出血等并发症。

2）严重腹泻患者，此时肠道黏膜已处于激惹状态，灌肠可能加重肠道损伤和不适。

3）妊娠早期患者，灌肠刺激可能引起子宫收缩，导致流产等问题。

4）急腹症患者（病因不明），灌肠可能掩盖病情或导致病情恶化，如肠穿孔等。

5）腐蚀性毒物中毒患者，需谨慎选择灌肠液，避免加重肠道损伤。

5. 操作流程：经肛灌肠术操作流程见表4-10。

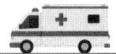

表 4-10　经肛灌肠术操作流程

流程	操作说明
评估	1. 了解患者中毒情况、肠道状况（有无梗阻、炎症、出血、穿孔等病史）、意识状态、生命体征等，判断是否适宜经肛灌肠及预估可能风险。 2. 评估患者心理状态与合作程度，向患者及其家属解释操作目的、过程、可能不适及配合要点，获取理解与配合
准备	1. 护士准备：着装整洁，洗手，戴口罩、帽子、手套。 2. 患者准备：协助患者取左侧卧位，双腿屈膝，暴露肛门。病情特殊时可调整体位，确保操作安全顺利，臀下垫一次性护垫。 3. 用物准备：治疗盘内有灌肠筒（或一次性灌肠袋）、肛管（成人常用16~18号，儿童按年龄选择合适型号）、液状石蜡、血管钳、弯盘、卫生纸、橡胶单、治疗巾、水温计、量杯、灌肠溶液（依医嘱或目的选，如清洁肠道用肥皂水或生理盐水，成人量500~1000mL，温度39~41℃）、便盆及便盆巾。检查灌肠装置无破损且连接紧密，调节灌肠液高度（液面距肛门40~60cm）
润滑肛管	用液状石蜡纱布充分润滑肛管前端7~10cm，减少插入时对肛门及直肠黏膜刺激与损伤
插入肛管	1. 护士一手分开患者臀部暴露肛门，嘱患者深呼吸以放松肛门括约肌，另一手持肛管轻轻插入肛门。成人插入深度7~10cm，儿童4~7cm。 2. 遇阻力时稍退出肛管，旋转后缓慢再插入，忌强行插入致肠道损伤。插入时密切观察患者反应，如有疼痛、面色改变等异常，立即停止操作并处理
灌注溶液	1. 肛管插入到位后，用血管钳夹闭肛管末端，连接灌肠筒或袋的管道，松开血管钳使灌肠液缓慢流入肠道。 2. 控制流速，每分钟60~80mL，观察患者耐受情况，若有腹胀、便意等，减慢流速或暂停，嘱患者深呼吸，缓解后继续灌注
观察与处理	1. 密切观察患者面色、生命体征变化，灌肠液流入情况及患者反应。若出现面色苍白、冷汗、剧烈腹痛、心悸、呼吸困难等异常，立即停止灌肠并紧急处理，监测生命体征，通知医生实施急救。 2. 观察灌肠液流出情况，待灌肠液将流完或患者便意强烈时，夹闭肛管末端，稍停后轻轻拔出肛管放在弯盘内。协助患者保留灌肠液5~10分钟后排便（若无法耐受可立即排出）以提高效果
排便处理	1. 协助患者排便，将便盆及便盆巾置于臀下，保护隐私与保暖。 2. 观察大便性质、颜色、量等并记录。清理肛门周围皮肤，用卫生纸轻擦，必要时温水清洗，保持清洁干燥，换护理垫与衣物，整理床单元
记录	详细记录经肛灌肠操作，包括时间、灌肠液种类与用量、肛管插入深度、患者反应（耐受、不适与异常）、排便情况（大便性质、颜色、量）及生命体征变化，写于护理记录单，为后续治疗和护理提供依据

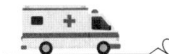

6. 注意事项：

1）根据毒物性质合理选择灌肠液。例如，有机磷农药中毒可选用2%碳酸氢钠溶液（敌百虫中毒除外），巴比妥类药物中毒可选用生理盐水或肥皂水。对于腐蚀性毒物中毒，应避免使用刺激性强的灌肠液，可选择生理盐水等温和的液体。

2）插肛管时动作要轻柔、缓慢，避免损伤直肠黏膜。若遇到阻力，不要强行插入，可稍退出肛管，调整方向后再插入。

3）灌肠液的温度、量和流速要适宜。温度过高可能烫伤肠道黏膜，温度过低可能引起肠道痉挛；量过多或流速过快可能导致肠道过度扩张、电解质平衡失调、呕吐等问题。

4）经肛灌肠可能出现肠道穿孔、出血、感染等并发症。若患者在灌肠过程中或灌肠后出现剧烈腹痛、便血、发热等症状，应高度怀疑并发症发生，及时停止灌肠并进行相应检查和处理。

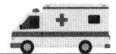

第三节 常见急性口服药物中毒的处理技术

一、镇静催眠药中毒

（一）常见毒物

常见的导致中毒的镇静催眠药为巴比妥类和苯二氮䓬类等。

（二）中毒表现

1. 巴比妥类药物中毒常表现为中枢神经系统深度抑制，从嗜睡逐渐发展至昏迷。

2. 苯二氮䓬类药物中毒则相对较轻，多表现为嗜睡、乏力、共济失调等。

（三）临床治疗要点

1. 正确使用特异性解毒剂。

特异性解毒剂为氟马西尼。应用方法一般为静脉注射，初始剂量为 0.2mg，若 30 秒后未清醒，可重复给药，直至患者清醒或总量达到 2mg。但在使用氟马西尼时，要注意观察患者的反应，避免出现戒断症状和癫痫发作等不良反应。

2. 综合处理措施。

1）洗胃液可选择温水或 1∶5000 高锰酸钾溶液。对于意识清醒的患者可采取催吐术，意识不清的患者应尽快进行自动洗胃机洗胃。

2）可采用补液利尿等措施促进药物排出，使用纳洛酮等药物进行促醒治疗。

3）对于存在呼吸抑制的患者，要给予吸氧、气管插管和保护心、肝、肾等功

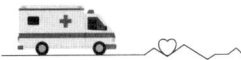

能等对症支持治疗。

二、有机磷农药中毒

（一）常见毒物

常见的导致中毒的有机磷农药为敌百虫、敌敌畏、毒死蜱等。

（二）中毒表现

1. 毒蕈碱样症状：表现为恶心、呕吐、腹痛、多汗、流涎、瞳孔缩小、视物模糊等。

2. 烟碱样症状：表现为肌肉震颤、抽搐、肌无力等。

3. 中枢神经系统症状：表现为头痛、头晕、烦躁不安、昏迷等。

（三）临床治疗要点

1. 正确使用特异性解毒剂。

1）阿托品：使用剂量应根据中毒程度而定，轻度中毒可皮下注射 0.5~1.0mg，每 1~2 小时一次；中度中毒可皮下注射或静脉注射 1~2mg，每半小时至 1 小时一次；重度中毒可静脉注射 2~5mg，每 10~30 分钟一次。疗程一般为 3~7 天，直至症状消失。注意事项包括观察患者的心率、瞳孔等变化，避免出现阿托品中毒。

2）碘解磷定：使用剂量应根据中毒程度而定，轻度中毒 0.5~1.0g，中度中毒 1~2g，重度中毒 2~3g，可稀释后缓慢静脉注射或静脉滴注。疗程一般为 3~5 天。注意事项包括观察患者的呼吸、血压等变化，避免出现过敏反应。

2. 综合处理措施。

1）洗胃液可选择 2% 碳酸氢钠溶液（敌百虫忌用）或 1：5000 高锰酸钾溶液（对硫磷忌用）。洗胃应反复多次进行，直至洗出液无色、无味与洗胃液的颜色相同。

2）对于皮肤接触有机磷农药的患者，应立即脱去污染衣物，用肥皂水清洗皮肤、毛发和指甲。

3）用药后观察效果，警惕阿托品过量致中毒。

4）对症支持治疗。

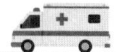

三、阿片类药物中毒

（一）常见毒物

常见导致中毒的阿片类药物为吗啡、可待因等。

（二）中毒表现

阿片类药物中毒的主要表现为针尖样瞳孔、呼吸抑制、昏迷等。患者还可能出现恶心、呕吐、皮肤湿冷、脉搏细速等症状。

（三）临床治疗要点

1. 正确使用特异性解毒剂。

纳洛酮是阿片类药物中毒的特异性解毒剂，可静脉注射、肌内注射或皮下注射。初始剂量为 0.4mg，必要时可重复给药。对于严重中毒患者，可增加剂量至 2mg。同时，可给予呼吸中枢兴奋剂，如尼可刹米等治疗。

2. 后续观察与并发症处理。

后续应密切观察患者的呼吸、意识等变化，防止再次发生呼吸抑制。对于出现并发症的患者，如脑水肿、肺部感染等，应给予相应的治疗。

四、解热镇痛药中毒

（一）常见毒物

常见导致中毒的解热镇痛药为阿司匹林、对乙酰氨基酚等。

（二）临床表现

1. 阿司匹林中毒主要表现为中枢神经系统症状，如先兴奋后抑制，甚至可发生脑水肿；酸碱平衡失调；心血管系统症状，中毒剂量的阿司匹林可直接作用于血管平滑肌，使其张力减弱，导致循环衰竭；消化系统症状，对消化道黏膜有刺激作用；凝血功能异常；肝肾功能损害等。

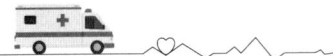
2. 对乙酰氨基酚中毒主要表现为恶心、呕吐、腹痛腹泻、出汗、厌食等症状，可持续 24 小时。之后会出现肝功能受损，肝大或黄疸，严重时出现肝衰竭，甚至肝性脑病。

（三）临床治疗要点

1. 及时使用特异性解毒剂。尽早使用 N-乙酰半胱氨酸（N-acetylcysteine，NAC）进行治疗。使用时机一般为中毒后尽早使用，可静脉滴注。

2. 处理胃肠道出血、肝损伤等并发症。对于出现胃肠道出血的患者，应给予止血药物，如维生素 K_1、输注血小板、新鲜全血等。对于肝损伤患者，应给予保肝药物治疗，同时进行大量补液和补水治疗，使用利尿剂，保持大便通畅，饮食以流质食物为主。

五、心血管药物中毒

（一）常见毒物

常见导致中毒的心血管药物为洋地黄类药物、抗心律失常药物等。

（二）临床表现

1. 洋地黄类药物中毒表现为心律失常，如室性期前收缩、二联律、三联律等，还可出现恶心、呕吐、视物模糊、黄视、绿视等症状。

2. 抗心律失常药物中毒可表现为各种心律失常，如心动过缓、心动过速、房室传导阻滞等，还可出现低血压、头晕、乏力等症状。

（三）临床治疗要点

1. 解毒与拮抗措施。对于洋地黄类药物中毒，应立即停药。若出现快速性心律失常，可给予钾盐、苯妥英钠等药物治疗；若出现缓慢性心律失常，可给予阿托品等药物治疗。

2. 心脏监测与对症支持治疗。应密切监测患者的心电图、心率、血压等变化，给予吸氧、维持水电解质平衡等对症支持治疗。对于严重心律失常的患者，可考虑使用临时心脏起搏器等治疗措施。

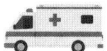

第四节　特殊人群急性口服毒物中毒的处理技术

一、儿童急性口服毒物中毒的处理技术

（一）儿童生理特点与中毒易感性

儿童由于生理特点与成人不同，对药物的代谢和排出能力相对较弱，因此更容易发生急性口服毒物中毒。儿童的免疫系统尚未完全发育成熟，身体各器官功能相对较弱，对毒物的耐受性较低。此外，儿童好奇心强，喜欢探索周围环境，容易误服药物。

（二）评估与处理的特殊考量

1. 在评估儿童急性口服毒物中毒时，需要特别注意误服药物剂量的计算。由于儿童体重、年龄差异较大，误服药物剂量的准确性至关重要。同时，要密切观察儿童的生命体征变化，如呼吸、心率、血压、体温等。

2. 对于中毒儿童，心理支持也非常重要。儿童在急性口服毒物中毒后可能会感到恐惧和不安，家长和医务人员应给予耐心的安慰和鼓励，缓解其紧张情绪。

3. 儿童急性口服毒物中毒的家庭紧急处理措施。

1）如果发现儿童误服药物导致中毒，应立即停止给药，避免进一步加重药物中毒的程度。

2）寻求专业医疗帮助，儿童误服药物后应立即联系医生或者中毒控制中心，并准备好儿童的基本信息，如年龄、体重、药物名称、剂量、服用时间等，以便医生进行准确的评估和处理。

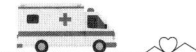

3）根据症状进行初步处理，如果儿童出现恶心、呕吐等症状，应让其侧卧，防止误吸；若出现昏迷或抽搐，应让其平躺，并尽量保持空气通畅。

4）密切监测儿童的生命体征和病情变化，观察儿童的呼吸、心率、意识状态等，发现异常应立即向医生反馈。

（三）提高家长的防范意识

与家长进行充分的沟通，告知家长儿童急性口服毒物中毒的危害和处理方法。提醒家长在日常生活中要加强对儿童的监管，将药物放在儿童接触不到的地方，避免儿童误服。同时，不要把药物说成糖水哄骗儿童吃，防止儿童混淆概念后误服药物。多与儿童沟通，经常给儿童讲解预防中毒或意外中毒的故事。家长应学习儿童急性中毒的应急处理方法，积极进行自救与互救。

二、老年人急性口服毒物中毒的处理技术

（一）老年人生理特点与中毒易感性

随着年龄的增长，老年人的肝肾功能减退，药物在体内的代谢和排出速度变慢，导致药物在体内蓄积，增加药物中毒的风险。此外，老年人常患有多种慢性疾病，需要同时服用多种药物，药物之间的相互作用也可能导致中毒。

（二）常见药物中毒类型

老年人常见的药物中毒类型包括多种慢性病药物联合中毒。

1. 同时服用降压药、降糖药、抗心律失常药等，可能会因药物相互作用而导致中毒。

2. 安定类药物具有镇静、催眠和抗癫痫作用，误用或一次用量过大可能导致急性中毒，出现头痛、头晕、嗜睡、知觉减退或消失等症状，严重时可出现呼吸困难、抽搐、昏迷、瞳孔变大、呼吸和循环衰竭。

（三）综合治疗与康复

1. 查明中毒原因，了解毒物进入体内的途径、摄入量和中毒时间。

2. 症状的紧急处理：如老年人昏迷，应立即让其平躺在床上，根据面色调整体

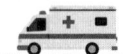

位，脸色青白说明脑部严重缺血，应采取头低脚高体位；脸色发红说明头部充血，应采取头高脚低体位。其间注意保暖，若有条件可测量血压。

3. 如果药物经过口腔进入，由胃肠道吸收而引起中毒，在没有特殊禁忌的情况下，可立即导泻或催吐。如果老年人出现昏迷、抽搐和严重心力衰竭，或者全身极度衰竭不能催吐，需及时去医院治疗。

4. 在康复过程中，要密切观察老年人的生命体征和病情变化，定期进行肝肾功能等检查，确保康复安全。

5. 用药指导：提醒老年人及其家属注意合理用药，避免多种药物同时服用，减少药物中毒的风险。

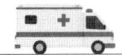

第五节 急性口服毒物中毒处理中的护理配合

一、护理评估要点

（一）密切监测生命体征

1. 体温的异常波动可能预示着中毒影响了患者的代谢功能。高热可能是药物引起的机体过度反应，而低体温则可能表明患者的身体功能受到严重抑制。

2. 脉搏的正常范围因年龄、性别等因素而异，但显著的脉搏过快或过慢都可能提示中毒导致的心脏应激反应。

3. 若呼吸频率过快或过慢、呼吸浅弱甚至出现呼吸暂停等情况，提示中毒程度较重。

4. 血压的变化同样不容忽视，正常血压范围因个体差异而异，但明显的高血压或低血压都可能是中毒导致的循环系统异常表现。

（二）观察症状的变化

不同药物中毒症状各异，如镇静催眠药中毒可能表现为中枢神经系统抑制，从嗜睡逐渐发展至昏迷；有机磷农药中毒则有典型的毒蕈碱样症状、烟碱样症状和中枢神经系统症状等。观察症状的变化可以及时了解患者的病情进展，为后续的治疗提供依据。

（三）准确记录出入量

入量包括患者摄入的液体量、食物量等，出量包括尿量、呕吐物量、排出物量

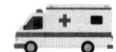

等。通过观察出入量的变化，可以了解患者的肾功能和体液平衡情况，及时发现问题并采取相应的措施。

二、基础护理措施

（一）口腔护理

急性口服毒物中毒患者可能会出现恶心、呕吐等症状，容易导致口腔异味和感染。因此，必须做好口腔护理，保持口腔清洁。可以使用生理盐水或温水漱口，对于不能漱口的患者，可以用棉球蘸取生理盐水进行口腔擦拭。注意观察口腔黏膜的变化，如有溃疡、出血等情况，要及时处理。

（二）皮肤护理

对于接触过毒物的皮肤，要及时进行清洗。如果是有机磷农药中毒等情况，应立即脱去污染衣物，用肥皂水清洗皮肤、毛发和指甲。清洗时要注意彻底，避免毒物残留。同时，要注意观察皮肤的颜色、温度、湿度等变化，防止出现皮肤损伤和感染。对于长期卧床的患者，要定期翻身，避免局部皮肤受压，预防压疮的发生。

（三）管道护理

对于需要留置导尿管、胃管等管道的患者，要做好管道护理。保持管道通畅，避免扭曲、受压。定期更换管道，注意观察引流液的颜色、量和性质。严格遵守无菌操作原则，防止感染的发生。

三、心理护理

急性口服毒物中毒的患者及其家属往往会承受巨大的心理压力。

1. 患者的心理护理：急性口服毒物中毒可能会带来身体上的痛苦和心理上的恐惧。护士要给予患者耐心的安慰和鼓励，让患者感受到关心和支持。可以通过与患者交流，了解其心理状态，有针对性地进行心理疏导。告诉患者只要积极配合治疗，病情是可以得到控制和改善的，增强患者的信心。

2. 家属的心理护理：家属因患者中毒可能会感到焦虑、无助和自责。护士要与

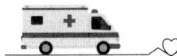

家属进行充分的沟通，告知他们患者的病情和治疗进展，让家属了解自己可以为患者做些什么。同时，要给予家属心理支持，让他们感受到自己不是孤立无援的。可以组织家属参加一些心理辅导活动，帮助他们缓解心理压力。此外，护士还可以向家属传授一些护理知识和技巧，让他们可以更好地照顾患者。

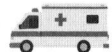

第六节　急性口服毒物中毒处理后的监测与随访

一、监测指标

在急性口服毒物中毒患者处理后，监测与随访至关重要，直接关系患者的康复情况。常用的监测指标如下。

（一）生命体征

生命体征包括体温、脉搏、呼吸、血压等。生命体征的变化往往能提示患者病情的变化。

（二）肝肾功能

急性口服毒物中毒可能对肝和肾造成损害，通过检测谷丙转氨酶、谷草转氨酶、肌酐、尿素氮等指标，可以及时了解肝肾功能。若指标出现异常，应根据具体情况采取保肝、保肾等治疗措施。对于肾功能损害可根据情况进行血液灌流及透析治疗。

（三）毒物残留

可以通过血液、尿液等样本的检测，了解患者体内毒物的残留情况，评估治疗效果和判断是否需要采取进一步的治疗措施。

二、随访安排与内容

随访安排应根据患者的具体情况制订，一般在患者出院后的一段时间内进行，

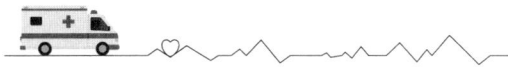

确保患者完全康复。具体的随访内容如下。

（一）康复评估

康复评估包括身体症状的恢复情况、生命体征是否稳定、肝肾功能是否恢复正常等。

（二）心理评估

急性口服毒物中毒患者及其家属往往会承受巨大的心理压力，可能出现焦虑、抑郁、易怒等情绪问题。在随访过程中，要关注患者的心理状态，通过与患者交流、倾听患者主诉等方式，了解其心理感受和需求。

（三）健康教育

在随访过程中，要向患者及其家属普及急性口服毒物中毒的相关知识，提高其防范意识和自救能力。告知患者及其家属药物的正确使用方法、储存方式，避免误服和过量服用。对于有自杀倾向的患者，要给予特别关注，了解其心理状态，提供心理支持和帮助，同时与家属沟通，加强对患者的监管。提醒家长在日常生活中要加强对儿童的监管，将药物放在儿童够不到的地方，避免儿童误服。对于老年人，要提醒其注意合理用药，避免多种药物同时服用，减少药物中毒的风险。

总之，通过对急性口服毒物中毒患者的监测与随访，可以及时了解患者的康复情况，采取相应的措施，确保患者完全康复。

第五章
急性气体中毒的处理技术

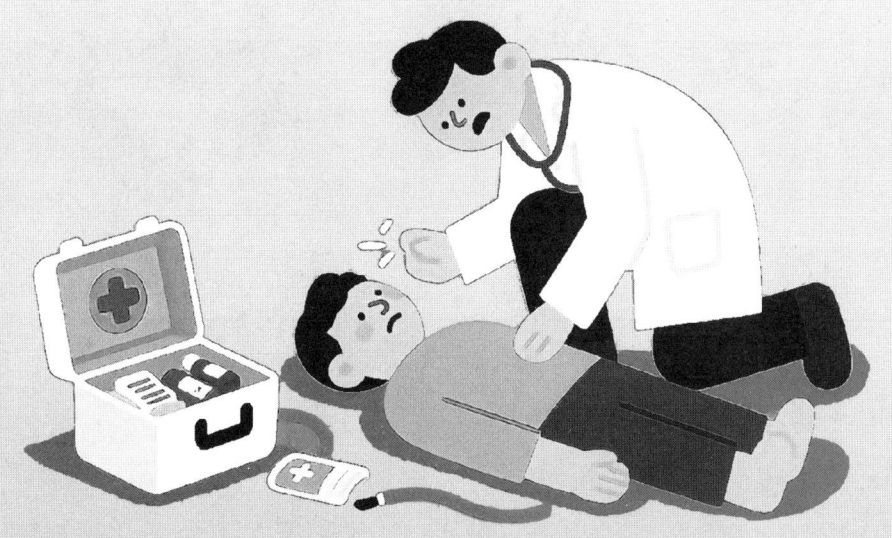

急性气体中毒是突发急症，通常由短时间内吸入高浓度有毒气体如一氧化碳、硫化氢、氯气等引起一系列的反应，严重时可迅速导致多器官损伤甚至死亡。常见急性气体中毒包括两类：窒息性气体中毒和刺激性气体中毒。

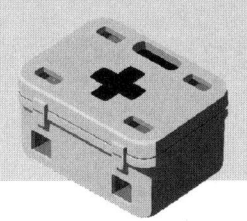

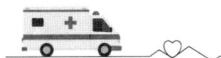

第一节　窒息性气体中毒

窒息性气体指通过干扰氧气供应或利用，导致机体缺氧甚至窒息的一类气体。常见的窒息性气体中毒包括急性一氧化碳（CO）中毒、急性硫化氢（H_2S）中毒、急性砷化氢（AsH_3）中毒、急性氯气（Cl_2）中毒等。

一、急性一氧化碳中毒

一氧化碳是一种无色、无味、无刺激性的窒息性气体。由于一氧化碳与血红蛋白（Hb）的亲和力比氧气高 200~300 倍，人体若短期内吸入过量的一氧化碳，会导致碳氧血红蛋白（HbCO）在体内蓄积，使血红蛋白失去携氧能力，造成组织器官缺氧，从而引起一系列中毒症状，即急性一氧化碳中毒。

（一）接触途径

1. 非职业接触。

1）煤炭燃烧不充分：在日常生活中，使用煤炉、炭火盆等设备时，若通风不良，煤炭燃烧不充分就会产生大量一氧化碳。例如，在冬季的北方，一些家庭使用老式煤炉取暖，若烟囱堵塞、门窗紧闭，一氧化碳就容易在室内积聚，导致中毒。

2）燃气使用不当：燃气热水器安装在不通风的浴室或使用直排式燃气热水器，会导致燃烧时产生的一氧化碳无法及时排出室外，室内一氧化碳浓度升高。此外，使用燃气灶具时，若火焰熄灭而未及时关闭阀门，燃气继续泄漏并产生一氧化碳，也可能引发中毒。

3）汽车尾气：在车内长时间开着空调并紧闭车窗，发动机运转时产生的一氧化碳会逐渐在车内积聚。特别是在停车状态下，发动机燃烧不充分，一氧化碳排放量增加，更容易导致车内人员中毒。

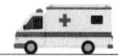

2. 职业接触。

1）冶金工业：在炼钢、炼铁等冶金过程中，煤炭或焦炭在高温下燃烧会产生一氧化碳。如果生产设备密封不严或通风设施不完善，一氧化碳就可能泄漏到工作环境中，导致工作人员中毒。

2）化学工业：以一氧化碳为原料生产光气、甲醇、甲酸等化工产品的过程中，若操作不当或设备故障，可能会发生一氧化碳泄漏事件，导致工作人员中毒。

3）矿井爆破：煤矿井下爆破时，炸药爆炸会产生一氧化碳。如果通风不良，一氧化碳在矿井中积聚，会对工作人员的生命安全造成威胁。

3. 其他特殊接触途径。

可能接触到高浓度一氧化碳的场景还包括火灾现场、烧烤环境、烧炭自杀等。

（二）中毒机制

1. 一氧化碳与血红蛋白结合形成 HbCO。

当人体吸入一氧化碳后，一氧化碳迅速与血红蛋白结合，形成稳定的 HbCO。HbCO 不能携带氧气，而且还会使血红蛋白氧解离曲线左移，即血红蛋白对氧的亲和力增加，阻碍氧的释放和传递，导致组织细胞缺氧。

2. 对细胞呼吸的影响。

一氧化碳还能与细胞色素氧化酶中的二价铁结合，抑制细胞色素氧化酶的活性，使细胞内的三磷酸腺苷（adenosine triphosphate，ATP）合成减少50%以上，影响细胞的呼吸和能量代谢，导致细胞内窒息。尤其是对氧需求量较高的脑组织和心肌组织，更容易受到一氧化碳中毒的影响，出现功能障碍。

3. 引发自由基损伤。

一氧化碳中毒时，体内会产生大量的自由基，如超氧阴离子、羟自由基等。这些自由基具有很强的氧化性，会攻击细胞膜、蛋白质和核酸等生物大分子，导致细胞结构和功能破坏，进一步加重组织损伤。同时，自由基还会引发炎症反应，导致血管内皮细胞损伤、血管通透性增加，加重组织水肿和缺氧等。

（三）临床表现

1. 急性中毒症状。

1）轻度中毒：患者可出现头痛、头晕、心悸、恶心、呕吐、全身乏力或短暂昏厥。血液中 HbCO 含量一般在 10%~20%。若及时脱离中毒环境并吸入新鲜空气，

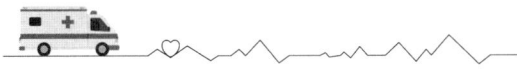

症状可较快消失。

2）中度中毒：除上述症状加重外，患者还会出现面色潮红、口唇呈樱桃红色、脉快、多汗、烦躁、步态不稳、意识模糊，甚至昏迷等。此时血液内 HbCO 含量一般在 30%~40%。这一阶段经积极治疗，数小时后可清醒，一般无明显并发症和后遗症。

3）重度中毒：患者迅速进入昏迷状态，可出现各种反射消失、大小便失禁、四肢厥冷、血压下降、呼吸急促，甚至呼吸循环衰竭。部分患者会出现去大脑皮质状态，表现为睁眼昏迷、无意识活动、呼之不应、推之不动。此时血液内 HbCO 含量常高于 50%。重度中毒患者死亡率高，幸存者也可能遗留严重的神经系统后遗症，如痴呆、记忆力减退、肢体瘫痪等。

4）其他表现：横纹肌溶解（肌红蛋白尿导致酱油色尿液）、急性肾衰竭（肌红蛋白堵塞肾小管）等。

2. 迟发性神经精神症状（delayed neuropsychiatric syndrome，DNS），又称为迟发性脑病，潜伏期为 2~40 天，平均为 21 天，常见于重度中毒后"假愈期"的患者，主要表现如下。

1）运动障碍：锥体外系症状，如肌张力增高（铅管样强直）、静止性震颤（类帕金森综合征）；小脑共济失调症状，如步态不稳、指鼻试验阳性等。

2）认知与精神症状：皮质下痴呆，如计划力、判断力下降，近记忆力减退；精神行为异常，如易激惹、攻击性、幻觉等。

3）自主神经功能障碍：大小便失禁、直立性低血压等。

（四）处理原则

1. 立即脱离中毒现场：迅速将患者转移至空气新鲜、通风良好的地方，松解衣领、腰带，保持呼吸道通畅，注意保暖。

2. 纠正缺氧：给予高流量吸氧（8~10L/min），有条件者应尽快行高压氧治疗。高压氧治疗能加速 HbCO 解离，促进一氧化碳排出，是治疗急性一氧化碳中毒的特效方法，可有效减少迟发性脑病的发生。

3. 对症支持治疗：

1）对于昏迷患者，应保持呼吸道通畅，必要时行气管插管或气管切开，给予呼吸兴奋剂。

2）维持水、电解质及酸碱平衡。

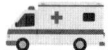

3）防治脑水肿，可使用甘露醇、糖皮质激素等药物。

4）促进脑细胞代谢，应用能量合剂、胞磷胆碱等药物。

5）对高热患者进行物理降温，必要时使用冬眠药物。

6）预防感染，合理使用抗生素。

（五）处理流程

急性一氧化碳中毒的处理流程见表5-1、图5-1。

表5-1　急性一氧化碳中毒的处理流程

流程	操作说明
现场急救	1. 脱离中毒环境：开窗通风。 2. 拨打120，保持呼吸通畅，心搏骤停的患者立即心肺复苏
院内急救	1. 评估：生命体征、意识状态。 2. 常规处置：吸氧、实验室检查，了解患者中毒程度及全身状况。 3. 高压氧治疗：根据病情尽快安排高压氧治疗，一般首次治疗时间应在中毒后6小时内，治疗次数根据中毒程度和患者恢复情况而定，通常为10~20次。 4. 对症支持治疗：针对患者出现的脑水肿、呼吸循环衰竭、高热等症状，给予相应的药物治疗和对症支持治疗。例如，给予甘露醇降低颅压，使用血管活性药物维持血压稳定，应用抗生素预防感染等
住院观察与治疗	对于中度及重度中毒患者，收入院进一步观察和治疗。继续给予高压氧治疗，营养神经、改善脑代谢等药物治疗，密切观察患者意识、精神状态、肢体活动等情况，预防迟发性脑病的发生。加强护理，防止压疮、肺部感染等并发症
康复治疗	对于有神经系统后遗症的患者，病情稳定后尽早进行康复治疗，包括物理治疗、作业治疗、言语治疗、认知训练等，促进神经功能恢复，提高患者生活质量

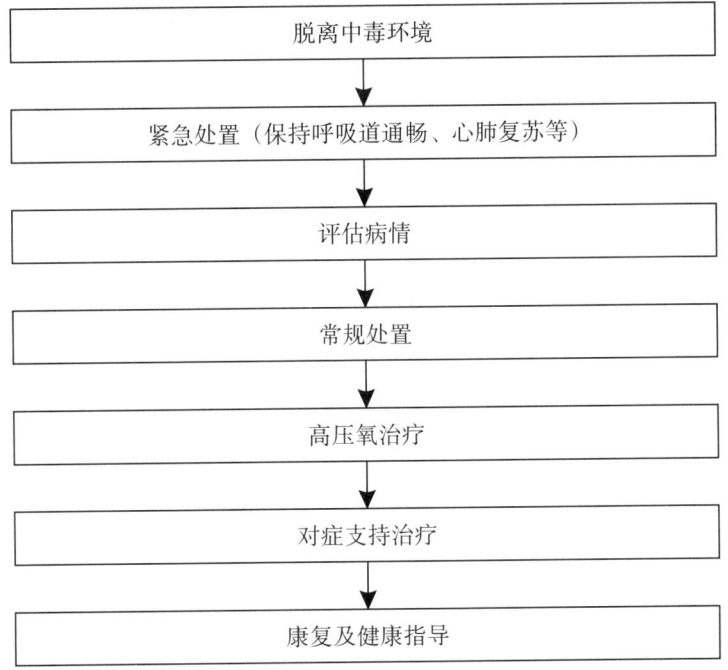

图 5-1　急性一氧化碳中毒的处理流程

二、急性硫化氢中毒

硫化氢是一种无色且带有刺鼻臭鸡蛋气味的剧毒气体，广泛存在于石油化工、污水处理、化粪池、下水道等场所。其中毒机制复杂，涉及线粒体呼吸链抑制、氧化应激、离子通道干扰及细胞凋亡等多个层面。在我国，硫化氢中毒是职业急性中毒的第二大原因，仅次于一氧化碳中毒，病情进展迅速，死亡率极高。

（一）接触途径

1. 职业接触。

1）化工行业：在化学工业中，如硫化染料、农药、医药等生产过程中，可能会使用或产生硫化氢。若生产设备密封不严、发生泄漏，或在检修设备时未采取适当防护措施，工作人员可能吸入硫化氢而中毒。

2）石油开采与炼制：石油开采过程中，原油中的硫化合物在高温高压条件下会分解产生硫化氢。石油炼制的脱硫工艺环节也会释放硫化氢气体。若通风不良或防护不当，工作人员易接触高浓度硫化氢而中毒。

3）污水处理：污水中含有大量有机物，在厌氧分解过程中会产生硫化氢。污

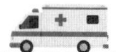

水处理厂工作人员在清理下水道、沉淀池、污水井等设施时，容易接触高浓度硫化氢气体而中毒。

4）造纸行业：在造纸的制浆过程中，使用的化学原料和工艺可能会产生硫化氢。工作人员在操作过程中，若防护措施不到位，可能发生中毒。

2. 生活接触。

1）沼气池清理：农村沼气池在发酵过程中会产生硫化氢等气体。进行沼气池清理、维修等作业时，若未提前通风换气，贸然进入沼气池，可能吸入高浓度硫化氢而中毒。

2）化粪池清理：城市和农村化粪池中，粪便等有机物分解会产生硫化氢。清理化粪池的工作人员若未遵守操作规程，未佩戴合适的防护装备，也容易发生中毒事故。

（二）中毒机制

1. 线粒体呼吸链抑制（核心中毒机制）。

硫化氢具有强亲电性，能与细胞色素氧化酶中的三价铁结合，使细胞色素氧化酶失活，阻断细胞内电子传递过程，导致细胞无法利用氧进行有氧代谢，引发细胞内窒息。特别是对氧气需求较高的脑组织和心肌组织，会迅速出现功能障碍。与一氧化碳抑制机制不同，硫化氢的抑制作用是不可逆的，需依赖细胞重新合成酶蛋白来恢复功能。

2. 氧化应激与自由基风暴。

硫化氢中毒时，体内会产生大量自由基，如超氧阴离子、羟自由基等。这些自由基具有强氧化性，会攻击细胞膜、蛋白质和核酸等生物大分子，导致细胞结构和功能破坏，进一步加重组织损伤。同时，自由基还会引发炎症反应，导致血管内皮细胞损伤、血管通透性增加，加重组织水肿和缺氧。

3. 干扰离子通道及细胞凋亡。

1）钾通道激活：硫化氢直接作用于磺酰脲受体 1（SUR1），使钾通道开放，导致细胞超极化，表现为心肌细胞动作电位缩短，出现心室颤动（ventricular fibrillation，VF），神经元突触传递抑制出现昏迷。

2）钙超载：线粒体通透性转换孔（mitochondrial permeability transition pore，MPTP）是横跨线粒体内外膜之间的非选择性高导电性通道。正常情况下，MPTP 限制性地允许小分子通过，调节线粒体内钙离子平衡和减少其内自由基的产生，维持

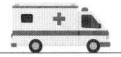

细胞的正常生理功能。急性硫化氢中毒时，由于缺氧、细胞能量代谢障碍等，会引起细胞内"钙超载"，诱发大量自由基生成，线粒体膜电位崩溃，MPTP 开放时间延长，导致细胞凋亡。

4. 对神经系统的作用。

1）直接刺激作用：硫化氢是一种具有强烈刺激性的气体，可直接刺激呼吸道黏膜和眼结膜，引起呼吸道黏膜充血、水肿，导致咳嗽、咽痛、胸闷等症状；刺激眼结膜可引起眼痛、流泪、畏光等症状。

2）中枢神经系统抑制：高浓度的硫化氢可直接作用于中枢神经系统，引起呼吸中枢和血管运动中枢麻痹。吸入高浓度硫化氢后，患者可迅速出现昏迷、呼吸抑制等症状，甚至在数秒内发生猝死。

（三）临床表现

硫化氢中毒症状的严重程度与吸入浓度和暴露时间相关。

1. 轻度中毒（硫化氢浓度在 10~50ppm）。

1）呼吸道刺激：咳嗽、咽痛、眼结膜充血、流泪。

2）神经系统症状：头痛、头晕、恶心、乏力。

3）特征性表现：呼出气体及衣物可带有臭鸡蛋味（但高浓度时因嗅觉麻痹可能无法察觉气味）。

2. 中度中毒（硫化氢浓度在 51~200ppm）。

1）呼吸系统：胸闷、气促、呼吸困难、肺水肿（咳粉红色泡沫样痰）。

2）神经系统：意识模糊、烦躁、步态不稳。

3）循环系统：心悸、血压下降、心律失常。

3. 重度中毒（硫化氢浓度大于 200ppm）。

1）闪电样昏迷：吸入极高浓度硫化氢时（大于 500ppm），因硫化氢可直接抑制脑干呼吸中枢，患者可能在数秒内昏迷、呼吸心搏骤停（电击样死亡）。

2）多器官衰竭：肺水肿、脑水肿、心肌损伤、急性肝肾功能损伤。

3）后遗症：幸存者可能出现神经精神症状（如记忆力减退、帕金森样震颤）。

（四）处理原则

早期脱离毒源和氧疗是生存关键。

1. 立即脱离毒源。迅速将患者转移至空气新鲜处，脱去污染衣物，注意救援人

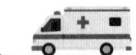
员需佩戴防护装备（如防毒面具），避免二次中毒。

2. 纠正缺氧。立即给予高流量纯氧（10~15L/min），有条件者尽早使用高压氧治疗，可加速硫化氢排出、减轻组织损伤，必要时采用气管插管与机械通气。

3. 解毒剂应用。目前尚无特异性解毒剂。

1）亚硝酸钠：通过生成高铁血红蛋白竞争性结合硫化氢，减轻细胞毒性（但亚硝酸钠本身可导致组织缺氧，需在权衡风险-收益比后并在医生指导下使用）。

2）4-二甲氨基苯酚（4-DMAP）：替代亚硝酸钠，起效快、不良反应少。

3）羟钴胺（维生素 B_{12}）：硫化氢和氰化物有类似的毒性作用，即 COX 的强抑制剂，羟钴胺作为新的抗氰解毒剂的临床应用研究十分活跃，其与 CN-结合生成无毒的氰钴胺素，能快速降低血浆乳酸浓度及血 CN-浓度，有效减轻症状，降低死亡率。

4）纳洛酮：是目前较为理想的内啡肽拮抗剂，临床上用于防治硫化氢等窒息性气体中毒性脑水肿，取得较好疗效。

4. 对症支持治疗。

1）呼吸支持：对呼吸衰竭者行气管插管、机械通气；肺水肿者给予糖皮质激素、利尿剂。

2）循环支持：纠正休克、维持血压，使用血管活性药物。

3）脑保护：甘露醇降颅压、冰帽物理降温、神经节苷脂等脑细胞代谢药物。

5. 防治并发症。监测并处理多器官衰竭（如急性肾损伤行血液透析）。

（五）处理流程

急性硫化氢中毒的处理流程见表5-2、图5-2。

表5-2　急性硫化氢中毒的处理流程

流程	操作说明
现场急救	1. 救援人员做好自身防护（防毒面具、防护服）。 2. 迅速将患者移至通风处，解开衣领，清除口鼻分泌物。 3. 若呼吸心搏骤停，立即进行心肺复苏，同时呼叫急救转运至有条件的医院

续表

流程	操作说明
院内急救	1. 评估与监测：快速评估生命体征、意识状态，监测血氧、心电图、血气分析、血乳酸等。 2. 解毒治疗：立即吸纯氧，重度中毒者高压氧治疗（每天 1~2 次，疗程视病情而定）。根据指征使用亚硝酸钠或 4-DMAP。 3. 对症支持治疗。 1）肺水肿：甲泼尼龙 80~120mg 静脉滴注，呋塞米 20~40mg 静脉推注。 2）脑水肿：20% 甘露醇 125mL 快速静脉滴注，每 6~8 小时一次。 3）纠正酸中毒：5% 碳酸氢钠静脉滴注
住院治疗	1. 重症患者转入 ICU，持续监测生命体征、器官功能。 2. 继续高压氧治疗（10~20 次为一个疗程）。 3. 康复期进行神经功能评估，早期介入康复训练

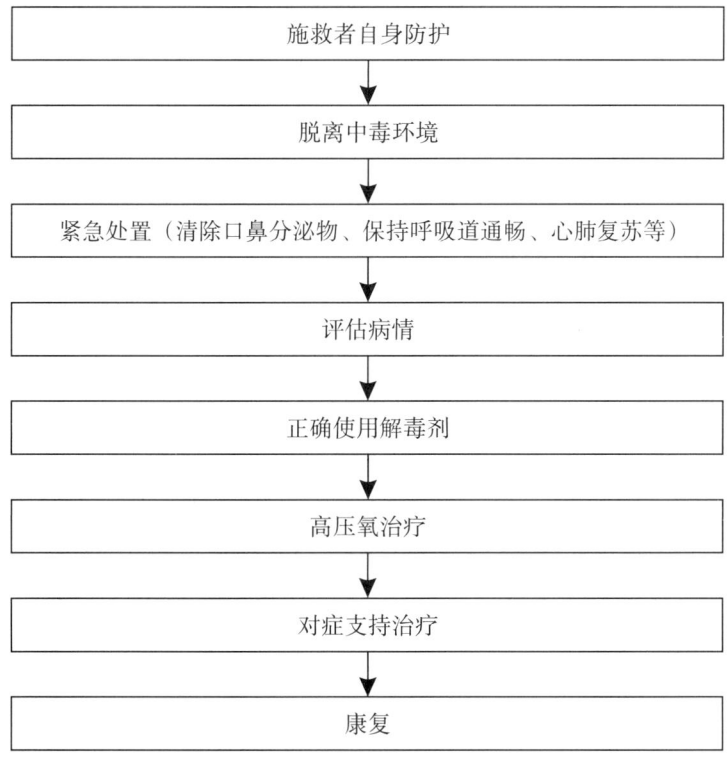

图 5-2　急性硫化氢中毒的处理流程

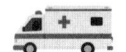

三、急性砷化氢中毒

砷化氢是一种具有强烈溶血作用的剧毒气体，常见于金属冶炼、矿石酸洗、半导体制造等工业环境中，纯净状态下的砷化氢无色无味，当其与空气中的氧气接触后氧化会产生轻微的大蒜臭味。其毒性主要为血管内溶血和急性肾损害。

（一）接触途径

1. 职业接触。

1) 冶金工业：在有色金属矿石的冶炼过程中，如铅、铜、锌等矿石中常含有砷化物。当矿石在高温下被还原时，如果有氢气产生，砷化物就可能与氢气反应生成砷化氢。例如在铅锌矿的冶炼中，工作人员在炉前操作、矿石粉碎、焙烧等环节，若防护不当，就可能吸入砷化氢导致中毒。

2) 化工行业：在一些化工生产过程中，如生产含砷的化合物（如砷酸、亚砷酸盐等），或者使用砷化物作为催化剂时，若发生化学反应产生氢气，就可能同时生成砷化氢。比如在某些有机合成反应中，使用含砷催化剂，反应体系中产生的氢气与砷化物作用，导致砷化氢的生成和泄漏，使现场工作人员接触中毒。

3) 电子工业：在电子芯片制造等领域，会使用一些含砷的材料。在材料的加工、处理过程中，如果工艺控制不当或设备密封不严，可能会有砷化氢气体逸出。例如在半导体材料的气相沉积过程中，若反应条件不稳定，就可能产生砷化氢并释放到工作环境中导致中毒。

2. 非职业接触。

1) 意外事故：在一些非法炼金、土法炼矿等活动中，由于缺乏必要的安全措施和专业知识，在使用含砷矿石进行简单提炼时，容易产生砷化氢。例如一些私人小作坊在进行土法炼铜时，将含砷的矿石与酸等物质混合加热，可能会意外生成砷化氢并导致中毒。

2) 环境污染：当含砷的废弃物在自然环境中受到微生物作用或与其他物质发生化学反应时，可能会产生砷化氢。如果周围居民居住在这些污染源附近，且环境通风不良，就有可能吸入砷化氢而中毒。比如在一些废弃的砷矿渣堆附近，由于雨水冲刷、微生物分解等作用，砷化物转化为砷化氢，影响周边居民健康。

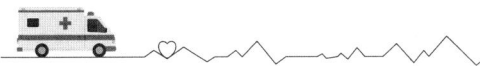

（二）中毒机制

1. 溶血作用。

1）与血红蛋白结合：砷化氢进入人体后，可迅速与血红蛋白的血红素铁结合，形成砷-血红蛋白复合物（As-Hb）。这种复合物会使红细胞膜的稳定性遭到破坏，导致红细胞膜的通透性增加，变性的血红蛋白失去携氧能力，引发组织缺氧。

2）氧化应激反应：砷化氢还能促使红细胞内产生大量的活性氧物质（如超氧阴离子、过氧化氢等），引发氧化应激反应。这些活性氧物质会攻击红细胞膜上的脂质、蛋白质等成分，使膜结构受损，进一步加重红细胞膜的破坏。

3）导致红细胞破裂：由于红细胞膜的损伤和通透性改变，细胞内的渗透压失衡，水分进入细胞内，红细胞肿胀、破裂，发生溶血。大量红细胞破裂后，游离的血红蛋白和钾离子释放到血液中，导致高钾血症和急性肾损伤，可引起一系列的病理生理变化，如血红蛋白血症、血红蛋白尿等。

2. 对组织器官的损害。

1）肾损伤：溶血产生的大量血红蛋白经过肾排出时，可在肾小管内形成管型，阻塞肾小管，导致肾小管上皮细胞缺血、缺氧，进而发生坏死。同时，砷化氢及其代谢产物本身也对肾有直接的毒性作用，可损害肾的滤过和重吸收功能，引起急性肾衰竭。

2）肝损伤：砷化氢可影响肝的代谢和解毒功能。它会干扰肝细胞内的酶系统，抑制细胞的正常代谢过程，导致肝细胞损伤和肝功能异常。患者可能出现黄疸、肝功能指标异常等表现。

3）心血管系统损害：大量溶血导致的贫血、低血压及砷化氢对心肌细胞的直接毒性作用，可引起心血管系统功能障碍。患者可能出现心悸、胸闷、心律失常等症状，严重时可导致心力衰竭。

4）神经系统损害：砷化氢中毒可影响神经系统的正常功能。它可能干扰神经细胞的代谢和信号传导，导致神经细胞损伤。患者可出现头痛、头晕、乏力、烦躁不安、抽搐甚至昏迷等神经系统症状。

（三）临床表现

中毒症状通常在吸入后数分钟至数小时内出现，严重程度与暴露浓度和时间相关。

1. 轻度中毒（砷化氢浓度不大于 0.5ppm）。

1）全身症状：头痛、乏力、恶心、呕吐、腹痛。

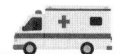

2）呼吸系统：咳嗽、胸闷、轻度呼吸困难。

3）尿液异常：尿色加深（隐血阳性），尿量减少。

2. 中度中毒（砷化氢浓度 0.5~5.0ppm）。

1）溶血表现：皮肤黏膜苍白、黄疸（巩膜黄染），尿液呈酱油色（血红蛋白尿）。

2）循环系统：心悸、血压下降、心动过速。

3）肾脏损伤：少尿或无尿，血肌酐、尿素氮升高。

3. 重度中毒（砷化氢浓度大于 5ppm）。

1）急性肾衰竭：无尿、电解质平衡失调（高钾血症）、代谢性酸中毒。

2）多器官衰竭：呼吸衰竭、肝损伤（转氨酶升高）、心肌损害（心律失常）。

3）神经系统：意识模糊、抽搐、昏迷，甚至死亡（严重溶血和肾衰竭可在24~48小时内导致患者死亡）。

（四）处理原则

1. 立即脱离毒源。迅速将患者转移至空气新鲜处，脱去污染衣物，救援人员需佩戴防护装备（防毒面具、手套），避免直接接触。

2. 纠正缺氧与溶血。

1）高流量吸氧：立即给予纯氧（10~15L/min），纠正组织缺氧，必要时采用气管插管与机械通气。

2）碱化尿液：静脉输注 5%碳酸氢钠溶液，维持尿液 pH 值大于7.5，减少血红蛋白在肾小管沉积。

3. 解毒剂的应用。

1）二巯基丙磺酸钠（DMPS）：首选螯合剂，肌内或静脉注射，与 As^{3+} 结合形成水溶性复合物，经尿液排出。

2）二巯丁二酸（DMSA）：口服替代方案，适用于慢性中毒患者。

4. 血液净化治疗。

1）换血疗法：重度溶血者需紧急换血，可输注洗涤红细胞（避免含游离血红蛋白的血浆），清除游离血红蛋白和砷化氢代谢产物。

2）血液透析/血浆置换：用于急性肾衰竭患者，纠正电解质平衡失调，清除毒素。

5. 对症支持治疗。

1）保护肝肾功能：限制液体入量，避免肾小管进一步损伤；必要时使用利尿剂（呋塞米）；保肝制剂如 N-乙酰半胱氨酸、还原型谷胱甘肽等。

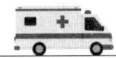

2）抗氧化治疗：大剂量维生素 C、谷胱甘肽静脉滴注，减轻氧化应激损伤。

3）糖皮质激素：地塞米松 10~20mg 静脉滴注，抑制溶血反应和炎症。

6. 防治并发症。监测血钾、肌酐、血红蛋白水平，及时处理高钾血症（葡萄糖酸钙、胰岛素+葡萄糖）。

（五）处理流程

急性砷化氢中毒的处理流程见表5-3、图5-3。

表5-3　急性砷化氢中毒的处理流程

流程	操作说明
现场急救	1. 救援人员做好自身防护（戴防毒面具，穿防护服）。 2. 迅速将患者移至通风处，解开衣领，保持呼吸道畅通，吸氧（有条件者使用面罩高流量吸氧）。 3. 若呼吸心搏骤停，立即进行心肺复苏，同时呼叫急救转运至有条件的医院
院内急救	1. 评估与监测：急查血常规（贫血、网织红细胞计数升高）、肾功能（肌酐、尿素氮）、电解质（血钾）、尿常规（血红蛋白尿）、血气分析、凝血功能、肝功能等。 2. 紧急治疗： 1）静脉输注碳酸氢钠（首剂 100~200mL，根据尿 pH 值调整）。 2）输注 20% 甘露醇（125mL）或呋塞米（20~40mg）利尿。 3）重度中毒者立即联系血液净化中心准备换血或血液透析。 4）二巯基丙磺酸钠（5mg/kg）：肌内注射或静脉注射，每 6 小时一次，连用 3~5 天
住院治疗	1. 血液净化： 1）换血疗法。每次换血量 2000~3000mL，必要时重复。 2）血液透析。每天一次，直至肾功能恢复。 2. 对症支持治疗： 1）维持水电解质平衡，纠正酸中毒。 2）输注洗涤红细胞纠正贫血。 3）必要时输注新鲜冰冻血浆（非常规方案，仅作为患者出现凝血功能障碍或低蛋白血症的辅助治疗手段，若需扩容可直接选择人血白蛋白）。 4）应用糖皮质激素（地塞米松）3~5 天，逐渐减量
康复与随访	1. 监测肾功能恢复情况，出院后定期复查尿常规、肾功能。 2. 神经功能评估，预防慢性肾损伤后遗症

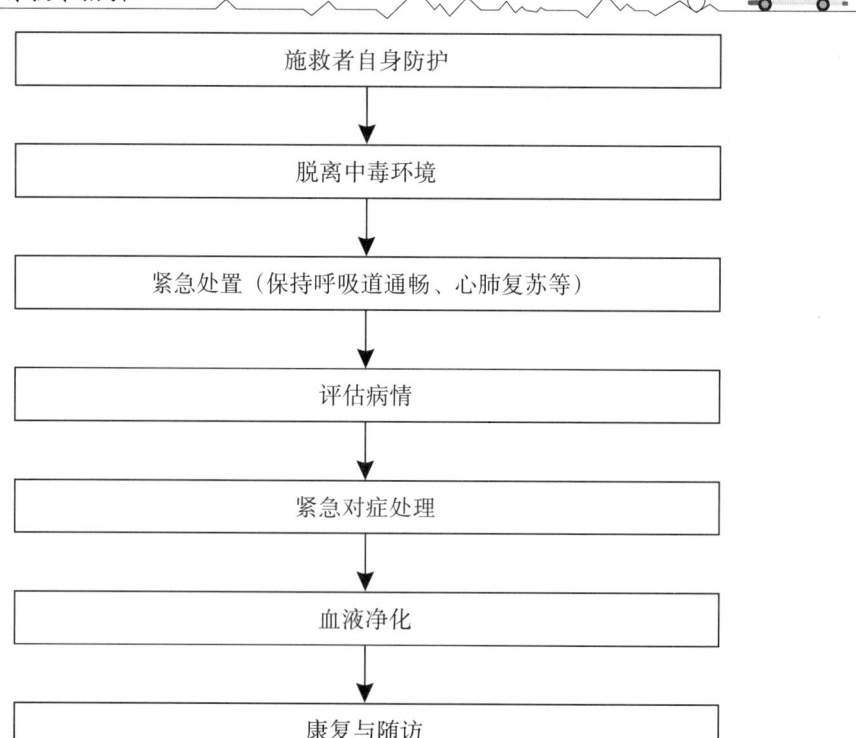

图 5-3　急性砷化氢中毒的处理流程

四、急性氯气中毒

氯气是一种具有强烈刺激性气味的黄绿色剧毒气体，广泛应用于化工、水处理和消毒等多个领域。急性氯气中毒指在短时间内吸入高浓度氯气后，主要引起呼吸系统损害的疾病，严重时可导致化学性肺炎、肺水肿、急性呼吸窘迫综合征（acute respiratory distress syndrome，ARDS），甚至猝死。

（一）接触途径

1. 职业接触。

1）化工行业：氯气作为重要的化工原料，在生产塑料（如聚氯乙烯）、漂白剂、消毒剂和农药等产品中扮演关键角色。在氯气的生产、储存、运输和使用过程中，若设备密封不严或发生泄漏，或在设备检修、清洗等操作时防护不当，工作人员可能会吸入大量氯气而中毒。例如，在氯碱工业中，电解食盐水产生氯气，若电解槽、管道等设备出现故障，氯气泄漏，现场工作人员将面临直接风险。

2）自来水消毒：自来水厂通常采用氯气对水进行消毒处理。在加氯过程中，

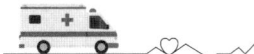

若设备出现故障，如阀门损坏、管道破裂等，氯气可能泄漏到周围环境中。负责加氯操作的工作人员以及周边环境中的人员都有可能因接触泄漏的氯气而中毒。

3）造纸和纺织行业：氯气用于纸张的漂白和织物的处理。在这些生产环节中，若氯气的使用和管理不当，如通风系统故障、防护措施不足等，工作人员可能暴露于氯气环境中，引发中毒。

2. 非职业接触。

1）意外事故：运输氯气的槽罐车、火车等在运输过程中发生交通事故，如碰撞、翻车等，可能导致氯气罐破裂，氯气大量泄漏。周边居民、救援人员等可能因吸入泄漏的氯气而中毒。例如，曾有槽罐车在高速公路上侧翻，氯气泄漏导致周边村庄多人中毒的事件。

2）不当使用含氯清洁剂：在日常生活中，一些人可能将含氯清洁剂（如84消毒液）与其他酸性清洁剂混合使用，这会引发化学反应产生氯气。若在通风不良的室内环境中进行此类操作，室内氯气浓度可能迅速升高，导致使用者中毒。

（二）中毒机制

1. 对呼吸道黏膜的刺激和腐蚀作用。

1）与水反应生成酸：氯气是一种强刺激性气体，易溶于水。吸入后，氯气与呼吸道黏膜表面的水分反应，生成盐酸和次氯酸。盐酸的强酸性会对呼吸道黏膜产生刺激和腐蚀，导致黏膜充血、水肿，分泌大量黏液。

2）破坏呼吸道结构：次氯酸具有强氧化性，能进一步破坏呼吸道黏膜的细胞结构和功能，损伤呼吸道的纤毛上皮细胞和杯状细胞，降低呼吸道的防御功能。同时，次氯酸还能与组织中的蛋白质结合，形成氮-氯化合物，引起组织变性和坏死。随着病情发展，可导致呼吸道黏膜坏死、脱落，形成假膜，阻塞呼吸道，严重影响通气功能。

2. 对肺泡的损伤。

1）增加肺泡毛细血管通透性：高浓度氯气可直接损伤肺泡上皮细胞和毛细血管内皮细胞，使肺泡-毛细血管膜的通透性增加。血浆成分渗出到肺泡和间质中，导致肺水肿。肺水肿会减少气体交换面积，增加气体弥散距离，严重影响氧气和二氧化碳的交换，引起低氧血症和高碳酸血症。

2）破坏肺泡表面活性物质：氯气还能破坏肺泡表面活性物质，使肺泡表面张力增加，导致肺泡萎陷。肺泡萎陷进一步加重了通气和换气功能障碍，使患者出现呼吸困难、发绀等症状。

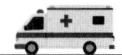

3. 对神经系统的影响。

1）直接毒性作用：氯气及其代谢产物可通过血液循环到达中枢神经系统，对神经细胞产生直接的毒性作用。它可干扰神经细胞的代谢过程，影响神经递质的合成、释放和传递，导致神经系统功能紊乱。患者可能出现头痛、头晕、乏力、烦躁不安、抽搐、昏迷等症状。

2）缺氧性损伤：氯气中毒导致的肺水肿和通气功能障碍会引起机体严重缺氧。缺氧会进一步加重神经系统的损伤，导致脑水肿等并发症，使患者的病情更加严重。

（三）临床表现

中毒症状的严重程度与吸入浓度和暴露时间密切相关。

1. 刺激反应。

1）患者表现为流泪、咳嗽、咽痛、胸闷等。

2）影像学检查无异常或轻度支气管炎。

2. 轻度中毒。

1）呼吸道刺激：眼结膜充血、流泪、咽痛、咳嗽加重、少量咳痰、胸闷等。

2）全身症状：头晕、恶心、乏力。

3）影像学检查显示支气管炎或局限性肺纹理增粗。

3. 中度中毒。

1）呼吸系统症状：持续性咳嗽、咳痰（白色或粉红色泡沫样痰）、呼吸困难、胸痛。

2）消化系统症状：腹痛、呕吐。

3）体征：肺部听诊可闻及湿啰音，可能出现轻度发绀。

4）影像学检查显示化学性肺炎或间质性肺水肿。

4. 重度中毒。

1）急性肺水肿：严重呼吸困难、端坐呼吸、咳大量粉红色泡沫样痰。

2）急性呼吸窘迫综合征：顽固性低氧血症、呼吸窘迫、双肺广泛渗出性病变。

3）多器官衰竭：休克、昏迷、心肌损伤、肝肾衰竭。

4）猝死风险：极高浓度氯气吸入可致喉头痉挛或反射性呼吸骤停（闪电型死亡）。

（四）处理原则

1. 立即脱离毒源。迅速将患者转移至空气新鲜处，脱去污染衣物，清洗暴露皮肤（流水冲洗至少 15 分钟）。救援人员需佩戴防毒面具、防护眼镜及手套。

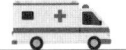

2. 纠正缺氧。立即给予高流量吸氧（6~10L/min），必要时行无创通气或气管插管机械通气。

3. 控制肺水肿。

1）糖皮质激素：早期足量应用（如甲泼尼龙80~120mg静脉滴注），减轻炎症反应。

2）利尿剂：呋塞米20~40mg静脉推注，减少肺内渗出（需避免过度利尿导致血容量不足）。

4. 对症支持治疗。

1）支气管解痉：沙丁胺醇雾化吸入或氨茶碱静脉滴注，缓解支气管痉挛。

2）防治感染：合理使用抗生素（如二代头孢），预防继发细菌感染。

3）镇静与镇痛：慎用吗啡（可能抑制呼吸），必要时选用非呼吸抑制类药物。

5. 血液净化：重症合并多器官衰竭者，可行连续性肾替代治疗（continuous renal replacement therapy，CRRT）清除炎性介质，维持内环境稳定。

6. 防治并发症：警惕迟发性肺水肿、呼吸道狭窄及继发肺部炎症。

（五）处理流程

急性氯气中毒的处理流程见表5-4、图5-4。

表5-4 急性氯气中毒的处理流程

流程	操作说明
现场急救	1. 救援人员做好自身防护（戴防毒面具、手套，穿防护服）。 2. 迅速将患者移至通风处，解开衣领，保持呼吸道畅通，吸氧（有条件者使用面罩或高流量吸氧）。 3. 若呼吸心搏骤停，立即进行心肺复苏，同时呼叫急救转运至有条件的医院
院内急救	1. 评估与监测： 1）监测生命体征（呼吸、心率、血氧饱和度）、血气分析、胸部X线/CT（评估肺水肿程度）。 2）急查血常规、电解质、肝肾功能、凝血功能。 2. 紧急治疗： 1）高流量吸氧或机械通气（急性呼吸窘迫综合征患者采用小潮气量肺保护性通气策略）。 2）甲泼尼龙80~120mg静脉滴注，每6~8小时重复一次（根据病情调整）。 3）雾化吸入沙丁胺醇+布地奈德，缓解呼吸道痉挛

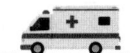

续表

流程	操作说明
住院治疗	1. ICU 监护：重度中毒患者转入 ICU，持续监测呼吸、循环及器官功能。 2. 呼吸支持：急性呼吸窘迫综合征患者需俯卧位通气或高频振荡通气（high frequency oscillatory ventilation，HFOV）。 3. 血液净化：合并急性肾衰竭或多器官衰竭者，行 CRRT
康复与随访	1. 出院后定期复查肺功能（警惕迟发性阻塞性肺疾病）。 2. 对有肺纤维化倾向者，进行长期氧疗或康复训练
简要流程图	救援人员自身防护→脱离中毒环境→紧急处置（保持呼吸道通畅、心肺复苏等）→评估病情、中毒情况→紧急对症处理→住院期间的处理→康复与随访

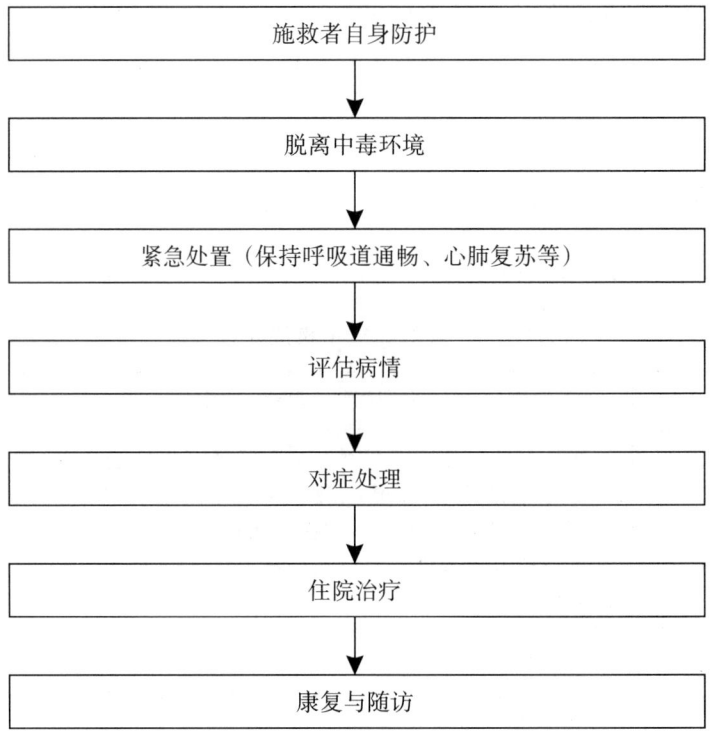

图 5-4　急性氯气中毒的处理流程

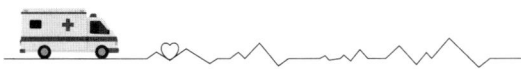

第二节　刺激性气体中毒

刺激性气体可以气体、烟雾等形式侵入机体，对人的眼睛、皮肤特别是对呼吸道黏膜具有刺激作用，并直接导致呼吸系统结构损伤及急性功能障碍。

一、急性氨气中毒

氨气是一种无色、具有强烈辛辣刺激性气味的气体，易溶于水生成碱性腐蚀性液体（氢氧化铵）。氨气常见于制冷剂泄漏、化肥生产、化粪池清理等场景。

（一）接触途径

1. 呼吸道吸入：氨气中毒最常见的途径。在工业生产中，如化肥制造、石油精炼、合成纤维等行业，若发生氨气泄漏，高浓度氨气会迅速弥漫在空气中，工作人员吸入后可导致中毒。在日常生活中，如储存和使用含氨清洁剂时，若通风不良，也可能吸入氨气导致中毒。

2. 皮肤/黏膜接触：氨气具有强烈的刺激性和腐蚀性，当皮肤直接接触液氨或高浓度氨气时，可引起皮肤灼伤。例如在液氨的储存、运输过程中，若发生泄漏，人体皮肤接触液氨，会造成严重的冻伤和化学灼伤。眼睛黏膜较为敏感，氨气刺激可引起眼部损伤。在氨气泄漏的环境中，氨气可直接刺激眼睛，导致眼结膜充血、水肿、疼痛、流泪等症状，严重时可导致角膜损伤，甚至失明。

（二）中毒机制

1. 对呼吸道的刺激和腐蚀作用：氨气是一种碱性气体，易溶于水。当氨气吸入呼吸道后，会与呼吸道黏膜表面的水分结合形成氢氧化铵（NH_4OH），呈碱性。这种碱性物质会对呼吸道黏膜产生强烈的刺激和腐蚀作用，使呼吸道黏膜充血、水肿、

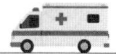

分泌物增多，导致呼吸道狭窄和通气功能障碍。严重时可引起喉头水肿、痉挛，导致窒息。

2. 对肺泡的损伤：高浓度氨气可深入肺泡，破坏肺泡表面活性物质，使肺泡表面张力增加，导致肺泡萎陷。同时，氨气还可引起肺泡毛细血管通透性增加，使血浆渗出到肺泡和间质，引起肺水肿，进一步影响气体交换，导致缺氧和二氧化碳潴留。

3. 对神经系统的影响：氨气可通过呼吸道黏膜吸收进入血液循环，到达中枢神经系统。它可干扰神经细胞的代谢过程，影响神经递质的合成、释放和传递，导致神经系统功能紊乱。患者可出现头痛、头晕、乏力、烦躁不安、抽搐、昏迷等症状。

4. 对皮肤和眼睛的损伤：皮肤接触液氨或高浓度氨气后，液氨的低温可导致皮肤冻伤，而氨气形成的氨水会腐蚀皮肤，引起皮肤化学灼伤。眼睛接触氨气后，氨水可破坏眼组织的结构和功能，导致角膜上皮脱落、角膜溃疡、虹膜炎等病变，严重影响视力。

（三）临床表现

中毒症状的严重程度与氨气浓度、暴露时间及接触途径（吸入、皮肤/眼接触）相关。

1. 吸入中毒。

1）轻度中毒：

（1）眼结膜充血、流泪、咽痛、咳嗽、胸闷。

（2）头晕、恶心、嗅觉短暂丧失（因嗅觉神经麻痹）。

2）中度中毒：

（1）持续性咳嗽、声音嘶哑、呼吸困难。

（2）肺部听诊可闻及干湿啰音，胸部 X 线片显示支气管炎或肺炎。

3）重度中毒：

（1）喉头水肿、窒息、发绀、咳粉红色泡沫样痰（肺水肿）。

（2）意识模糊、休克、多器官衰竭（如肝肾损伤）。

2. 皮肤/眼接触中毒。

1）皮肤灼伤：红斑、水疱、坏死，伴有剧烈疼痛。

2）眼损伤：角膜溃疡、结膜水肿、视物模糊，严重者可失明。

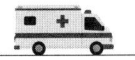

（四）处理原则

1. 立即脱离毒源。

1）迅速将患者转移至空气新鲜处，脱去污染衣物。

2）救援人员需佩戴防毒面具、防护眼镜及橡胶手套，避免直接接触。

2. 清洗与解毒。

1）皮肤接触：立即用大量流水冲洗至少 15 分钟，随后用 2% 硼酸或醋酸溶液湿敷中和碱性残留。

2）眼接触：用生理盐水或流水持续冲洗 15~20 分钟，后转眼科专科处理。

3. 纠正缺氧与呼吸支持。

1）高流量吸氧（6~10L/min），喉头水肿致呼吸困难者需紧急气管插管或气管切开。

2）支气管痉挛者雾化吸入沙丁胺醇+布地奈德。

4. 控制炎症与并发症。

1）糖皮质激素：甲泼尼龙 80~120mg 静脉滴注，每 6~8 小时一次，减轻呼吸道水肿和肺损伤。

2）防治感染：使用广谱抗生素（如头孢曲松）预防继发细菌感染。

3）镇痛与镇静：皮肤灼伤剧痛者可予吗啡（无呼吸抑制风险时），躁动者慎用镇静剂。

5. 对症支持治疗。

1）维持水电解质平衡，纠正休克（补液、血管活性药物如多巴胺）。

2）监测肝肾功能，必要时行血液净化治疗（如 CRRT）。

（五）处理流程

急性氨气中毒的处理流程见表 5-5。

表 5-5　急性氨气中毒的处理流程

流程	操作说明
现场急救	1. 救援人员穿戴防护装备，迅速将患者移至通风处。 2. 皮肤/眼接触者立即冲洗，吸入中毒者保持呼吸道通畅，吸氧。 3. 呼吸心搏骤停者立即进行心肺复苏

续表

流程	操作说明
院内急救	1. 评估与监测： 1）血气分析（评估缺氧及酸碱平衡失调）、胸部 CT（排查肺水肿、呼吸道损伤）。 2）血常规、肝肾功能、电解质、凝血功能。 2. 紧急治疗： 1）雾化吸入支气管解痉剂（沙丁胺醇 2.5mg+布地奈德 1mg）。 2）静脉输注甲泼尼龙，首剂 80~120mg。 3）皮肤灼伤清创后外用磺胺嘧啶银乳膏，预防感染
住院治疗	1. 重症监护：转入 ICU，持续监测呼吸、循环及器官功能。 2. 呼吸管理：机械通气采用肺保护性策略（小潮气量、适当呼气末正压）。 3. 血液净化：合并急性肾衰竭或多器官衰竭者行 CRRT
康复与随访	1. 出院后定期复查肺功能（警惕阻塞性肺疾病、肺纤维化）。 2. 皮肤瘢痕挛缩者行康复治疗或整形手术。 3. 长期随访眼损伤患者视力变化

二、急性二氧化硫中毒

二氧化硫（SO_2）是一种无色、具有强烈刺激性的有毒气体，易于溶解于水。该气体在工业生产中广泛应用，如制造硫酸、造纸、食品防腐，自然界火山喷发等过程中也会产生二氧化硫。二氧化硫与呼吸道黏膜表面的水分反应，形成亚硫酸和硫酸，对呼吸道和眼结膜产生剧烈的刺激和腐蚀作用，从而引发一系列病理生理变化和临床症状。

（一）接触途径

1. 职业接触。

1）化工行业：二氧化硫是许多化工产品生产过程中的关键原料或中间产物。例如，在硫酸的制造过程中，硫铁矿或硫黄燃烧会产生二氧化硫，随后通过一系列化学反应转化为硫酸。在这一过程中，如果设备密封不严或通风不良，工作人员在焙烧炉、转化器等设备附近操作时，可能吸入大量二氧化硫。此外，在生产亚硫酸盐、保险粉等含硫化合物的过程中，也会涉及二氧化硫的使用和产生，增加了工作人员接触的风险。

2）冶金行业：金属矿石中通常含有硫元素，在冶炼过程中，矿石中的硫会转化为二氧化硫释放出来。例如，在铜、铅、锌等有色金属的冶炼中，矿石在高温下熔炼，会产生大量的二氧化硫烟气。如果冶炼厂的废气处理系统不完善，或者工作人员在炉前操作、检修设备时防护不当，就容易接触高浓度的二氧化硫，导致中毒。

3）造纸行业：在造纸工业中，二氧化硫常用于纸浆的漂白和木质素的去除。在纸浆的蒸煮和漂白过程中，会使用二氧化硫或亚硫酸盐溶液。工作人员在操作这些工序时，如调配溶液、维护设备等，如果没有采取有效的防护措施，可能吸入二氧化硫气体。

2. 非职业接触。

1）含硫燃料燃烧：在日常生活中，使用含硫的煤炭、石油等燃料进行取暖、做饭等活动时，燃料燃烧会产生二氧化硫。特别是在一些使用老式煤炉取暖且通风条件较差的家庭中，室内二氧化硫浓度可能会升高。此外，一些小型餐馆、小吃摊使用煤炭或木炭进行烹饪，如果厨房通风不良，也会使工作人员和顾客暴露在含有二氧化硫的环境中，导致中毒。

2）火灾事故：火灾发生时，含硫物质的燃烧会释放出二氧化硫。在火灾现场附近的居民、消防员等人员可能吸入含有二氧化硫的烟雾，从而导致中毒。

3）烟花爆竹中含有硫黄等成分，燃放时会产生二氧化硫等有害气体。在春节等节日期间，大量燃放烟花爆竹会使局部地区的二氧化硫浓度显著升高，对周围居民的健康造成影响。

（二）中毒机制

1. 对呼吸道黏膜的刺激作用：与急性氨气中毒相似。

2. 对肺泡的损伤：与急性氨气中毒相似。

3. 对神经系统的影响：与急性氨气中毒相似。

4. 对免疫系统的影响：长期接触二氧化硫可抑制机体的免疫系统功能，影响免疫细胞的活性和功能，降低机体对病原体的抵抗力，使人体更容易受到感染性疾病的侵袭。同时，免疫系统功能紊乱还可能与一些慢性疾病的发生发展有关。

（三）临床表现

1. 轻度中毒：主要表现为眼和上呼吸道刺激症状，如畏光、流泪、眼刺痛、异

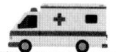

物感、流涕、鼻塞、咽痛、声音嘶哑、咳嗽、胸闷等，同时可能伴有头痛、头晕、乏力等全身症状。检查可见眼结膜、鼻黏膜及咽喉部充血水肿。

2. 中度中毒：上述症状会进一步加重，出现频繁咳嗽、咳痰、胸闷、气短等，可伴有轻度发绀。肺部可闻及干、湿啰音，胸部 X 线片表现为肺纹理增粗、紊乱，边缘模糊等支气管或支气管周围炎征象。

3. 重度中毒：可出现肺水肿，表现为剧烈咳嗽、咳大量白色或粉红色泡沫样痰、呼吸困难、明显发绀等。患者烦躁不安、端坐呼吸，双肺满布湿啰音。严重者可因喉头水肿或痉挛、支气管痉挛而导致窒息，也可因呼吸循环衰竭而死亡。部分患者还可能出现昏迷、休克、呼吸抑制等严重情况。

（四）处理原则

1. 现场急救原则。

1）迅速脱离中毒环境：立即将患者转移至空气新鲜处，解开衣领、腰带，保持呼吸道通畅，注意保暖。

2）维持生命体征：密切观察患者的呼吸、心率、意识等生命体征，若出现呼吸心搏骤停，应立即进行心肺复苏。

2. 院内治疗原则。

1）纠正缺氧：给予吸氧，根据病情选择合适的吸氧方式，如鼻导管吸氧、面罩吸氧等。严重缺氧或出现呼吸衰竭者，应及时进行机械通气治疗。

2）防治肺水肿：早期、足量、短程应用糖皮质激素，以减轻呼吸道黏膜水肿和炎症反应，预防和治疗肺水肿。同时，限制液体入量，合理使用利尿剂，以减轻肺水肿。

3）对症支持治疗：根据患者的症状进行相应的对症支持治疗，如止咳、化痰、平喘、镇静等。维持水、电解质和酸碱平衡，加强营养支持，预防感染等并发症的发生。

（五）处理流程

急性二氧化硫中毒的处理流程见表5-6、图5-5。

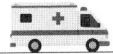

表5-6　急性二氧化硫中毒的处理流程

流程	操作说明
现场急救	1. 脱离中毒现场：救援人员应佩戴合适的防护装备，迅速将患者转移至通风良好的安全地带。 2. 评估生命体征：检查患者的呼吸、心率、意识等情况，若呼吸心搏骤停，立即进行心肺复苏。 3. 眼部冲洗：若患者眼部有接触二氧化硫，应立即用大量流水或生理盐水冲洗眼睛，至少冲洗15分钟，冲洗时要确保眼睑翻开，眼球转动，以彻底清除眼部的毒物。 4. 呼吸道处理：保持患者呼吸道通畅，若有痰液或呕吐物，应及时清除。对于有呼吸困难的患者，可给予吸氧。 5. 转运至医院：在现场进行初步处理后，应尽快将患者转运至附近有救治能力的医院。转运过程中要密切观察患者的病情变化，确保生命体征稳定
院内急救	1. 急诊评估：患者到达医院后，急诊科医生会迅速对患者进行全面评估，包括生命体征、中毒症状的严重程度等，完善相关检查，如血常规、血气分析、胸部X线检查或CT等，以明确诊断和病情严重程度。 2. 紧急处理：根据患者的病情进行紧急处理，如吸氧、建立静脉通道、应用糖皮质激素等。对于出现肺水肿的患者，应采取半卧位或坐位，双腿下垂，以减少回心血量，减轻肺水肿
住院治疗	病情较重的患者需收入ICU或呼吸内科病房进一步治疗。在住院期间，医生会根据患者的病情变化调整治疗方案，密切观察患者的生命体征、症状改善情况及各项检查指标的变化，及时处理并发症
康复与随访	患者病情稳定后，可进行康复治疗，包括呼吸功能锻炼、营养支持等，以促进身体恢复。同时，要对患者进行健康教育，告知其避免再次接触二氧化硫等有毒气体，定期进行复查

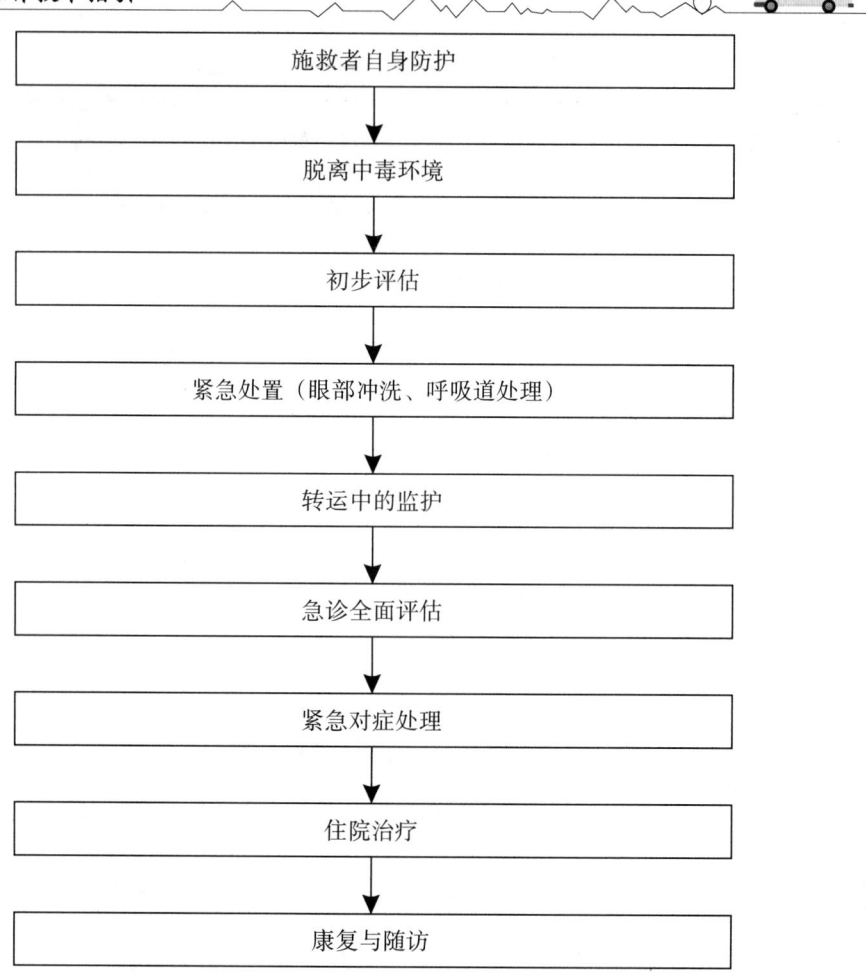

施救者自身防护

↓

脱离中毒环境

↓

初步评估

↓

紧急处置（眼部冲洗、呼吸道处理）

↓

转运中的监护

↓

急诊全面评估

↓

紧急对症处理

↓

住院治疗

↓

康复与随访

图 5-5　急性二氧化硫中毒的处理流程

三、急性氮氧化物中毒

（一）概念

氮氧化物中毒指人体吸入氮氧化物（如一氧化氮、二氧化氮等）后，对呼吸系统等造成损害而引发的一系列病症。氮氧化物主要在化工生产、金属表面硝酸处理、内燃机废气排放等过程中产生，当人体吸入过量时，就会导致中毒。

（二）接触途径

1. 职业接触。

1）化工行业：在化工生产中，氮氧化物是常见的副产物或中间产物。例如，

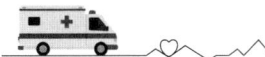

在硝酸的制造过程中，氨的氧化反应会产生氮氧化物；在染料、炸药、塑料等化工产品的生产过程中，也会涉及氮氧化物的生成。如果生产设备密封不严、废气处理不当，工作人员在操作过程中就可能吸入氮氧化物导致中毒。

2）金属加工与焊接：金属的硝酸酸洗、电镀等表面处理工艺中，会使用硝酸等含氮化合物，这些过程会产生氮氧化物。在焊接作业中，特别是使用电弧焊、气焊等方法时，高温会使空气中的氮气和氧气反应生成氮氧化物。工作人员在进行这些操作时，如果通风不良，容易接触到较高浓度的氮氧化物导致中毒。

3）火力发电：以煤炭、天然气等为燃料的火力发电厂，燃料燃烧过程中会产生氮氧化物。尽管电厂通常有废气处理设备，但如果设备故障或运行不正常，氮氧化物可能泄漏到工作环境中，对电厂工作人员造成危害。

4）汽车尾气排放：在汽车修理、检测等行业，工作人员长时间处于汽车尾气排放的环境中。汽车发动机燃烧过程中会产生氮氧化物，特别是在交通拥堵、车辆怠速等情况下，尾气中氮氧化物的含量会升高。如果车间通风不好，工作人员会吸入较多的氮氧化物导致中毒。

2. 非职业接触。

1）室内空气污染：在一些使用燃气热水器、燃气灶等燃气设备的家庭中，如果通风不良，燃气燃烧不充分会产生氮氧化物。此外，室内吸烟也会释放氮氧化物，使室内空气质量下降，长期处于这样的环境中可能导致氮氧化物中毒。

2）火灾现场：火灾发生时，各种物质的燃烧会产生氮氧化物。消防员在灭火过程中，以及周边居民在火灾现场附近，都可能吸入含有氮氧化物的烟雾，从而引起中毒。

（三）中毒机制

1. 对呼吸道黏膜的刺激作用：与急性氨气中毒机制相似。

2. 对肺泡的损伤：与急性氨气中毒机制相似。

3. 对血液系统的影响：氮氧化物可与血红蛋白结合，形成高铁血红蛋白。高铁血红蛋白不能携带氧气，从而导致组织缺氧。此外，氮氧化物还可能影响红细胞的正常代谢和功能，导致红细胞膜损伤和破裂，引起溶血反应。

4. 对免疫系统的影响：与急性二氧化硫中毒机制相似。

（四）临床表现

1. 刺激期：吸入氮氧化物后，患者可立即出现眼和上呼吸道刺激症状，如眼

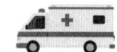

痛、流泪、咽痛、咳嗽、胸闷等，症状相对较轻，持续时间较短。

2. 潜伏期：刺激期后，患者症状可暂时缓解或减轻，看似病情好转，但实际上肺部病变仍在进展，潜伏期一般为 2~24 小时，甚至可达 48 小时。

3. 肺水肿期：潜伏期过后，患者突然出现呼吸急促、呼吸困难、发绀、咳嗽加剧、咳大量白色或粉红色泡沫样痰等症状，双肺可闻及大量湿啰音。严重者可出现呼吸衰竭、昏迷，甚至死亡。

4. 恢复期：若患者经积极治疗后病情得到控制，肺水肿逐渐吸收，症状减轻，一般在中毒后 2~3 周可基本恢复，但部分患者可能遗留肺功能减退等后遗症。

（五）处理原则

1. 现场急救原则。

1）迅速脱离中毒环境：立即将患者转移至空气新鲜、通风良好的地方，解开衣领、腰带，保持呼吸道通畅。

2）维持生命体征：密切观察患者的呼吸、心率、意识等生命体征，若出现呼吸心搏骤停，应立即进行心肺复苏。

2. 院内治疗原则。

1）纠正缺氧：给予吸氧，根据病情选择合适的吸氧方式，如鼻导管吸氧、面罩吸氧等。对于严重缺氧或出现呼吸衰竭者，应及时进行机械通气治疗。

2）防治肺水肿：早期、足量、短程应用糖皮质激素，以减轻呼吸道黏膜水肿和炎症反应，预防和治疗肺水肿。同时，限制液体入量，合理使用利尿剂，以减轻肺水肿。

3）对症支持治疗：根据患者的症状进行相应的对症支持治疗，如止咳、化痰、平喘、镇静等。维持水、电解质和酸碱平衡，加强营养支持，预防感染等并发症的发生。

（六）处理流程

急性氮氧化物中毒的处理流程见表 5-7。

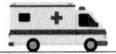

表 5-7 急性氮氧化物中毒的处理流程

流程	操作说明
现场急救	1. 脱离中毒现场：救援人员应佩戴合适的防护装备，迅速将患者转移至安全地带。 2. 评估生命体征：检查患者的呼吸、心率、意识等情况，若呼吸心搏骤停，立即进行心肺复苏。 3. 呼吸道处理：保持患者呼吸道通畅，若有痰液或呕吐物，应及时清除。对于有呼吸困难的患者，可给予吸氧。 4. 眼部处理：若患者眼部有接触氮氧化物，应立即用大量流水或生理盐水冲洗眼睛，至少冲洗 15 分钟。 5. 转运至医院：在现场进行初步处理后，应尽快将患者转运至附近有救治能力的医院。转运过程中要密切观察患者的病情变化，确保生命体征稳定
院内急救	1. 急诊评估：患者到达医院后，急诊科医生会迅速对患者进行全面评估，包括生命体征、中毒症状的严重程度等，完善相关检查，如血常规、血气分析、胸部 X 线检查或 CT 等，以明确诊断和病情严重程度。 2. 紧急处理：根据患者的病情进行紧急处理，如吸氧、建立静脉通道、应用糖皮质激素等。对于出现肺水肿的患者，应采取半卧位或坐位，双腿下垂，以减少回心血量，减轻肺水肿
住院治疗	病情较重的患者需收入 ICU 或呼吸内科病房进行进一步治疗。在住院期间，医生会根据患者的病情变化调整治疗方案，密切观察患者的生命体征、症状改善情况以及各项检查指标的变化，及时处理并发症
康复治疗	患者病情稳定后，可进行康复治疗，包括呼吸功能锻炼、营养支持等，以促进身体恢复。同时，要对患者进行健康教育，告知其避免再次接触氮氧化物等有毒气体，定期进行复查

四、急性氟化氢中毒

（一）概念

氟化氢是一种具有强烈刺激性和腐蚀性的无机化合物，在半导体制造、玻璃蚀刻、石油精炼等行业应用广泛。若防护不当，极易导致中毒。

（二）接触途径

1. 职业接触。

1) 化工行业：氟化氢是制造多种含氟化合物如氟化物、氟橡胶、氟塑料的重要原料。在氟化工企业中，如电解法生产元素氟、用氟化氢生产氟利昂等过程中，若防护措施不到位，工作人员可能吸入氟化氢气体或接触其液体，从而中毒。

2) 冶金行业：在金属冶炼过程中，特别是铝冶炼，使用冰晶石（六氟合铝酸钠）作为助熔剂，在高温条件下会产生氟化氢气体。钢铁冶炼中使用萤石（主要成分是氟化钙）也可能释放出氟化氢。冶金行业的工作人员在炉前操作、矿石处理等岗位，容易暴露在含氟化氢的环境中，导致中毒。

3) 电子行业：电子芯片制造等领域会用到氢氟酸进行蚀刻等工艺。若通风设备故障或操作失误，氟化氢可能泄漏到工作场所，导致工作人员接触中毒。

2. 非职业接触。

1) 含氟产品使用：家用清洁剂、玻璃蚀刻剂等产品中含有氢氟酸或氟化物。若使用不当，如在通风不良的环境中大量使用，或皮肤直接接触这些产品，可能引起氟化氢中毒。

2) 环境污染：氟化物生产企业或相关工厂附近，若废气处理不当，氟化氢可能排放到大气中，污染周边环境。当地居民长期吸入受污染的空气，或食用被氟化物污染的水和食物，也可能导致慢性氟化氢中毒。

（三）中毒机制

1. 对皮肤和黏膜的腐蚀作用。

1) 酸性腐蚀：氟化氢是一种强腐蚀性的酸性物质。当皮肤或黏膜接触氟化氢时，其酸性会破坏组织细胞的结构和功能，导致蛋白质变性、凝固，引起皮肤和黏膜灼伤、溃疡等损伤。接触部位会立即感到剧烈疼痛，皮肤可出现红斑、水疱，严重时可导致深部组织坏死。

2) 氟离子渗透：氟化氢中的氟离子具有很强的渗透能力，可穿透皮肤和黏膜，进入组织深部。氟离子会与组织中的钙离子结合，形成难溶性的氟化钙，导致局部钙缺乏。这不仅会加重组织损伤，还会影响细胞的正常代谢和功能。

2. 对呼吸道的损伤。

1) 刺激和炎症反应：吸入氟化氢气体后，它会刺激呼吸道黏膜，引起黏膜充血、水肿、分泌物增多。患者会出现咳嗽、咽痛、胸闷、气短等症状。随着病情发

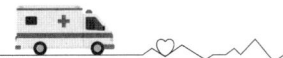

展，可引发支气管炎、肺炎等呼吸道炎症。

2）肺水肿：高浓度的氟化氢可导致肺泡-毛细血管膜的通透性增加，血浆成分渗出到肺泡和间质中，引起肺水肿。肺水肿会严重影响气体交换，导致低氧血症和呼吸困难，患者可出现咳粉红色泡沫样痰、发绀等症状，甚至危及生命。

3. 对骨骼和牙齿的影响。

1）氟骨症：长期摄入或接触氟化氢，氟离子会在骨骼中沉积。氟离子可取代骨盐中的羟基磷灰石中的羟基，形成氟磷灰石，使骨密度增加、骨质变硬，但同时骨的韧性降低，容易发生骨折。患者可能出现关节疼痛、活动受限、骨骼变形等症状，严重影响生活质量。

2）氟斑牙：在牙齿发育期间，若人体摄入过量的氟，氟离子会与牙齿中的钙结合，影响牙齿的正常发育和矿化过程，导致氟斑牙。牙齿表面会出现白垩色、黄褐色斑点或条纹，严重时牙齿可出现缺损、断裂。

4. 全身毒性作用。

1）干扰酶的活性：氟离子可以与体内许多酶的活性中心结合，干扰酶的正常功能，影响细胞的代谢过程。例如，氟离子可抑制三磷酸腺苷酶的活性，使细胞能量代谢受阻，导致细胞功能障碍。

2）影响神经和心血管系统：氟化氢中毒还可能对神经系统和心血管系统产生不良影响。患者可能出现头痛、头晕、乏力、失眠等神经系统症状，以及心律失常、心肌损伤等心血管系统表现。

（四）临床表现

1. 皮肤接触：接触氟化氢后，皮肤会立即感到刺痛、灼热，局部皮肤迅速变红，随后可出现水疱、溃疡。严重时，皮肤呈灰白色或棕褐色，疼痛剧烈且持续时间长，愈合缓慢。若接触面积较大，还可能导致全身中毒症状，如低钙血症引起的手足抽搐等。

2. 眼部接触：眼部接触氟化氢可引起严重的刺激症状，如眼痛、流泪、畏光、结膜充血、水肿等。高浓度氟化氢接触可导致角膜损伤，甚至角膜穿孔，严重影响视力。

3. 呼吸道吸入：吸入氟化氢气体后，可出现呼吸道刺激症状，如咽痛、咳嗽、胸闷、气短等。随着病情进展，可出现化学性支气管炎、肺炎、肺水肿，表现为剧烈咳嗽、咳痰、呼吸困难、发绀等，严重者可因呼吸衰竭而死亡。

4. 疼痛延迟：接触后 1~24 小时才会出现剧烈疼痛，易被人们忽视，导致病情

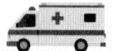

误判。

5. 致死剂量：2.5%体表面积接触（约一手掌大小）或吸入 50ppm 即可致死。

（五）处理原则

1. 现场急救原则。

1）迅速脱离中毒环境：立即将患者转移至空气新鲜处，脱去被污染的衣物，用大量流水冲洗皮肤和眼睛，至少冲洗 15~30 分钟。

2）终止毒物继续吸收：对于皮肤接触者，冲洗后可用 5%碳酸氢钠溶液湿敷；对于眼部接触者，冲洗后可用 2%碳酸氢钠溶液或生理盐水冲洗，并滴入抗生素眼药水和眼膏。

3）维持生命体征：密切观察患者的呼吸、心率、意识等生命体征，若出现呼吸心搏骤停，应立即进行心肺复苏。

2. 院内治疗原则。

解毒治疗：早期、足量、反复应用钙剂。

（六）处理流程

急性氟化氢中毒的处理流程见表 5-8。

表 5-8　急性氟化氢中毒的处理流程

流程	操作说明
现场急救	1. 脱离中毒现场：救援人员应佩戴合适的防护装备，迅速将患者转移至安全地带。 2. 评估生命体征：检查患者的呼吸、心率、意识等情况，若呼吸心搏骤停，立即进行心肺复苏。 3. 皮肤和眼部处理：用大量流水冲洗皮肤和眼睛，至少冲洗 15~30 分钟。冲洗后，根据情况进行进一步的处理，如皮肤用 5%碳酸氢钠溶液湿敷、眼部用 2%碳酸氢钠溶液或生理盐水冲洗，并滴入抗生素眼药水和眼膏。 4. 呼吸道处理：保持患者呼吸道通畅，若有痰液或呕吐物，应及时清除。对于有呼吸困难的患者，可给予吸氧。 5. 转运至医院：在现场进行初步处理后，应尽快将患者转运至附近有救治能力的医院。转运过程中要密切观察患者的病情变化，确保生命体征稳定

流程	操作说明
院内急救	1. 急诊评估：患者到达医院后，急诊科医生会迅速对患者进行全面评估，包括生命体征、中毒症状的严重程度等，完善相关检查，如血常规、生化检查、胸部X线检查或CT等，以明确诊断和病情严重程度。 2. 紧急处理：根据患者的病情进行紧急处理，如解毒治疗、吸氧、建立静脉通道等。对于皮肤和眼部损伤严重的患者，应请皮肤科和眼科医生会诊，进行进一步的处理
住院治疗	病情较重的患者需收入ICU或相关专科病房进行进一步治疗。在住院期间，医生会根据患者的病情变化调整治疗方案，密切观察患者的生命体征、症状改善情况以及各项检查指标的变化，及时处理并发症
康复治疗	患者病情稳定后，可进行康复治疗，包括功能锻炼、营养支持等，以促进身体恢复。同时，要对患者进行健康教育，告知其避免再次接触氟化氢等有毒物质，定期进行复查

五、急性甲醛中毒

（一）概念

甲醛是一种无色且具有强烈刺激性气味的气体，常见于新装修的房屋、家具制造、化工生产等场景。过量甲醛接触人体后，会对人体的眼、呼吸道黏膜、皮肤等产生刺激作用，以及对人体的神经系统、免疫系统、肝脏等多个系统造成损害，从而引发一系列中毒症状和病理改变。

（二）接触途径

1. 职业接触。

1）化工行业：在化工生产中，甲醛是一种重要的基础化工原料，广泛用于生产酚醛树脂、脲醛树脂、三聚氰胺甲醛树脂等。在这些树脂的生产过程中，工作人员会直接接触甲醛。例如，在树脂合成反应釜的操作、物料输送、产品包装等环节，如果防护措施不到位，甲醛气体可能泄漏，工作人员吸入后就有中毒风险。

2）木材加工行业：木材加工企业常使用脲醛树脂作为胶粘剂来制造胶合板、

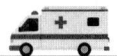

刨花板、纤维板等人造板材。在板材的生产过程中，会释放甲醛。工作人员在板材的切割、打磨、组装等工序中，会暴露在含有甲醛的环境中。此外，家具制造企业在使用这些人造板材制作家具时，也会有甲醛释放，对工作人员健康造成威胁。

3）纺织印染行业：在纺织印染过程中，甲醛常被用作织物的整理剂，以提高织物的防皱、防缩性能。工作人员在织物的染色、整理等车间工作时，会接触含有甲醛的溶液和挥发的甲醛气体。

2. 非职业接触。

1）新装修房屋：室内装修材料是甲醛的主要来源之一。人造板材、油漆、涂料、胶粘剂、壁纸等装修材料中都可能含有甲醛。新装修的房屋在通风不良的情况下，甲醛会在室内积聚，浓度升高。人们在入住新装修的房屋后，长时间吸入甲醛，容易导致中毒。

2）家具：一些质量不合格的家具，尤其是使用了大量人造板材的家具，会持续释放甲醛。即使房屋装修已经完成一段时间，但新购买的家具可能会使室内甲醛浓度再次升高，危害居住者的健康。

3）生活用品：某些化妆品、清洁剂、消毒剂、防腐剂等生活用品中也可能含有甲醛。长期使用这些含有甲醛的产品，可能会通过皮肤接触或呼吸道吸入少量甲醛，对人体造成潜在危害。

（三）中毒机制

1. 对呼吸道黏膜的刺激作用。

1）化学刺激：甲醛是一种具有强烈刺激性的气体，当吸入甲醛后，它会刺激呼吸道黏膜，使黏膜充血、水肿，分泌大量黏液。这会导致呼吸道狭窄，通气功能受阻，患者会出现咳嗽、咽痛、胸闷、气短等症状。长期刺激还可能引发慢性呼吸道炎症，如慢性支气管炎等。

2）免疫反应：呼吸道黏膜受到甲醛刺激后，会激活机体的免疫系统，引发免疫反应。免疫细胞会释放多种炎性介质，如组胺、白三烯等，进一步加重呼吸道的炎症反应和水肿，使呼吸道症状更加明显。

2. 对眼睛的刺激作用。

1）角膜和结膜损伤：甲醛气体可直接刺激眼睛的角膜和结膜，导致角膜和结膜充血、水肿。患者会出现眼痛、流泪、畏光、视物模糊等症状。长期接触高浓度甲醛，还可能导致角膜溃疡、结膜炎等眼部疾病，严重影响视力。

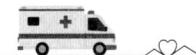

2）泪液分泌异常：甲醛刺激会影响泪腺的正常功能，导致泪液分泌异常。泪液分泌过多或过少都会破坏眼表的微环境，进一步加重眼部不适。

3. 对皮肤的刺激和过敏反应。

1）接触性皮炎：皮肤直接接触甲醛后，可能引起接触性皮炎。甲醛会破坏皮肤的屏障功能，使皮肤出现红斑、丘疹、水疱等症状，伴有瘙痒和疼痛。严重时，皮肤会出现糜烂、渗出，甚至继发感染。

2）过敏反应：对于一些过敏体质的人，甲醛可能作为过敏原引发过敏反应。免疫系统会产生特异性抗体，当再次接触甲醛时，会引发过敏症状，如皮肤瘙痒、荨麻疹、哮喘等。

4. 对神经系统的影响。

1）神经毒性：甲醛可以通过呼吸道和血液循环进入中枢神经系统，对神经细胞产生毒性作用。它会干扰神经细胞的代谢过程，影响神经递质的合成、释放和传递，导致神经系统功能紊乱。患者可能出现头痛、头晕、乏力、失眠、记忆力减退等症状。

2）神经发育影响：对于儿童和孕妇等特殊人群，甲醛对神经系统的影响更为严重。孕妇长期接触甲醛，可能影响胎儿的神经发育，导致胎儿智力低下、行为异常等问题。儿童的神经系统尚未发育完全，接触甲醛后更容易受到损害。

5. 致癌作用。

1）DNA 损伤：甲醛是一种已知的致癌物，它可以与 DNA 结合，形成加合物，导致 DNA 损伤和基因突变。这些损伤如果不能及时修复，可能引发细胞的癌变。

2）肿瘤发生：长期接触甲醛会增加患鼻咽癌、白血病等癌症的风险。甲醛可能通过影响细胞的增殖、分化和凋亡等过程，促进肿瘤细胞的生长和发展。

（四）临床表现

1. 轻度中毒。

1）眼睛：眼部有明显的刺激感，可出现眼痛、流泪、畏光、结膜充血等症状。

2）呼吸道：表现为上呼吸道刺激症状，如咽痛、咳嗽、声音嘶哑、胸闷等，可能伴有轻度的头晕、头痛、乏力等全身症状。

2. 中度中毒。

1）呼吸道：咳嗽加剧，可出现咳痰，胸闷、气短症状加重，可伴有呼吸困难。肺部听诊可闻及干、湿啰音。

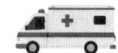

2）全身症状：头晕、头痛、乏力等症状更加明显，还可能出现恶心、呕吐、腹痛等消化系统症状。

3．重度中毒。

1）呼吸系统：可发生喉头水肿、喉痉挛，导致窒息；出现严重的肺水肿，表现为剧烈咳嗽、咳大量粉红色泡沫样痰、极度呼吸困难、发绀等。

2）其他系统：可出现昏迷、休克、呼吸衰竭等严重情况，甚至危及生命。部分患者可能会有肝肾功能损害的表现。

（五）处理原则

1．现场急救原则。

1）脱离中毒环境：立即将患者转移至空气新鲜、通风良好的地方，解开衣领、腰带，保持呼吸道通畅。如果是皮肤接触中毒，应尽快脱去被污染的衣物。

2）清除毒物。

（1）皮肤接触：用大量流水冲洗污染的皮肤，至少15分钟，以去除皮肤上残留的甲醛。

（2）眼睛接触：立即用大量流水或生理盐水冲洗眼睛，持续冲洗15~30分钟，冲洗时要转动眼球，确保彻底冲洗。

（3）口服中毒：若患者清醒，可尽快给予催吐，但对于昏迷患者禁止催吐，以免发生窒息。

3）维持生命体征：密切观察患者的呼吸、心率、意识等生命体征，若出现呼吸心搏骤停，应立即进行心肺复苏。

2．院内治疗原则。

1）对症支持治疗。

（1）呼吸道症状：对于咳嗽、咳痰等症状，可给予止咳、化痰药物；对于喉头水肿、呼吸困难者，必要时进行气管切开或气管插管，以保证呼吸道通畅，并给予吸氧治疗。

（2）眼部损伤：使用抗生素眼药水和眼膏预防感染，促进眼部损伤的修复。

（3）皮肤损伤：根据皮肤损伤的程度，给予相应的处理，如涂抹烫伤膏、糖皮质激素软膏等。

2）防治并发症：积极预防和治疗肺水肿、休克、感染等并发症，维持水、电解质和酸碱平衡。

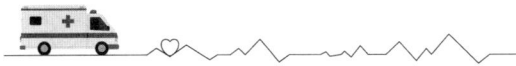

3）解毒治疗：目前尚无特效的甲醛解毒剂，主要是通过促进甲醛的代谢和排出，减轻其对机体的损害。可适当给予补液、利尿等治疗，以促进毒物的排出。

（六）处理流程

急性甲醛中毒的处理流程见表5-9。

表5-9　急性甲醛中毒的处理流程

流程	操作说明
现场急救	1. 迅速脱离：救援人员做好自身防护后，将患者迅速转移至安全区域。 2. 初步评估与急救：检查患者生命体征，进行上述的清除毒物和维持生命体征等操作。 3. 呼叫救援：及时拨打急救电话，告知中毒情况和患者现状。 4. 转运至医院：在等待救人员到来期间，持续观察患者病情。急救人员到达后，将患者平稳转运至附近有救治能力的医院，转运过程中要确保患者呼吸通畅，生命体征稳定，并向医院提前通报患者情况
院内急救	1. 急诊评估：患者到达医院急诊室后，医生迅速进行全面评估，包括详细询问中毒经过、进行体格检查以及完善相关辅助检查，如血常规、肝肾功能、胸部 X 线检查或 CT 等，以明确中毒的程度和对各器官的损害情况。 2. 紧急处理：根据评估结果，立即进行相应的紧急处理，如吸氧、建立静脉通道、使用急救药物等
住院治疗	对于病情较重的患者，收入相应的病房进行进一步治疗，如呼吸内科、重症监护室等。在住院期间，医生会根据患者病情的变化及时调整治疗方案，密切监测各项指标，积极防治并发症
康复治疗	患者病情稳定后，可进行康复治疗，包括适当的营养支持、功能锻炼等，促进身体的恢复。同时，对患者进行健康教育，告知其避免再次接触甲醛环境，定期进行复查

六、急性臭氧中毒

（一）概念

臭氧是一种具有独特臭味的淡蓝色气体，在工业生产（如臭氧发生器的制造、

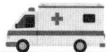

废水处理等）、复印设备运行、高压电器放电等过程中可能会产生。此外，光化学烟雾中也含有一定量的臭氧。臭氧会对呼吸道、眼睛、肺部等组织和器官造成刺激和损伤，从而引发一系列不适症状和病理改变。

（二）接触途径

1. 职业接触。

1）化工生产：在化工行业中，部分生产过程会涉及臭氧的使用或产生。例如，在一些有机合成反应中，臭氧可作为强氧化剂参与反应。从事这些化工生产的工作人员，如果在操作过程中防护不当，如通风设备故障、未佩戴合适的防护用具，就可能吸入过量臭氧而导致中毒。

2）臭氧发生器相关工作：臭氧发生器常用于水的消毒、空气净化等领域。在臭氧发生器的生产、调试、维护过程中，工作人员会直接接触到臭氧。如果设备出现泄漏或操作不规范，容易使周围环境中的臭氧浓度升高，从而引发中毒。

3）复印和激光打印工作：现代办公中广泛使用的复印机和激光打印机，在工作时会产生一定量的臭氧。在复印或打印大量文件的过程中，尤其是在通风不良的小房间内，臭氧会逐渐积聚。办公室工作人员长时间处于这样的环境中，可能会吸入较多的臭氧导致中毒。

2. 非职业接触。

1）室内空气净化设备使用不当：一些家庭会使用臭氧空气净化器来改善室内空气质量。如果在使用过程中没有按照正确的方法操作，如在有人的房间内长时间开启高浓度臭氧模式，会导致室内臭氧浓度过高，对人体造成危害。

2）光化学烟雾暴露：在阳光强烈、汽车尾气和工业废气排放较多的城市，容易形成光化学烟雾，其中含有臭氧等污染物。居民在户外活动时，如果处于光化学烟雾污染较为严重的区域，就会吸入臭氧，增加中毒的风险。

（三）中毒机制

1. 对呼吸道黏膜的刺激和损伤。

1）氧化应激反应：臭氧具有强氧化性，当它被吸入呼吸道后，会与呼吸道黏膜表面的生物分子发生氧化反应，产生大量的活性氧物质（ROS），如超氧阴离子、羟自由基等。这些 ROS 会引发氧化应激反应，导致细胞膜脂质过氧化、蛋白质氧化和 DNA 损伤。

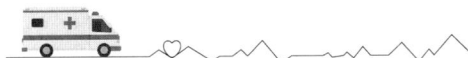

2）炎症反应激活：氧化应激会激活呼吸道黏膜中的炎症细胞，如巨噬细胞、中性粒细胞等。这些炎症细胞会释放多种炎性介质，如肿瘤坏死因子-α（TNF-α）、白细胞介素-6（IL-6）等，引起呼吸道黏膜的炎症反应。表现为黏膜充血、水肿、分泌物增多，患者会出现咳嗽、咽痛、胸闷等症状。

3）纤毛运动受损：臭氧还会损害呼吸道黏膜的纤毛上皮细胞，使纤毛运动减弱或消失。纤毛是呼吸道的重要防御机制，能够将呼吸道内的异物和分泌物排出体外。纤毛运动受损后，呼吸道的自净能力下降，容易导致细菌、病毒等病原体的感染。

2. 对肺泡的损伤。

1）肺泡上皮细胞损伤：高浓度的臭氧可直接损伤肺泡上皮细胞，使肺泡-毛细血管膜的通透性增加。血浆成分渗出到肺泡和间质中，导致肺水肿。肺水肿会使气体交换面积减少、气体弥散距离增加，严重影响氧气和二氧化碳的交换，引起低氧血症和呼吸困难。

2）肺泡表面活性物质破坏：臭氧可破坏肺泡表面活性物质，使肺泡表面张力增加，导致肺泡萎陷。肺泡萎陷进一步加重了通气和换气功能障碍，使患者的呼吸功能恶化。

3. 对免疫系统的影响。

1）免疫功能紊乱：臭氧中毒可影响机体的免疫系统功能。一方面，它会抑制免疫细胞的活性和功能，降低机体的抵抗力，使人体更容易受到病原体的侵袭。另一方面，臭氧也可能引发免疫反应的异常激活，导致自身免疫性疾病的发生。

2）过敏反应增强：长期接触臭氧可能会增强机体的过敏反应。它会使呼吸道黏膜的敏感性增加，更容易对过敏原产生过敏反应，如诱发哮喘等过敏性疾病。

4. 对神经系统的影响。

1）神经递质失衡：臭氧及其代谢产物可通过血液循环到达中枢神经系统，影响神经递质的合成、释放和代谢。臭氧可能导致多巴胺、5-羟色胺等神经递质的失衡，从而引起头痛、头晕、乏力、失眠等神经系统症状。

2）神经细胞损伤：高浓度的臭氧还可能直接损伤神经细胞，导致神经细胞的凋亡和坏死。这会进一步加重神经系统的功能障碍，影响患者的认知、运动等能力。

（四）临床表现

1. 轻度中毒。

1）呼吸道症状：主要表现为呼吸道刺激症状，如鼻咽部不适、干咳、咽痛、

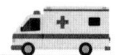

胸部紧迫感等。患者可能会感到呼吸不畅，偶尔会有咳嗽，但程度较轻。

2）眼部症状：眼睛可能出现刺痛、流泪、畏光等刺激症状，结膜可出现轻度充血。

2. 中度中毒。

1）呼吸道症状：咳嗽加重，可伴有咳痰，多为白色黏液痰。胸闷、气短症状明显，呼吸频率加快，活动后症状加剧。肺部可闻及散在的干啰音。

2）全身症状：可出现头痛、头晕、乏力、恶心、呕吐等全身不适症状。

3. 重度中毒。

1）呼吸系统：可发生化学性肺炎、肺水肿，表现为剧烈咳嗽、咳大量白色或粉红色泡沫样痰、呼吸困难、发绀等。患者可出现端坐呼吸，双肺满布湿啰音。严重时可导致呼吸衰竭，危及生命。

2）其他系统：可出现意识障碍、抽搐等神经系统症状，以及心律失常、心力衰竭等心血管系统症状。

（五）处理原则

1. 现场急救原则。

1）迅速脱离中毒环境：立即将患者转移至空气新鲜、通风良好的地方，解开衣领、腰带，保持呼吸道通畅。

2）清除毒物：如果患者眼部接触臭氧，应立即用大量流水或生理盐水冲洗眼睛，至少冲洗15分钟。

3）维持生命体征：密切观察患者的呼吸、心率、意识等生命体征，若呼吸心搏骤停，应立即进行心肺复苏。

2. 院内治疗原则。

1）纠正缺氧：给予吸氧，根据病情选择合适的吸氧方式，如鼻导管吸氧、面罩吸氧等。严重缺氧或出现呼吸衰竭者，应及时进行机械通气治疗。

2）防治肺水肿：早期、足量、短程应用糖皮质激素，以减轻呼吸道黏膜水肿和炎症反应，预防和治疗肺水肿。同时，限制液体入量，合理使用利尿剂，以减轻肺水肿。

3）对症支持治疗：根据患者的症状进行相应的对症支持治疗，如止咳、化痰、平喘、镇静等。维持水、电解质和酸碱平衡，加强营养支持，预防感染等并发症的发生。

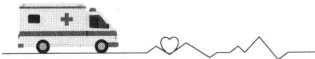

（六）处理流程

急性臭氧中毒的处理流程见表5-10。

表5-10　急性臭氧中毒的处理流程

流程	操作说明
现场急救	1. 脱离中毒现场：救援人员应佩戴合适的防护装备，迅速将患者转移至安全地带。 2. 评估生命体征：检查患者的呼吸、心率、意识等情况，若呼吸心搏骤停，立即进行心肺复苏。 3. 呼吸道处理：保持患者呼吸道通畅，若有痰液或呕吐物，应及时清除。对于有呼吸困难的患者，可给予吸氧。 4. 眼部处理：若患者眼部接触臭氧，应立即用大量流水或生理盐水冲洗眼睛，至少冲洗15分钟。 5. 转运至医院：在现场进行初步处理后，应尽快将患者转运至附近有救治能力的医院。转运过程中要密切观察患者的病情变化，确保生命体征稳定
院内急救	1. 急诊评估：患者到达医院后，急诊科医生会迅速对患者进行全面评估，包括生命体征、中毒症状的严重程度等，完善相关检查，如血常规、血气分析、胸部X线检查或CT等，以明确诊断和病情严重程度。 2. 紧急处理：根据患者的病情进行紧急处理，如吸氧、建立静脉通道、应用糖皮质激素等。对于出现肺水肿的患者，应采取半卧位或坐位，双腿下垂，以减少回心血量，减轻肺水肿
住院治疗	病情较重的患者需收入ICU或呼吸内科病房进行进一步治疗。在住院期间，医生会根据患者的病情变化调整治疗方案，密切观察患者的生命体征、症状改善情况以及各项检查指标的变化，及时处理并发症
康复治疗	患者病情稳定后，可进行康复治疗，包括呼吸功能锻炼、营养支持等，以促进身体恢复。同时，要对患者进行健康教育，告知其避免再次接触臭氧等有毒气体，定期进行复查

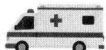

第三节 高压氧治疗技术

高压氧治疗是一种让患者在密闭的高压舱内吸入100%纯氧，以提高血液和组织中的氧含量，从而促进疾病恢复的医疗技术。高压氧治疗通常在高于大气压（1.4~3.0个标准大气压）的环境下进行，常用于治疗各类气体中毒。

一、概述

（一）氧气的定义及性质

氧气（O_2）是一种无色无味的气体，是地球大气的重要组成部分，约占空气体积的21%。氧气在许多化学反应中发挥关键作用，包括燃烧反应、腐蚀过程和细胞呼吸等。在生物学上，氧气是细胞呼吸过程中的关键消耗品，对地球上的生命至关重要。此外，氧气在工业上也有广泛应用，如钢铁制造、化学品生产、医疗、火箭推进及水处理等领域。其性质可以从物理性质和化学性质两个方面来描述。

1. 物理性质。

1）状态与颜色：在标准大气压和室温下，氧气呈气态，无色透明。当温度降低至-183℃时，氧气可液化成淡蓝色液体；进一步降温至-218℃时，则凝固为淡蓝色雪花状的固体。

2）密度与溶解性：氧气的密度在标准状况下为1.429g/L，略高于空气。它不易溶于水，但在一定压力下，其溶解度会增大。这一性质在深海潜水和高空飞行中具有重要意义。

3）扩散性与渗透性：氧分子具有较高的运动速度，能够迅速扩散到周围环境中。同时，它还能渗透过一些薄膜和细胞壁，参与生物体内的气体交换。

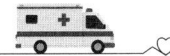

2. 化学性质。

1）强氧化性：氧气是一种强氧化剂，能够与多种物质发生氧化反应。在化学反应中，氧气通常作为电子接收体，促使其他物质失去电子而被氧化。这一性质在工业生产和化学实验中广泛应用。

2）助燃性：氧气能够支持燃烧，提高燃烧效率。在氧气充足的环境中，燃烧反应更加剧烈，释放更多的热量。因此，氧气在焊接、切割和火箭推进等领域具有重要应用。

3）反应多样性：氧气能与多种物质发生反应，包括金属、非金属和有机化合物。与金属反应生成金属氧化物，如铁在氧气中燃烧生成四氧化三铁；与非金属反应生成非金属氧化物，如碳在氧气中燃烧生成二氧化碳。此外，氧气还能与有机物反应，参与生物体的呼吸代谢过程。

4）稳定性与活泼性：在常温常压下，氧气相对稳定，不易发生自发反应。但在高温、高压或催化剂作用下，其化学性质变得较为活泼，能够与多种物质发生反应。

（二）高压氧治疗原理

1. 增加氧分压和物理溶解氧：高压氧治疗通过提高环境中的氧气压力，使人体血液中的氧分压大幅度提高，从而增加物理溶解氧的含量。在常规高压氧治疗下，物理溶解的氧量可以增加 13~17 倍。这种增加的物理溶解氧可以直接供应给组织细胞，特别是在缺血、缺氧状态下难以通过常规方式获得氧气的细胞。

2. 改善氧的弥散：高压氧环境下，血氧弥散速度增快，弥散距离也明显增加。这意味着氧气可以更有效地渗透到组织的深层和微小血管中，解决血管阻塞或组织水肿导致的局部缺氧问题。

3. 调节血管功能：高压氧还具有调节血管舒张收缩功能的作用。它可以促进侧支循环的建立，增强缺血区的血流量，从而改善局部缺血、供血、供氧状况。同时，高压氧下脑血管收缩、脑血流量减少，有助于减轻脑水肿和降低颅压。

综上所述，高压氧治疗的原理是通过提高氧分压、增加物理溶解氧、改善氧的弥散、调节血管功能等多种机制，来改善机体的缺氧状态，促进疾病的康复。高压氧治疗还有助于加速毒性气体的排出，如一氧化碳中毒时，高压氧是首选的治疗方法。然而，高压氧治疗也存在一定的不良反应和风险，如气压伤、氧气中毒等，因此需要在专业医生的指导下进行。

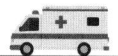

（三）高压氧舱的类型

高压氧舱按加压的介质不同，分为空气加压舱和纯氧加压舱两种。以下是这两种高压氧舱的详细介绍。

1. 空气加压舱。

1）特点：使用空气作为加压介质。

2）加压介质：空气，最高工作压力不大于 0.3MPa。

3）分类：根据舱内治疗人数不同，空气加压舱又分为单人氧舱和多人氧舱。

4）优点：

（1）安全性高：由于使用空气作为加压介质，相比纯氧加压舱，其火灾风险较低。

（2）治疗环境轻松：体积较大，一次可容纳多个患者进舱治疗，患者之间可以相互交流，减轻治疗过程中的孤独感和恐惧感。

（3）便于危重患者救治：允许医务人员进舱，可以实时监测患者的生命体征，及时给予必要的医疗干预，有利于危重和病情不稳定患者的救治。

（4）多功能性：如有必要，可在舱内实施手术或进行其他医疗操作。

5）缺点。

（1）价格昂贵：由于体积大、功能多，其制造成本和维护成本相对较高。

（2）运输不便：体积较大，不易移动，需要在固定的医疗场所使用。

2. 纯氧加压舱。

1）特点：使用纯氧作为加压介质，舱内氧浓度更高。

2）加压介质：医用氧气，最高工作压力不大于 0.2MPa。

3）分类：纯氧加压舱的进舱人数为 1 人，通常分为成人纯氧加压舱和婴幼儿（含新生儿）纯氧加压舱。

4）优点。

（1）体积小、价格低：相比空气加压舱，纯氧加压舱体积小，价格更低，易于运输，适合中小医院或移动医疗场景使用。

（2）氧浓度高：直接使用纯氧加压，舱内氧浓度高，可以迅速提高患者体内的血氧含量。

5）缺点。

（1）火灾风险高：加压介质为氧气，极易引起火灾，化纤织物禁止进舱，进舱

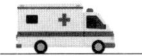

人员必须着全棉衣物。

（2）治疗环境受限：每次治疗只允许一个患者进舱，部分患者易出现幽闭恐惧症，医务人员一般不能进舱，一旦舱内有情况，难以及时处理，不利于危重和病情不稳定患者的救治。

此外，高压氧舱还可以根据规模和用途进行分类，如大型复式高压氧舱（包括手术舱、治疗舱、过渡舱）、中型高压氧舱（多人舱）、单人舱等。这些不同类型的高压氧舱在临床应用中各有优势，可根据患者的具体病情和治疗需求进行选择。

对于需要紧急救治或病情较重的患者，建议选择空气加压舱，以确保治疗的安全性和有效性。对于病情较轻或需要长期氧疗的患者，纯氧加压舱也是一个不错的选择，但需要注意安全问题。

（四）适应证及禁忌证

1. 适应证。

1）急性气体中毒：如一氧化碳中毒等，高压氧舱治疗可以促进氧气吸收，有利于一氧化碳排出，改善患者的预后。

2）神经系统疾病：如脑血栓、脑出血、脑外伤、缺血缺氧性脑病、神经炎等。患者在纯氧的环境里可以改善大脑的血供，部分神经可以再生，进一步保护或促进脑功能的恢复。

3）厌氧菌感染：与普通氧相比，高压氧的力度更大，效果更好，还具有抗菌的效果。

4）其他疾病：如脉管炎、糖尿病坏疽、难愈合的溃疡（包括糖尿病足溃疡）、胎儿发育不良、新生儿窒息、急性气栓症、减压病（潜水员病）、高原病、突发性聋、美尼尔综合征、眩晕症、放射性损伤（包括放射性骨坏死和软组织损伤）、烧伤等。

2. 禁忌证。

1）绝对禁忌证：未经处理的气胸、未经治疗的恶性肿瘤、未经处理的活动性出血。

2）相对禁忌证：重度肺气肿怀疑有肺大疱、肺囊肿者；严重肺部感染、损伤、胸部手术、多发性肋骨骨折及开放性胸壁、胸腔创伤者；活动性肺结核、空洞形成及咯血者；急性上呼吸道感染伴咽鼓管阻塞者，急性鼻窦炎、急性中耳炎者；血压过高（160/100mmHg）、三度房室传导阻滞、病态窦房结综合征、心动过缓（<50

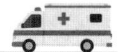

次/分钟）患者；凝血功能异常者；不明原因发热者；月经期及妊娠前 6 个月者；精神病未控制者或癫痫大发作者等。

（五）高压氧治疗过程

1. 加压阶段。

1）患者进入高压氧舱后，经过合理的查体，在适当陪护的情况下，关闭氧舱门。

2）舱内开始升压，使气压逐渐达到设定的治疗压力。加压时间因所需压力不同而异，需要 20 ~ 30 分钟。单人舱多直接用氧气加压，大、中型舱则以压缩空气加压。

2. 稳压吸氧阶段。

1）当压力升至预定的治疗压力后，立即停止升压，进入稳压吸氧阶段。

2）患者戴上面罩，开始吸入纯氧。稳压吸氧时间一般为 60 分钟，但也可以根据治疗需要有所调整。

3）在吸氧过程中，患者需保持平稳的呼吸，并注意观察自己的身体状态。如有不适，应及时通过对讲装置或视频监测与医生沟通。

3. 减压阶段。

1）吸氧结束后，开始减压阶段。舱内压力逐渐降低至常压，大约需要 30 分钟。

2）减压过程中，患者需继续留在氧舱内，直至压力完全降至常压。

3）减压结束后，打开氧舱门，患者即可出舱。

在整个高压氧治疗过程中，医生会密切监测患者的生命体征和反应，并根据需要调整治疗方案。同时，患者也需严格遵守治疗规定，如不带手机及易燃易爆物进入氧舱，以免发生危险。

此外，高压氧治疗的效果和安全性还受到多种因素的影响，如治疗压力、氧浓度、吸氧时间以及疗程等。因此，在进行高压氧治疗前，患者应进行全面的身体检查，并在医生的指导下制订个性化的治疗方案。

（六）注意事项

1. 治疗前准备。

1）评估与诊断：患者需要经过相关检查（包括血压、心电图、胸片等），明确诊断，排除禁忌证后，方可进行高压氧治疗。如有发热、上呼吸道感染、妊娠等情

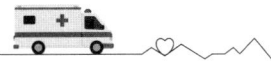

况，不宜进舱治疗。

2）患者教育：提前向患者及其家属介绍高压氧治疗的目的、过程、注意事项及可能的风险。指导患者做好入舱前的准备，如排空大小便、放空尿管和引流管中的液体并夹闭管道、排空痰液、保持呼吸道通畅等。

3）安全检查：严禁将火柴、打火机、手机、香烟、油脂、酒精、电动玩具等易燃易爆物品带入舱内。患者不宜穿戴易产生静电火花的服装，如尼龙、腈纶、丙纶、毛织品、膨体线等，应按要求更换全棉服装入舱。

2. 治疗过程监控。

1）加压阶段：患者应做好耳咽管的调压动作，如吞咽、捏鼻鼓气等，以减轻中耳受压引起的耳痛。医务人员需密切监测患者的生命体征和反应，如有不适，应及时调整升压速度或停止加压。

2）稳压吸氧阶段：患者需戴上面罩，保持正确的吸氧姿势，避免过快过深的呼吸。医务人员需定期检查患者的吸氧情况，确保面罩密封良好，氧气供应稳定。

3）减压阶段：患者应平稳呼吸，避免屏气，防止肺气压伤。医务人员需密切监测舱内压力变化，确保减压过程平稳有序。

3. 治疗后护理。

1）出舱观察：患者出舱后，应主动向医务人员报告自己在治疗过程中的情况，接受医务人员的指导。如有皮肤瘙痒、伤口渗血过多等情况或其他不适，应报告医务人员，以便及时处理。

2）休息与饮食：患者出舱后应注意休息，避免剧烈运动。可以喝一些热水或热的饮料，如热牛奶，协助氧气的继续排出，避免减压病。如有条件可以洗热水澡。

3）后续治疗与随访：患者应按医嘱服药，控制血压，预防上呼吸道感染等高压氧治疗禁忌证，以防中断治疗而影响疗效。定期进行随访和复查，评估治疗效果和病情变化。

高压氧治疗过程中的患者安全需要医务人员、患者及其家属的共同努力和配合。通过严格的治疗前准备、治疗过程监控和治疗后护理，可以最大限度地确保患者的安全和治疗效果。

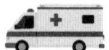

二、临床应用

（一）急性一氧化碳中毒

急性一氧化碳中毒，是由人体在短时间内吸入过量的一氧化碳导致的中毒现象。一氧化碳是一种无色、无味、无刺激性的气体，在大气中不容易与其他物质发生反应，但在人体内部却能与血红蛋白紧密结合，形成稳定的 HbCO，从而影响血红蛋白携带氧气的能力，导致组织缺氧。高压氧是一氧化碳中毒的主要治疗手段。

（二）气性坏疽

气性坏疽是一种由产气荚膜梭菌、生孢子梭菌及溶组织梭菌等多种梭状芽孢杆菌引起的特异性感染。这些细菌在缺氧环境下生长繁殖，并产生多种外毒素及酶，导致组织广泛坏死，严重者可引起肌炎和肌膜炎。

高压氧治疗是一种有效的辅助治疗手段，可以提高血液和组织内的氧含量，抑制梭状芽孢杆菌的繁殖和毒素生成。患者在高压氧舱内吸入 3 个大气压的纯氧，每次治疗 1~2 小时，间隔 6~8 小时，共需进行多次治疗（如 7~10 次）。进行高压氧治疗时，应注意纠正贫血、补充血容量以增加红细胞携氧能力。

（三）减压病

减压病指潜水员或其他处于高压环境下的人员，在压力迅速降低时（如快速上浮或离开高压环境）所出现的一种病症。该病是由于体内溶解的气体（主要是氮气）因压力变化而形成气泡，进而阻塞血管、压迫神经或引发血液病变。

通过高压氧加压舱等设备提高患者周围环境的压力，气泡重新溶解在体液中，并通过呼吸排出体外，从而治疗减压病。

（四）慢性伤口

高压氧治疗通过让患者在封闭的舱内间歇性地吸入 100% 氧气，舱内压力大于标准大气压，从而使血液、组织和体液中的氧含量显著升高。这种治疗方法可以增加局部组织的氧分压，改善缺氧组织的氧含量，进而促进组织的修复和再生。

1. 促进成纤维细胞增殖和胶原蛋白释放：创伤的愈合主要依赖成纤维细胞的增

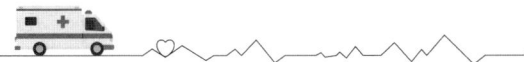

殖和产生释放胶原蛋白等物质。高压氧治疗可以提高创伤组织的氧分压，加速成纤维细胞的增殖和胶原蛋白的合成，从而加速伤口的愈合。

2. 促进血管新生：高压氧治疗可以促进血管新生，改善局部组织的血运状况，为伤口提供充足的营养和氧气，有利于伤口的愈合。

3. 减轻水肿和炎症反应：高压氧治疗可以收缩血管，降低毛细血管通透性，减少渗出，从而减轻水肿和炎症反应，有助于控制感染，加速伤口的愈合。

4. 增强抗菌效果：高压氧环境下，组织内的氧分压升高，不利于厌氧菌的生长繁殖，同时可以增强白细胞的杀菌能力，从而增强抗感染效果。

（五）神经康复

高压氧在神经康复中扮演了重要角色，其疗效得到了广泛的认可。

1. 高压氧对神经康复的作用。

1）改善脑细胞缺氧状态：高压氧治疗可以增加脑组织和脑脊液内氧的含量，从而改善脑细胞缺氧状态，有助于神经的修复。

2）促进神经再生：高压氧还可以促进神经细胞的再生和修复，防止长期的神经坏死，同时有助于新生神经的生成。

3）改善脑部微循环：高压氧能迅速增加损伤脑组织的血氧分压和含量，改善脑部微循环，加速神经修复过程。

4）抑制炎症损伤：高压氧能抑制局部的缺血、缺氧性的炎症损伤，进一步促进神经的恢复。

2. 高压氧促进神经康复的疗效评估。

1）综合评估过程：高压氧促进神经康复的疗效评估是一个多方面、多指标的综合过程，涉及神经功能缺损评分、生活质量和日常活动能力、临床症状及体征的改善等。

2）标准化与个性化结合：评估工具的选择需综合考虑评估目标、权威性、适用性、可操作性和互补性，确保评估结果的准确性、客观性和全面性，同时兼顾患者的个体差异。

3）动态监测与调整：疗效评估应贯穿整个治疗过程，通过定期评估及时发现并调整治疗方案，确保最佳治疗效果。

3. 不良反应与风险管控。

高压氧治疗虽有效，但需注意耳鸣、耳闷、听力下降、氧中毒、视力影响等不

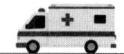

良反应，以及心血管疾病风险、气压伤、肺部损伤等其他风险，严格筛选患者，控制治疗时间与频率。

4. 治疗后护理与支持。

治疗结束后，应进行全面护理和评估，关注患者恢复情况，提供必要的指导和支持，确保患者的安全和康复效果。

5. 辅助治疗。

高压氧治疗通常与其他康复措施结合使用，如康复训练、针灸、理疗等。这些综合治疗措施能够进一步提高神经康复的效果。

三、操作流程

（一）自动体位患者的操作流程

高压氧治疗自动体位患者的操作流程见表5-11。

表5-11　高压氧治疗自动体位患者的操作流程

步骤	操作内容	注意事项
患者评估与准备	1. 确认患者身份与治疗指征：核对患者的身份信息，确保治疗适应证明确，通常包括急性一氧化碳中毒、气栓症、烧伤等。 2. 健康评估：评估患者病史，特别是呼吸系统、心血管系统等方面的情况，确认没有高压氧治疗禁忌证，如气胸、严重肺部疾病等。 3. 知情同意：与患者或其家属沟通治疗目的、风险及治疗方案，确保患者知情并签署同意书	确保患者无禁忌证，尤其是气胸、严重肺病、癫痫等。在患者签署同意书前，需详细解释治疗的全过程及可能的风险
设备检查	1. 高压氧舱设备检查：检查舱体是否完好，确认密封性、压力调节系统和氧气供应系统正常，确保设备功能符合安全标准。 2. 自动体位调整装置检查：确保自动体位调整装置可正常运行，检查电池、压力传感器等是否正常。 3. 监测设备检查：检查血氧仪、心电图、血压监测设备等是否工作正常，并连接至高压氧舱内的监控系统	高压氧舱设备检查要覆盖所有关键功能，尤其是压力调节和氧气供给系统。自动体位调整装置需要特别检查其电池电量和控制系统是否正常

步骤	操作内容	注意事项
入舱与体位调整	1. 协助患者入舱：在保证患者呼吸道通畅的前提下，帮助患者平稳进入高压氧舱。 2. 体位调整：使用自动体位调整装置将患者体位调整至舒适状态，确保体位不会影响患者的血液循环和呼吸状态。 3. 监测设备连接：确保血氧、心电图、血压等监测设备准确连接，开始实时监控患者的生命体征	入舱时要轻柔操作，避免拉扯患者插管或呼吸道设备。体位调整时，要避免压迫胸腔或导致不适
加压阶段	1. 缓慢升压：启动高压氧舱，逐步升压至目标治疗压力，升压速度应控制在 0.1~0.3ATA/min，避免突然加压造成耳痛或压力性不适。 2. 生命体征监测：实时监测患者的心率、血压、血氧饱和度等生理数据，确保无异常反应。 3. 体位调整与反馈：观察患者的舒适度和反馈，必要时调整体位，缓解因压力引起的不适	升压过程需平稳，尤其对于心肺功能不全的患者，应避免急剧变化。升压过程中，患者若有耳部不适或头晕症状，应减缓升压速度
治疗阶段	1. 维持治疗压力：一旦达到设定的治疗压力，保持稳定的压力，并持续监控患者的生命体征，包括心电图、血氧、呼吸频率等。 2. 体位调整：定期根据患者的反馈和舒适度，利用自动体位调整装置调整患者体位，避免因长时间保持一个体位而引起压疮或肌肉不适。 3. 通信设备检查：确保患者与外界的通信设备正常，以便及时反馈不适或紧急情况	在治疗过程中，生命体征的监测尤为重要，必要时及时调整治疗方案。体位的定期调整是防止压疮和增加舒适感的关键
降压与出舱	1. 缓慢降压：治疗结束后，逐步降低舱内压力至常压，降压速度控制在 0.1~0.3ATA/min。 2. 体位恢复：逐步恢复患者的体位，确保没有直立性低血压或不适反应。 3. 出舱：协助患者在稳定状态下安全离开高压氧舱，避免因突然改变压力或体位引发不适或晕厥	降压时要避免过快降压引起的头晕、耳鸣等不适反应。出舱时要确保患者处于稳定状态，避免突发不适
后续观察与记录	1. 记录治疗数据：详细记录治疗过程中每个阶段的相关数据，包括加压、维持治疗、降压过程中的压力、氧气浓度、患者的生命体征等。 2. 后续护理指导：提供相应的护理建议，如休息、饮食、避免剧烈运动等。 3. 随访安排：根据患者的恢复情况安排后续随访，评估高压氧治疗效果，并根据随访情况调整治疗方案	记录治疗过程中的所有数据是确保治疗效果和安全的重要环节。随访安排有助于评估患者的恢复情况

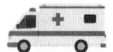

（二）有创机械通气患者的操作流程

高压氧治疗有创机械通气患者的操作流程见表5-12。

表5-12　高压氧治疗有创机械通气患者的操作流程

步骤	操作内容	注意事项
患者评估与准备	1. 确认患者身份与治疗指征：核对患者身份，确保治疗适应证明确（如急性一氧化碳中毒、气栓症、烧伤后复苏等）。 2. 机械通气评估：确认患者的有创机械通气参数（如潮气量、呼吸频率、吸气时间等）与患者的需求匹配。 3. 评估呼吸道管理：确保气管插管或气管切开通畅，无阻塞或异物。 4. 知情同意：向患者或家属解释治疗目的、风险、步骤等，取得知情同意	高压氧治疗与有创机械通气的结合要求呼吸管理特别小心，确保呼吸道通畅，不得有阻塞或压力损伤
设备检查	1. 高压氧舱检查：检查高压氧舱的气密性、压力系统、氧气供应系统等功能，确保所有设备正常工作。 2. 呼吸机检查：检查呼吸机设备是否正常，包括通气模式、潮气量、吸气时间、呼气时间等设定，确保机械通气模式符合患者需要。 3. 监测设备检查：检查并确认血氧、心电图、血压、呼吸机监控设备等连接正常	确保呼吸机与高压氧设备的气流系统无干扰，并且可以与高压氧舱内的监控设备无缝对接。检查时注意电池电量及应急设备
入舱与体位调整	1. 协助患者入舱：在呼吸机支持下，将患者平稳送入高压氧舱内。确保机械通气管道不受拉扯或压迫。 2. 确保呼吸道通畅：确保患者的气管插管或气管切开设备稳定无误。 3. 体位调整：使用自动体位调整装置调整患者体位，避免压迫大血管、呼吸道，保证通气通畅。 4. 监测设备连接：确保心电图、血氧仪、血压监测设备及呼吸机监控设备准确连接并正常工作	体位调整时，要避免对呼吸机管道产生压力，防止出现脱管、漏气或呼吸道堵塞等问题。确保患者进入舱内时状态稳定
加压阶段	1. 缓慢升压：启动加压过程，逐步升压至治疗所需压力，升压速度应控制在0.1~0.3ATA/min，以免引发患者不适。 2. 监测生命体征：持续监测心率、血氧、血压、呼吸机参数、患者的呼吸道压力等，确保没有异常反应。如有不适，应及时调节呼吸机参数。 3. 呼吸机调整：根据患者状态适时调整呼吸机的参数，如增加吸气时间或调整潮气量等。 4. 体位调整与反馈：通过自动体位调整系统实时调整患者体位，避免长期受压或引发不适	加压过程中要特别注意呼吸机的通气效果和呼吸道压力，避免过快升压对患者呼吸系统造成不良影响。特别注意检查患者的氧气供给和机械通气的匹配

步骤	操作内容	注意事项
治疗阶段	1. 维持治疗压力：在高压氧治疗阶段，保持设定治疗压力，并根据患者反应微调压力、氧气浓度等。 2. 定期检查生命体征：定时检查血氧、心电图、呼吸频率、血压及机械通气的各项参数，确保患者状态平稳，及时发现异常。 3. 呼吸机管理：适时调整呼吸机的参数，确保满足患者的通气需求。 4. 体位调整：根据患者的反馈，定期调整体位，缓解压迫或不适感。确保在治疗阶段每30分钟进行一次小幅度的体位变化。 5. 通信设备监控：确保舱内通信设备通畅，患者可随时报告不适，治疗过程中实时反馈患者的反应	在治疗过程中要严格监测机械通气的效果，确保呼吸机参数与患者生理需求相符，避免出现低氧或过度通气等问题
降压与出舱	1. 缓慢降压：治疗结束后，缓慢降低舱内压力至常压。降压速度应控制在 $0.1\sim0.3$ATA/min，避免患者出现耳部不适或头痛等症状。 2. 体位调整：根据患者反应恢复其体位，确保呼吸道通畅，避免因体位问题引发低血压或呼吸困难。 3. 呼吸机调整：逐步恢复呼吸机的常规通气模式，确保患者呼吸正常，避免因呼吸道压力变化引发不适。 4. 出舱：协助患者平稳出舱，确保出舱过程中气道设备无损坏或松脱	降压过程必须缓慢进行，尤其对机械通气患者而言，急剧降压可能引发严重的不良反应。出舱时确保患者呼吸道设备完好
后续观察与记录	1. 记录治疗数据：详细记录治疗过程中每个阶段的参数，包括加压时间、氧气浓度、治疗压力、呼吸机设置、患者生命体征等。 2. 后续护理：根据患者的恢复情况，提供相关护理建议，如静养、营养支持、避免剧烈活动等。 3. 随访安排：安排后续随访，评估治疗效果，并根据患者的恢复情况调整治疗方向	详细的记录对于后期的治疗调整非常重要，随访安排有助于评估高压氧治疗的长期效果，确保患者的康复进程

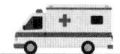

（三）意识障碍患者的操作流程

高压氧治疗意识障碍患者的操作流程见表 5-13。

表 5-13　高压氧治疗意识障碍患者的操作流程

步骤	操作内容	注意事项
患者评估与准备	1. 确认患者身份与治疗指征：核对患者身份信息，确保治疗指征明确。常见适应证包括一氧化碳中毒、急性气栓症、烧伤、急性脑血等引起的意识障碍。 2. 意识障碍评估：评估患者的意识障碍程度，记录患者的格拉斯哥昏迷评分（Glasgow coma score，GCS）及其他神经学评估指标，判断是否适合进行高压氧治疗。 3. 评估生命体征与基础病史：检查患者的生命体征、病史，确认无禁忌证（如气胸、严重肺部疾病等）。 4. 知情同意：与患者家属或代理人沟通，解释治疗目的、风险、可能的效果，并确保签署知情同意书	意识障碍患者的评估尤为重要，尤其需要评估患者的基础病史，了解是否存在呼吸系统或心血管系统的并发症，避免高压氧对这些系统造成不良影响
设备检查	1. 高压氧舱检查：检查舱体是否完好，确保舱内氧气浓度、压力系统正常，进行气密性测试。 2. 生命体征监测设备检查：确保患者生命体征监测设备（心电图、血氧、血压监测等）正常工作，并且连接到舱内监控系统。 3. 监测设备准备：检查舱内的通信设备、呼吸机（如有）、氧气供给系统等设备，确保能随时应急使用	确保所有监测设备准确、稳定，对于意识障碍患者，监测设备和通信设备尤其重要，以便及时发现任何生命体征异常并做出调整
入舱与体位调整	1. 协助患者入舱：对于重度意识障碍患者，需两名以上护士协助，确保患者安全进入高压氧舱。 2. 确保呼吸道通畅：确保患者的呼吸道通畅，若患者已经插管，则确认插管稳固，避免脱管或误吸。 3. 体位调整：根据患者病情选择合适的体位，保持通气顺畅，避免造成压迫或呼吸道不通。可以通过舱内自动体位调整设备进行调整。 4. 安装监测设备：确保患者心电图、血氧仪、血压监测设备连接完毕，并实时监控患者的生命体征	体位调整时需特别小心，以免造成呼吸道压迫或不适，意识障碍患者可能无法自行表达不适，必须通过设备和生命体征来监控其状态

步骤	操作内容	注意事项
加压阶段	1. 缓慢升压：启动加压过程，逐渐升压至治疗所需的压力，升压速度控制在 0.1~0.3ATA/min，以避免引起耳部不适、头痛或焦虑反应。 2. 监测生命体征：实时监测患者的心率、血压、血氧、呼吸频率等数据，确保其生理状态稳定。特别注意观察患者的氧合情况和通气效果。 3. 监测意识状态变化：虽然患者有意识障碍，但仍需观察是否有意识改善或改变的迹象，尤其是 GCS 的变化。 4. 体位调整与反馈：定期通过体位调整系统调整患者体位，避免因长时间处于同一位置导致压疮或循环不良	在加压过程中，密切监测患者的生命体征，特别是氧合情况，意识障碍患者可能无法表达不适，因此监测至关重要
治疗阶段	1. 维持治疗压力：治疗阶段保持设定的治疗压力，确保治疗的持续性。 2. 生命体征实时监测：继续监测患者的生命体征（如心电图、血氧、血压等）和呼吸情况，确保氧合充分，呼吸道通畅。 3. 呼吸管理：若患者需要机械通气，确保呼吸机的设置与患者的呼吸需求相匹配。 4. 体位调整：根据患者的舒适度和生命体征，定期调整体位，以减少因长时间保持一个体位带来的不适或压疮。 5. 监测意识变化：注意观察患者是否有意识恢复的迹象，通过 GCS 和行为反应评估意识水平的变化	维持治疗压力时，要根据患者的具体情况和耐受性调整参数。对意识障碍患者，要通过监测设备获取关于其意识状态的重要信息
降压与出舱	1. 缓慢降压：治疗结束后，逐步降低舱内压力至常压，降压速度应控制在 0.1~0.3ATA/min，避免引起不适或生理反应。 2. 体位恢复与监测：降压过程结束后，恢复患者体位，确保血压稳定，避免因体位改变引发低血压或晕厥等问题。 3. 呼吸道管理：若患者需要继续有创机械通气或呼吸支持，保持呼吸道设备稳定，避免脱管或呼吸道堵塞。 4. 出舱操作：协助患者安全出舱，确保患者在意识障碍状态下，呼吸道设备稳定，避免任何意外	降压过程必须缓慢进行，尤其是在意识障碍患者中，快速降压可能会引发其他生理反应，如头晕或低血压等。出舱时要确保患者稳定，避免脱管等问题

步骤	操作内容	注意事项
后续观察与记录	1. 记录治疗过程：详细记录治疗过程中每个阶段的参数，包括升压、维持压力、降压时间、氧气浓度、生命体征等，特别注意 GCS 和患者的意识变化。 2. 评估治疗效果：根据患者的意识恢复情况、生命体征，氧合情况等评估治疗效果。如果有意识恢复，及时通知医生并制订后续计划。 3. 随访安排：根据患者的恢复情况安排后续随访，确保疗效的持续性并及时调整治疗方案	记录过程中的所有数据对于后续随访和评估治疗效果至关重要，随访安排能够帮助追踪患者的恢复情况，及时调整后续治疗

四、安全与风险管理

（一）高压氧治疗的潜在风险及其控制措施

1. 氧中毒。

1）机制与表现：氧中毒是高压氧治疗中常见的风险之一。当人体吸入高浓度氧气后，血液中的氧分压显著升高，可能导致过量氧气积累，从而对身体的不同系统产生毒性影响。氧中毒主要分为两种类型：中枢神经系统（central nervous system，CNS）氧中毒和肺部氧中毒。

（1）中枢神经系统氧中毒通常表现为癫痫发作、意识障碍、视觉异常、头晕、恶心、呼吸急促、肌肉震颤等症状。

（2）肺部氧中毒主要表现为胸痛、干咳、呼吸困难、肺顺应性降低等症状，可能对肺泡造成长期损伤。

2）控制措施：严格控制氧气浓度和暴露时间，通常推荐治疗时间不宜过长，每次治疗前后应评估患者的氧中毒风险。在治疗过程中密切监测患者生命体征，一旦发现异常应立即采取措施，如降低氧气浓度或中止治疗。对于有中枢神经系统疾病或呼吸系统疾病的患者，应特别注意，必要时采用间歇性氧气疗法，以降低氧中毒的风险。

2. 气压损伤。

1）机制与表现：在高压环境下快速升降压可能引发气压损伤，这种损伤主要影响空气腔结构（如耳部、鼻窦、肺部）及人体组织。

（1）耳压伤：舱内气压变化可能引起中耳腔压力不平衡，导致鼓膜受损或疼

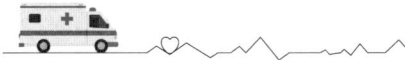

痛，严重时可能引发鼓膜破裂。

（2）鼻窦压力损伤：鼻窦内的压力调节不平衡可能导致疼痛和不适。

（3）肺部损伤：快速升压或降压可能引发肺泡破裂，导致气胸、皮下气肿等严重情况。

2）控制措施：在治疗前，对患者进行耳鼻喉检查，排除存在耳部疾病或鼻窦炎症的风险。治疗过程中，需缓慢调整舱内压力。对于有慢性耳鼻喉疾病的患者，应进行适当干预或调整治疗方案，以减轻气压变化带来的影响。在治疗过程中引导患者进行吞咽、打哈欠等动作，帮助缓解耳部压力。

3. 视网膜损伤。

1）机制：长时间处于高压氧环境中可能导致视网膜的微血管发生氧化应激反应，尤其是对已有糖尿病视网膜病变的患者可能存在更高的风险。这种情况可能导致视物模糊、视网膜出血或其他视力损伤。

2）表现：视物模糊、视野变窄、眼部疼痛或不适等。

3）控制措施：在治疗前，对患者进行眼科检查，明确是否存在基础眼部疾病，并评估高压氧对其的风险。在治疗中，合理调整氧气浓度和治疗时间，尽可能减少长时间暴露带来的眼部风险。

4. 肺部损伤。

1）机制：在高压氧环境中，肺部暴露于高氧压下，可能引发肺泡损伤、肺水肿或肺气肿等问题。特别是对于已有慢性阻塞性肺疾病或其他肺部基础疾病的患者，风险更高。

2）表现：胸痛、呼吸困难、咳嗽、肺顺应性降低等症状。严重时可能导致呼吸衰竭。

3）控制措施：在治疗前对患者进行详细的肺功能评估，明确肺部疾病史。对于有肺部疾病的患者，应考虑其他替代治疗方式或调整治疗方案，降低氧浓度和压力变化幅度。

5. 心血管系统的风险。

1）机制：高压氧可能对心血管系统产生一定的影响，特别是对于心脏病患者可能引发心律失常、血压波动等问题。

2）表现：心悸、胸痛、血压升高或降低等。

3）控制措施：在治疗前进行全面的心血管评估，对存在心血管疾病的患者进行个性化治疗方案调整。在治疗中密切监测心电图和血压变化，确保及时应对可能

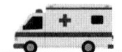

出现的心血管事件。

6. 精神和心理影响。

1）机制：部分患者可能因高压氧环境引发焦虑、恐慌或其他心理不适。这种情况尤其容易发生在初次接受治疗的患者中。

2）表现：焦虑、恐惧、头痛、困倦等。

3）控制措施：在治疗前与患者进行充分的沟通和心理疏导，帮助其了解治疗过程和可能的反应。提供舒适的治疗环境，并在治疗过程中与患者保持沟通，以减轻其心理压力。

7. 火灾风险。

1）原因：高压氧环境中氧气浓度极高，极易引发火灾。任何易燃物接触高氧环境都会增加火灾或爆炸的风险。

2）表现：火灾、爆炸，可能造成严重的人员伤亡。

3）控制措施：严格控制舱内物品，禁止携带任何易燃物进入治疗舱。确保所有设备符合防火标准，定期检查氧气供应系统的密封性，防止氧气泄漏。对操作人员进行严格的防火和紧急应对培训，确保在突发火灾时能迅速应对。

8. 不适用人群风险。

1）特定人群的风险：高压氧治疗并非适用于所有患者。以下人群可能存在更高的风险或禁忌证。

（1）肺气肿或气胸患者：高压氧可能加剧气胸或引发肺泡破裂。

（2）癫痫患者：可能因氧中毒引发癫痫发作。

（3）孕妇：高压氧对胎儿的影响尚未完全明确，需慎重使用。

（4）严重心血管疾病患者：可能引发心律失常等问题。

2）控制措施：在治疗前对患者进行严格筛查，确保其符合高压氧治疗的适应证。针对有特殊情况的患者，必须根据医生的建议进行个性化治疗。

9. 过敏反应和局部反应。

1）原因：个别患者可能对高压氧舱设备中的材料产生过敏反应，导致皮肤瘙痒、红肿或其他过敏症状。此外，局部治疗可能会导致轻微的不适。

2）表现：皮肤瘙痒、局部红肿、呼吸道反应等。

3）控制措施：在治疗前进行过敏史调查，避免使用可能引发过敏反应的材料或设备。若出现过敏反应，应立即停止治疗，并根据情况采取相应的处理措施。

10. 长期治疗风险。

长期进行高压氧治疗的患者可能出现慢性的不良反应，包括肺功能下降、视力

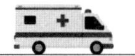

变化等，主要表现为慢性疲劳、免疫力下降、视觉异常等。

（二）安全操作规程

1. 设备管理和维护。

1）设备检查与维护。

（1）定期检查：所有高压氧设备必须定期接受检查，涵盖气密性测试、氧气浓度监测、压力调节系统和报警系统等关键方面。检查应至少每月执行一次，并详细记录结果。

（2）维护保养：设备的维护工作应由具备专业培训的技术人员负责。所有维修和保养记录应妥善保存，以便随时查阅，确保设备始终保持最佳工作状态。

（3）报警装置：高压氧舱必须配备包括压力、氧气浓度和温度在内的报警装置。这些装置需要定期进行测试，以保证在出现异常情况时能够立即发出警报。

2）氧气供应系统。

（1）氧气质量：使用的氧气必须符合医疗级纯氧标准，并定期进行质量检测，确保无污染物或有害杂质。

（2）供氧系统密封性：供氧系统应保持良好的密封性，以防止氧气泄漏。应定期检查管道、阀门和接头的密封状况。

2. 操作人员要求。

1）专业资质。

（1）培训与考核：所有操作高压氧舱的人员必须接受专业培训，内容包括设备操作、氧气管理、急救技能和应急处理等。操作人员应通过严格的考核，并获得相应的资格证书后方可上岗。

（2）继续教育：定期对操作人员进行安全培训和技能更新，确保他们熟悉最新的操作规程和安全知识。

2）人数要求。在执行高压氧治疗时，至少应有两名以上专业操作人员在场，其中一人负责舱内操作，另一人负责舱外监控，以确保能够迅速应对任何突发情况。

3. 患者管理与评估。

1）治疗前评估。

（1）健康评估：在进行高压氧治疗前，应对每位患者进行详细的健康评估，包括心肺功能、耳鼻喉科、眼科检查等。对有气胸、严重心肺疾病、癫痫、孕妇等特殊情况的患者，应根据具体情况决定是否进行治疗。

（2）知情同意：在治疗前，患者需签署知情同意书。操作人员应向患者详细讲

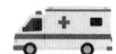

解治疗过程、可能的风险和注意事项，确保患者知情并自愿接受治疗。

2）治疗中监控。

（1）生命体征监测：在治疗过程中，应持续监测患者的心率、呼吸频率、血压和血氧饱和度等生命体征。若发现异常情况，应立即采取相应的措施。

（2）心理支持：对初次接受高压氧治疗的患者，应提供心理支持和疏导，帮助其缓解紧张和焦虑情绪。必要时可使用镇静剂，但需在医生指导下使用。

4. 治疗过程操作规程。

1）气压调节。

（1）升压阶段：治疗开始时，应缓慢升压，使舱内气压逐步达到目标值。升压速度应控制在患者能够适应的范围内，以防止因压力变化过快而导致耳压伤等不适。

（2）稳压吸氧阶段：在达到目标气压后，保持稳定的压力和氧气浓度，进行治疗。其间应根据患者的反应及时调整治疗参数。

（3）降压阶段：治疗结束时，应缓慢降压，使舱内气压逐步恢复至常压状态。降压速度应控制在安全范围内，避免因快速减压引起气压伤害。

2）氧气浓度控制。

（1）浓度调节：根据患者的具体情况和治疗目标，控制氧气浓度在安全范围内，避免过度暴露引发氧中毒。通常情况下，氧气浓度应在治疗过程中保持在100%。

（2）间歇性吸氧：对于某些高风险患者，可以采取间歇性吸氧的方法，即在持续吸入纯氧的过程中给予短暂的低氧休息时间，以降低氧中毒的风险。

5. 环境管理与安全控制。

1）防火防爆措施。

（1）禁止明火：高压氧环境中严禁使用明火，舱内不得携带打火机、火柴等易燃物品。

（2）防火设备：舱内应配备符合标准的防火设备，并定期检查其有效性。所有进入舱内的设备和材料应具有防火性能。

（3）氧气泄漏检测：定期检测舱内和周围的氧气浓度，确保其处于安全范围内。若发现氧气泄漏，应立即采取封闭和通风措施，避免引发火灾。

2）舱内环境控制。

（1）温度与湿度：保持舱内适宜的温度和湿度，防止因过高或过低的温湿度对患者造成不适或增加火灾风险。

（2）空气质量：确保舱内空气清洁，避免污染物或有害气体的积聚。氧气供应

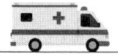

管道和过滤系统应定期清洁和更换。

6. 应急处理程序。

1）常见突发情况的处理。

（1）氧中毒反应：若患者在治疗过程中出现头痛、恶心、肌肉抽搐或意识丧失等氧中毒症状，应立即降低氧气浓度或中止治疗，并转移患者至普通环境进行观察和治疗。

（2）气压伤害：若患者出现耳痛、鼻窦疼痛或呼吸困难等气压伤害表现，应立即缓慢降压，并视情况进行耳鼻喉科干预。

（3）设备故障：当设备出现故障时，应立即停止治疗并检查故障原因。若故障无法及时修复，应将患者转移至备用设备或正常环境，确保患者安全。

（4）火灾应急：若发生火灾，应立即切断氧气供应并启动灭火设备。迅速疏散患者，并按应急预案进行处理。

2）患者突发症状的处理。

（1）心脏问题：若患者出现心律失常、胸痛或其他心脏症状，应立即中止治疗，给予急救措施并联系医疗团队进行进一步处理。

（2）心理应激反应：若患者在治疗中出现焦虑、恐慌等反应，应进行心理安抚，必要时使用药物干预。

7. 记录与档案管理。

1）治疗记录。每次治疗结束后，应详细记录患者的治疗时间、气压、氧气浓度、生命体征变化以及可能出现的不良反应和处理情况。记录应保存完整，并供日后查阅和分析。

2）设备记录。所有设备的维护、保养、故障和维修记录应保存，以便于设备管理和故障分析。定期对设备进行全面检查，并将检查结果记录在案。

（三）应急处理流程

1. 氧中毒应急处理流程。

1）迅速降低氧气浓度：一旦患者出现氧中毒症状，应立即降低舱内氧气浓度。对于中枢神经系统氧中毒，应迅速切换至空气呼吸，或调整至安全的氧浓度水平。

2）中断治疗并降低压力：根据情况，中断治疗并逐步将舱内压力降至正常水平，以减轻氧中毒的持续影响。

3）转移至安全环境：将患者移至普通氧气或空气环境，并持续监测其生命体征，包括心率、血压、呼吸频率和血氧饱和度。

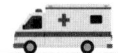

4）紧急医疗干预：对于严重的氧中毒反应（如癫痫发作），必须立即提供急救支持，包括呼吸道管理和抗癫痫药物的应用，必要时执行心肺复苏。

5）后续评估与观察：在急性症状缓解后，应对患者进行全面评估，以确定是否需要调整后续治疗方案。

2. 气压伤害应急处理流程。

1）立即减缓气压变化：若患者在升压或降压过程中出现耳痛或呼吸困难等症状，应立即减缓压力变化速度，帮助患者适应压力变化。

2）指导患者排气：引导患者通过吞咽、咀嚼或打哈欠等方式缓解耳部压力不适。若症状持续或加重，应停止升压或降压。

3）降压并检查：逐步降低舱内压力至正常大气压，检查患者的耳鼻喉情况，必要时转介耳鼻喉科进行进一步处理。

4）处理肺部气压伤：如果患者出现呼吸急促、胸痛或其他肺部损伤症状，应立即降压并停止治疗，转移至普通氧气环境。根据情况，可能需要吸氧、胸部影像学检查或紧急胸腔引流等。

5）后续管理：患者症状缓解后，应进行全面评估，确定是否存在气压伤害后遗症，调整治疗方案或避免再次高压氧治疗。

3. 设备故障应急处理流程。

1）立即停止治疗：在设备出现故障时，应立即停止高压氧治疗，逐步降低舱内压力至大气压，以防止患者受到进一步伤害。

2）切换至备用设备：若设备故障无法迅速修复，应将患者转移至备用高压氧设备或普通氧气治疗环境，确保患者继续获得必要的支持。

3）检查和修复：专业技术人员应迅速对设备进行检查和修复，查明故障原因并采取相应的修复措施。未经维修或未确认安全的设备不得继续使用。

4）记录故障情况：详细记录故障的类型、发生时间、处理措施和修复结果，以便后续检查和预防类似问题的发生。

4. 火灾和爆炸风险应急处理流程。

1）立即切断氧气供应：一旦发现火灾或存在爆炸风险，应迅速切断氧气供应，以防止火势蔓延。

2）启动专用灭火系统：采用符合高压氧环境标准的灭火设备进行灭火。舱内灭火装置必须专门设计用于高氧环境，切勿使用常规灭火器。

3）迅速疏散患者：立即引导患者离开高压氧舱，转移到安全地带，并立即检查其生命体征。

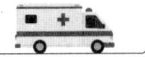

4）报警并启动应急预案：立即联系消防部门，并启动医院的应急预案，确保火灾或爆炸事件得到彻底控制。

5）进行后续检查与预防措施：火灾或爆炸事件处理完毕后，应对相关设备进行全面检查和维护。同时，对所有操作人员进行复训，以增强防火意识和提升应急处理技能。

5. 患者突发症状应急处理流程。

1）立即中止治疗并降压：一旦患者出现突发症状，应立即停止治疗，并逐步将舱内气压降至正常大气压。

2）密切监测生命体征：在急性症状发生时，应密切观察患者的生命体征，包括心率、血压、呼吸频率和血氧饱和度，并及时采取必要的急救措施。

3）采取急救措施：根据患者的具体症状，采取相应的急救措施。例如，对于心律失常，可能需要药物治疗或电击复律；对于呼吸困难，应提供面罩供氧或进行呼吸道管理。

4）紧急转送至急诊科：若患者状况紧急，应立即将其转送至急诊科接受进一步治疗。

5）提供心理支持：对于表现出焦虑或恐慌的患者，应给予心理支持和安慰，必要时可使用镇静剂。

6. 安全记录与总结。

每次应急事件处理结束后，应详细记录事件的经过、所采取的措施、患者的反应以及后续的跟踪情况。所有记录应妥善保存，以便日后分析和总结。定期进行安全评估和演练，总结经验教训，优化应急流程和安全操作规程，确保未来能更有效地预防和处理类似事件。

五、最新研究与发展

高压氧治疗是一种在高于标准大气压的环境中，让患者吸入高浓度氧气以改善身体组织缺氧状态、促进细胞修复和功能恢复的治疗方法。其最新应用涵盖了多个医疗领域，以下是一些具体的应用实例和趋势。

（一）医疗领域的新应用

1. 缺血缺氧性疾病：常见于救治如溺水、电击等意外事件造成的心肺复苏成功后的脑部缺氧，使用高压氧治疗。

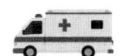

2. 中毒性疾病：多见于有毒气体中毒患者，如一氧化碳中毒，高压氧治疗能促进 HbCO 解离，加速有毒气体排出，降低其对机体的损害，显著降低致残率和死亡率。

3. 创伤性疾病：如脊髓损伤、骨折愈合不良、颅脑损伤等，高压氧治疗能促进损伤恢复，加速组织修复。一些手术后，如自体细胞移植术后、皮瓣移植术后，高压氧可以促进细胞生长及伤口愈合。

4. 神经系统疾病：如脑炎、多发性硬化等，高压氧治疗能改善神经组织的缺氧状态，促进神经功能恢复。对于昏迷、偏瘫以及失语患者的治疗也起到了重要的作用。

5. 耳鼻喉科疾病：如突发性聋、耳鸣等，高压氧治疗能改善内耳微循环，促进听力恢复。

6. 其他：高压氧治疗还广泛应用于糖尿病足、放射性损伤（如放射性膀胱炎、放射性直肠炎、放射性脑损伤、放射性骨髓炎等）、高原反应等多种疾病的治疗中。

（二）抗衰老领域的探索

近年来，随着对氧与细胞关系研究的深入，高压氧治疗在抗衰老领域的探索也取得了显著进展。以色列特拉维夫大学的 Shai Efrati 教授团队的研究表明，高压氧治疗能够延长血细胞端粒长度，减少衰老细胞数量，促进细胞的更新与修复。这一发现为抗衰老医学提供了重要的科学依据，并引发了国际科学界的广泛关注。

（三）日常疗养的应用

随着健康产业的发展和人们对医疗保健的追求，高压氧舱也开始向民用化发展，逐步应用到日常健康疗养方面。例如，运动后恢复、术后伤口恢复、产后恢复及缓解高原反应等，都可以通过高压氧治疗来辅助改善身体状况。

高压氧治疗在医疗领域的应用范围不断扩大，不仅在传统疾病治疗中发挥着重要作用，还在抗衰老和日常疗养方面展现出新的潜力。然而，患者在接受治疗前应充分了解其适应证和禁忌证，并在专业医生的指导下进行治疗。

第六章
金属、非金属及化合物中毒的处理技术

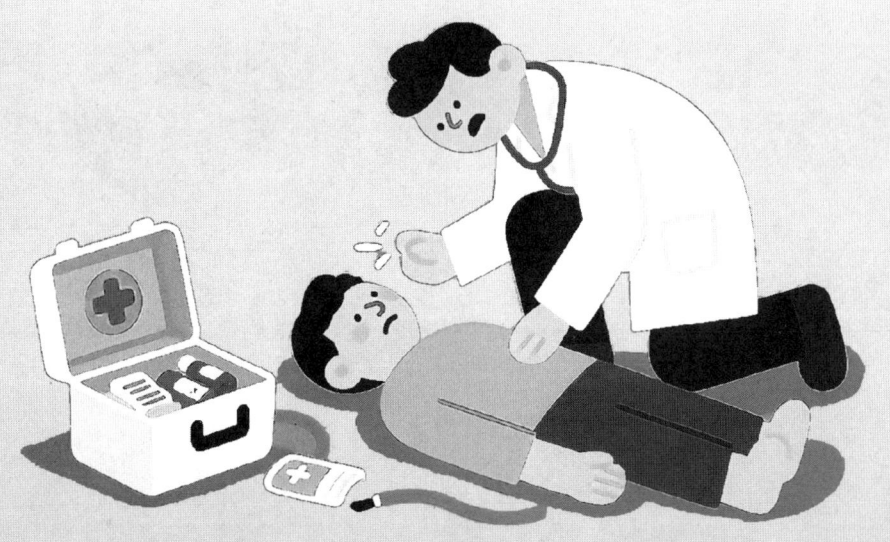

金属、非金属及其化合物在工业、农业、医疗及日常生活中广泛应用，但其毒性可能对生物体造成急性或慢性损害，从而危害健康。

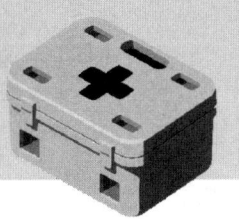

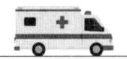

第一节　金属中毒

一、急性铊中毒

急性铊中毒指短时间内接触高剂量铊（Thallium，Tl）或其化合物引起的全身性中毒，以神经系统、消化系统和皮肤毛发损害为特征。铊是一种剧毒重金属，毒性高于铅和汞，致死剂量成人为 10~15mg/kg，儿童更敏感。

（一）接触途径

1. 消化道摄入（最常见）。

1）误食被铊污染的食品、水或药物（如铊盐曾被用作杀鼠剂或杀虫剂）。

2）投毒（铊无色无味，易被混入食物）。

2. 呼吸道吸入：职业接触（铊冶炼、电子工业、玻璃制造等）。

3. 皮肤吸收：接触含铊的粉尘或溶液（如某些农药）。

（二）中毒机制

1. 干扰钾离子代谢：铊与钾离子化学性质相似，可竞争性取代钾离子，影响 Na^+-K^+-ATP 酶活性，导致细胞膜电位紊乱。

2. 抑制酶系统：破坏线粒体氧化磷酸化，抑制三羧酸循环，导致能量代谢障碍。

3. 与巯基（-SH）结合：铊与蛋白质中的巯基结合，影响多种酶（如丙酮酸激酶）的功能。

4. 直接损伤组织：对神经系统、毛囊、胃肠道黏膜有直接毒性作用。

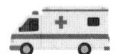

（三）临床表现

1. 潜伏期。通常 12~24 小时，但可达数天。

2. 神经系统症状。

1）周围神经炎：四肢远端麻木、刺痛、肌无力，严重者瘫痪。

2）中枢神经损害：头痛、嗜睡、抽搐、昏迷。

3）特征性表现：足底灼痛（烧灼足综合征）。

3. 消化系统症状。

1）恶心、呕吐、腹痛、腹泻（易误诊为胃肠炎）。

2）严重者可出现消化道出血。

4. 脱发（最具特征性）。中毒后 1~3 周出现弥漫性脱发，包括头发、眉毛、腋毛等。

5. 其他表现。

1）皮肤表现：皮疹、指甲出现 Mees 线（横向白色条纹，又称为欧德里奇线），为确诊铊中毒的重要依据。

2）心血管系统症状：心律失常、血压升高。

3）肝肾损害：肝功能异常、蛋白尿。

（四）处理原则

1. 立即终止接触。脱离污染环境，清洗皮肤或黏膜。

2. 减少吸收。

1）口服中毒：催吐（仅限清醒者）、洗胃（可用 1% 碘化钠或普鲁士蓝溶液，与铊反应形成不溶性铊盐）。

2）导泻：口服活性炭（吸附铊）+硫酸镁（促进排出）。

3. 特异性解毒剂（普鲁士蓝）。可溶性普鲁士蓝是目前治疗铊中毒首选药物，口服后可结合肠道内的铊，形成不溶性复合物随粪便排出。剂量 250mg/（kg·d），分 4 次口服。注意二巯丙醇（British anti-lewisite，BAL）无效，且可能加重神经毒性。

4. 促进排出。

1）补钾：需谨慎，低钾可加重铊毒性，但补钾过量可能促进铊进入细胞。

2）血液净化：血液灌流或血液透析（尤其是肾衰竭者），血液灌流联合普鲁士

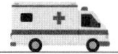

蓝解毒是目前认为最有效治疗铊中毒的方法。

5. 对症支持。

1）神经痛：加巴喷丁、阿片类镇痛药。

2）呼吸衰竭：机械通气。

（五）处理流程

急性铊中毒的处理流程见表6-1、图6-1。

表6-1 急性铊中毒的处理流程

流程	操作说明
现场急救	1. 脱离中毒环境：立即将患者移出铊污染场所，避免继续接触毒物。 2. 立即拨打120，保持呼吸通畅，呼吸心搏骤停的患者立即心肺复苏。 3. 皮肤清洗：如皮肤接触铊化合物，应用大量流水彻底冲洗。 4. 催吐：对于口服铊中毒的患者，如意识清醒，可使用筷子或压舌板刺激咽喉部催吐
院内急救	1. 评估：生命体征、意识状态。 2. 常规处置：吸氧，实验室检查，急查尿铊浓度、血常规、血气分析、肝肾功能、电解质等，了解患者中毒程度及全身状况。 3. 洗胃：1%碘化钠或碘化钾溶液洗胃，形成不溶性碘化铊，减少铊的吸收。 4. 导泻：硫酸镁溶液灌肠，加速铊元素随粪便排出。 5. 药物治疗：水化利尿，适时补钾，口服普鲁士蓝，同时给予保肝、清除氧自由基、B族维生素营养神经、补充微量元素及改善微循环等治疗。 6. 血液净化：血液灌流+血液透析治疗。 7. 对症支持治疗：维持呼吸、循环功能，保护肝、肾、心脏等脏器

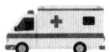

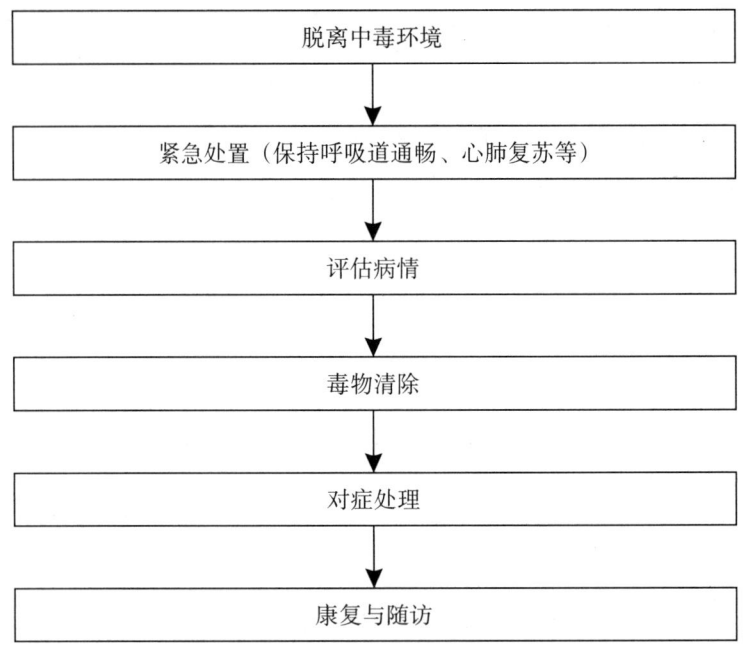

图 6-1　急性铊中毒的处理流程

二、急性汞中毒

急性汞中毒指短时间内接触高浓度汞蒸气（>1.0mg/m³）或其化合物，潜伏期短、进展快，以中枢神经系统、呼吸系统、肾脏等多器官损伤为主的急性中毒性疾病。

（一）接触途径

1. 吸入（最常见）：

1）金属汞蒸气（如打破体温计、工业冶炼）。

2）无机汞化合物粉尘（如雷汞、硝酸汞）。

2. 口服：误服含汞化合物（如升汞/氯化汞、中药朱砂）。

3. 皮肤/黏膜吸收：有机汞（如甲基汞）可通过皮肤或伤口吸收。

（二）中毒机制

1. 汞蒸气：脂溶性高，易透过血-脑屏障，与巯基（-SH）结合，抑制酶活性，导致中枢神经系统氧化损伤。

2. 无机汞盐（如升汞）：腐蚀消化道，与蛋白质结合引起肾小管坏死，导致急性肾衰竭。

3. 有机汞（如甲基汞）：主要损害神经系统，干扰神经元代谢。

（三）临床表现

1. 吸入性中毒（金属汞蒸气）。

1）呼吸系统：咳嗽、胸痛、呼吸困难，严重者出现化学性肺炎或肺水肿。

2）神经系统：头痛、震颤、兴奋异常，甚至昏迷。

3）口腔：金属味、牙龈炎、唾液增多。

2. 口服中毒（无机汞盐）。

1）消化道：剧烈腹痛、呕吐血性物、腹泻（水样或血便）。

2）肾脏：24小时内出现少尿、蛋白尿，进展为急性肾小管坏死。

3）心血管：休克、心律失常。

3. 有机汞中毒（潜伏期长，急性少见）：共济失调、视野缩小、听力障碍、精神异常。

（四）处理原则

1. 立即终止接触。

1）吸入中毒：转移至空气新鲜处，吸氧。

2）皮肤污染：用流水或肥皂水彻底清洗。

3）口服中毒：忌催吐，以免导致防穿孔，立即洗胃（早期可用5%活性炭或蛋白液结合汞）。

2. 解毒剂。

1）二巯基丙磺酸钠（DMPS）或二巯丁二酸（DMSA）：首选，静脉或口服给药。

2）青霉胺（备用，需进行青霉素皮试）：有机汞中毒可试用，但效果有限。

3. 对症支持治疗。

1）肾损伤：补液、利尿，必要时血液透析。

2）消化道腐蚀：禁食，胃肠外营养。

3）神经系统症状：镇静、脱水降颅压。

4. 监测与随访。血汞、尿汞检测（正常尿汞<0.01mg/L），长期随访肾功能和神经功能。

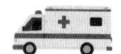

（五）处理流程

急性汞中毒的处理流程见表6-2。

表6-2　急性汞中毒的处理流程

流程	操作说明
现场急救	1. 迅速脱离中毒环境：立即将患者移出汞污染场所，避免继续吸入或接触汞蒸气或汞化合物。 2. 立即拨打120，保持呼吸通畅，呼吸心搏骤停的患者立即心肺复苏。 3. 皮肤与衣物处理：脱去被污染的衣物，用流水或肥皂水彻底清洗皮肤和头发，防止汞继续吸收。 4. 避免催吐：口服汞中毒时，切勿催吐，可加重消化道损伤。 5. 环境的处理：要将汞珠使用专用容器收集特殊处理，防止汞珠挥发到房间空气中
院内急救	1. 评估：生命体征、意识状态。 2. 常规处置：吸氧，实验室检查，急查尿汞及血汞浓度、血常规、血气分析、肝肾功能、电解质等，了解患者中毒程度及全身状况。 3. 洗胃与导泻：对口服汞中毒的患者，应尽早进行洗胃，使用温水或生理盐水，之后给予导泻剂以促进汞的排出。 4. 驱汞治疗：使用驱汞药物，如二巯基丙磺钠或二巯丁二钠，根据患者病情和中毒程度调整剂量和疗程。 5. 对症支持治疗：针对不同症状进行对症支持治疗，如保护肝肾功能、处理肺部病变等，提供营养支持，密切监测生命体征，必要时进行机械通气。 6. 血液净化：血液灌流+血浆置换治疗。 7. 监测与观察：定期进行血汞、尿汞等生物监测，观察病情变化，及时调整治疗方案

三、急性铅中毒

（一）概念

急性铅中毒指短时间内接触大量铅或其化合物，导致血液和组织中铅浓度急剧升高，引发以神经系统、消化系统和血液系统损害为主的全身性疾病。与慢性铅中毒不同，急性中毒起病急骤，症状严重，需紧急处理。

人体中只要检测到铅就代表存在铅污染，急性铅中毒可能发生在摄入有毒的铅盐

（如醋酸铅或四氧化三铅）之后。然而，大多数口服铅中毒患者是由于长时间少量摄入含铅物质造成的，如受铅污染的灰尘或土壤、涂料薄片、食物、药物或含铅异物。

（二）接触途径

1. 呼吸道吸入。

1）职业暴露：铅冶炼、焊接、电池制造、油漆喷涂等作业中吸入铅烟或铅尘。

2）环境暴露：燃烧含铅物质释放的烟雾，如含铅汽油、废旧电子产品等。

2. 消化道摄入。

1）误服含铅物质，如含铅涂料碎片、含铅玩具、传统药物（如红丹、密陀僧）。

2）污染食物/水源，如用铅污染容器盛放酸性食物或饮料。

3. 皮肤接触（少见）。完整皮肤的平均铅吸收率为 0.06%，有机铅化合物（如四乙基铅）比无机铅的吸收率要高得多。皮肤接触铅是工作人员铅中毒的潜在原因，部分患者因使用含铅化妆品而发生皮肤接触铅中毒。铅也有可能经结膜接触而被人体吸收。

4. 其他。铅也可经胎盘传递给胎儿。在妊娠过程中，铅很容易通过胎盘屏障进入胎儿体内。研究发现，母乳与母体血液中的铅含量并非线性关系，当母体血液中的铅含量达到 $40\mu g/dL$ 时，母乳就成为新生儿接触铅的重要来源。

（三）中毒机制

1. 干扰血红素合成：铅抑制 δ-氨基乙酰丙酸脱水酶（ALAD）和血红素合成酶，导致血红素合成障碍，尿中 δ-氨基乙酰丙酸（δ-ALA）和粪卟啉升高，引发贫血。

2. 氧化损伤：铅诱导自由基生成，导致细胞膜脂质过氧化，损害神经、肝、肾等组织。

3. 钙离子通道干扰：铅替代钙离子，影响神经递质释放和细胞信号传导，导致神经功能障碍。

4. 直接细胞毒性：铅与蛋白质巯基结合，破坏酶功能，损害线粒体能量代谢。

（四）临床表现

1. 消化系统症状。

1）剧烈腹痛：铅绞痛，常为阵发性脐周或下腹绞痛。

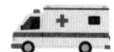

2）恶心、呕吐、便秘，偶见腹泻。

3）口腔金属味、齿龈铅线（蓝灰色线条），多见于慢性中毒。

2. 神经系统症状。

1）头痛、眩晕、烦躁、失眠。

2）严重者出现脑水肿，出现抽搐、昏迷甚至死亡。

3）周围神经病变，如腕下垂、足下垂，多见于慢性中毒。

3. 血液系统症状。

1）轻度中毒：小细胞正常色素性贫血。

2）中度中毒：中度贫血和溶血，多面色苍白。

3）重度中毒：嗜碱性粒细胞增多，贫血严重，患者合并溶血、面色苍白、心动过速和休克。

4. 其他症状。

1）肝肾功能损害，出现少尿、黄疸。

2）儿童急性中毒更易出现脑病，表现为行为异常、学习障碍。

（五）处理原则

1. 立即脱离接触。脱离污染环境，更换污染衣物，清洗皮肤或黏膜。

2. 减少吸收。

1）消化道摄入：催吐（仅限清醒者）、洗胃（1%硫酸钠或硫酸镁溶液），随后口服活性炭或导泻剂（如硫酸镁）。

2）吸入性暴露：保持呼吸道通畅，吸氧。

3. 特异性解毒剂。

1）螯合剂治疗：需在血铅水平≥450μg/L或症状明显时使用。

2）依地酸钙钠（CaNa$_2$EDTA）：职业性铅中毒的首选治疗药物，静脉滴注，成人每天1g，儿童每天25~50mg/kg，疗程3~5天。

3）二巯丁二酸（DMSA）：口服，适用于轻中度中毒。

4）青霉胺：备用，需进行青霉素皮试。

4. 对症支持治疗。

1）补液、纠正电解质平衡失调。

2）控制脑水肿：甘露醇、糖皮质激素。

3）缓解铅绞痛：葡萄糖酸钙静脉注射或阿托品注射。

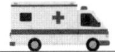

5. 监测与随访。

1）定期检测血铅、尿铅及肾功能。

2）评估神经功能，尤其是儿童患者。

（六）处理流程

急性铅中毒的处理流程见表6-3。

表6-3　急性铅中毒的处理流程

流程	操作说明
现场急救	1. 脱离中毒环境：立即将患者移出铊污染场所，避免继续接触毒物。 2. 立即拨打120，保持呼吸通畅，呼吸心搏骤停的患者立即心肺复苏。 3. 皮肤与衣物处理：脱去污染衣物，如皮肤接触铅或铅化合物，应用大量流水彻底冲洗，注意避免皮肤磨损。 4. 催吐：对于口服铅中毒的患者，如意识清醒，可使用筷子或压舌板刺激咽喉部催吐
院内急救	1. 评估：评估患者生命体征、意识状态。 2. 常规处置：吸氧，实验室检查，急查尿铊浓度、血常规、血气分析、肝肾功能、电解质等，了解患者中毒程度及全身状况。 3. 洗胃：1%的硫酸钠或硫酸镁溶液洗胃，形成不溶性硫化铅，减少铅的吸收。 4. 导泻：硫酸镁溶液进行灌肠，加速体内铅的排出。 5. 药物治疗：依地酸钙钠、二巯丁二酸、二乙烯三胺五乙酸三钠钙等。 6. 对症支持治疗：维持呼吸、循环功能，保护肝、肾、心脏等脏器。 7. 病情监测：密切监测生命体征、血铅、尿铅等生化指标，及时调整治疗方案

第二节　非金属及化合物中毒

一、急性砷中毒

（一）概念

急性砷中毒指短时间内接触高剂量砷及其化合物引起的全身性病理损害。俗称的砒霜中毒其实就是砷中毒。砷（Arsenic，As）在自然界中以三价砷（亚砷酸盐）和五价砷（砷酸盐）的形式存在，其中三价砷（如三氧化二砷）毒性更强，成人口服 10~50mg 即可中毒，60~200mg 即可致死。急性砷中毒多见于职业暴露、环境污染或误服含砷化合物（如农药、灭鼠药、中药雄黄等）。

（二）接触途径

1. 职业接触：主要发生在与砷相关的工业、农业或实验室环境中，特点是高浓度、反复暴露，易导致急性或慢性中毒。

1）采矿与冶炼行业：矿工、熔炉操作员、尾矿处理工作人员等，在砷矿石的开采、粉碎与冶炼过程中，若防护不当，常会吸入大量含砷粉尘，导致中毒。

2）化工与农药生产：在砷酸铅农药生产、半导体级高纯砷（99.999%）的提纯、含砷催化剂的生产过程中，会产生含砷的粉尘或气体，尤其是在设备泄露导致 AsH_3 气体意外释放时，工作人员若防护不当，会吸入大量的含砷粉尘或气体，从而引起中毒。

3）木材防腐行业：主要是在使用铬化砷酸铜处理木材的过程中，及防腐木材的切割、打磨过程中，接触到砷氧化物粉尘，引起中毒。

2. 非职业接触：多为偶发、低剂量暴露，但可能因误服或环境污染导致群体中毒。

1）环境污染：常见于水源及土壤污染。矿山周边地下水砷超标，居住在周边的居民长期通过饮水、空气或食物摄入过量的无机砷，从而引起慢性中毒；工业废水排放至河流，污染水源，并可导致区域内鱼虾砷富集；长期使用含砷农药导致耕地砷蓄积，使农作物中无机砷含量增加，人类长期食用被污染的动植物会导致体内砷蓄积，引起慢性中毒。

2）家庭与生活暴露：包括误服或故意吞服含砷物质，如儿童误食灭鼠药（亚砷酸钠）、老年人误用含雄黄偏方，以及饮用非法添加砷化物增色的自酿酒。部分女性使用含有高浓度砷的美白霜或传统"点痣药"，通过皮肤吸收，导致砷中毒。

3）医源性暴露：罕见但需警惕。三氧化二砷（arsenic trioxide，ATO）可用于治疗急性早幼粒细胞白血病，但其治疗窗狭窄，需严密监测，若监测不及时，可能导致药物使用过量引起中毒。

（三）中毒机制

1. 对细胞代谢的干扰。砷的化学性质与磷相似，可竞争性抑制多种含磷生物分子的功能。

1）干扰糖酵解：三价砷与硫辛酸结合，抑制丙酮酸脱氢酶（pyruvate dehydrogenase，PDH），阻碍丙酮酸转化为乙酰辅酶A，导致三羧酸循环受阻。

2）抑制ATP合成：五价砷可替代磷酸盐参与生化反应，形成不稳定的砷酸酯（如砷酸ATP），在代谢过程中自发水解，使线粒体氧化磷酸化过程解偶联，减少ATP生成。

2. 能量代谢崩溃。砷中毒导致细胞能量供应严重不足。

1）线粒体功能障碍：砷直接损伤线粒体膜结构，抑制电子传递链复合物 I 和 II，减少还原型辅酶 I（NADH）和还原型黄素二核苷酸（$FADH_2$）的氧化，进一步降低ATP产量。

2）乳酸堆积：糖酵解增强但三羧酸循环受阻，导致无氧代谢增强，乳酸酸中毒加重组织损伤。

3. 氧化应激损伤。砷通过多种途径诱导活性氧（reactive oxygen species，ROS）爆发。

1）直接产生活性氧：三价砷与巯基（-SH）结合，消耗谷胱甘肽，削弱细胞抗氧化能力；同时通过芬顿（Fenton）反应生成羟基自由基（·OH）。

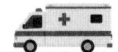

2）抗氧化系统失衡：超氧化物歧化酶（superoxide dismutase，SOD）、过氧化氢酶（catalase，CAT）等酶活性受抑制，导致超氧阴离子和过氧化氢积累，引发脂质过氧化、蛋白质变性和 DNA 损伤。

4. 基因毒性及表观遗传异常。

1）DNA 损伤：砷诱导活性氧直接攻击 DNA，导致单链/双链断裂，并抑制 DNA 修复酶。

2）表观遗传调控异常：砷干扰 DNA 甲基化（如降低 P53 基因启动子甲基化）和组蛋白修饰，影响肿瘤抑制基因和原癌基因表达，长期可能致癌。

5. 血管与微循环障碍。

1）毛细血管通透性增加：主要为血浆渗出引发低血容量性休克，组织水肿（脑水肿、肺水肿等）。

2）凝血功能紊乱：引起广泛血管内皮损伤，触发凝血级联反应导致弥散性血管内凝血（disseminated intravascular coagulation，DIC），导致多器官衰竭。

（四）临床表现

砷中毒的临床表现因暴露剂量、途径和个体差异而不同，可分为急性砷中毒（24 小时内）和慢性砷中毒（长期暴露）两大类。

1. 急性砷中毒。多为误服或自杀吞服可溶性砷化合物引起。口服后 10 分钟至 1.5 小时即可出现中毒症状。

1）急性胃肠炎表现：食管烧灼感，口内有金属异味，恶心、呕吐（呕吐物为米汤样或血性）、腹痛、腹泻、米泔样粪便（有时带血），可致脱水、电解质平衡失调。

2）神经系统表现：头痛、头晕、乏力、口周麻木、全身酸痛，重症患者烦躁不安、谵妄、妄想、四肢肌肉痉挛，意识模糊甚至昏迷，呼吸中枢麻痹导致死亡。

3）其他器官损害：包括中毒性肝炎（肝大、肝功能异常或黄疸等）、心肌损害、肾损害、贫血等。

2. 慢性砷中毒。除神经衰弱症状外，突出表现为多样性皮肤损害和多发性神经炎。

（五）处理原则

1. 终止暴露。

脱离污染环境，去除污染衣物，清洗皮肤和眼睛。救援人员需佩戴防护装备

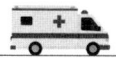

（防毒面具、手套），避免直接接触。地方性砷中毒时，应停饮高砷水，禁绝采挖和禁止燃用高砷煤、禁止改炉改灶等。

2. 清除毒物。

1）口服中毒：应立即催吐、洗胃（即使延迟就诊也应进行洗胃，因砷可延缓胃排空），洗胃前给予口服新鲜配制的砷化物沉淀剂氢氧化铁溶液（12%硫酸亚铁、20%氧化镁悬液，用时等量混合），每 5~15 分钟给一匙，直至呕吐停止；或服蛋清水（4 只蛋清加水 200mL）。洗胃液可用温生理盐水或 1%碳酸氢钠溶液，也可用药用炭悬液洗胃。洗胃给予硫酸镁或硫酸钠导泻。

2）吸附：常用活性炭，虽其对无机砷吸附有限，但仍建议使用。

3）导泻：常用聚乙二醇电解质溶液导泻。注意避免使用镁剂导泻，以防加重腹泻。

4）血液净化治疗：可有效清除血中砷，并防治急性肾衰竭。

3. 特异性解毒剂。

1）二巯基丙磺酸钠：首选，5%溶液 2.5~5.0mg/kg，每 6~8 小时一次，后逐渐减量。青霉素过敏者慎用。

2）二巯基丁二钠：首剂 2g，溶于生理盐水 20mL 静脉注射，以后每 6 小时给予 1g，4~5 次后改为每天 1g，疗程 3~5 天。

3）二巯丙醇：2.5~4.0mg/kg，肌内注射，每 4 小时一次，48 小时后改为每天 2 次，疗程 7~14 天。

4. 对症支持治疗。

1）缓解疼痛：腹痛严重可肌内注射阿托品 0.5mg 或加哌替啶 50~100mg。肌肉痉挛性疼痛时，可用葡萄糖酸钙静脉缓注。

2）补液抗休克：注意防治和纠正脱水、电解质平衡失调及休克，及时补液。

3）砷化氢中毒：吸氧，氢化可的松 400~600mg 或甲泼尼龙 10~20mg 静脉滴注，以抑制溶血反应。血红蛋白若低至 5g/L，应予输血。可早期采取换血疗法，碱化尿液，避免铁剂输入。

4）保护肾功能：慢性砷中毒可用 10%硫代硫酸钠静脉注射，以辅助肾排出砷。

5）掌跖角化：可用 5%~10%水杨酸软膏、20%尿素软膏或 10%尿素软膏等缓解疼痛，软化和溶解角化物，使其脱落。角化物脱落后的皮肤可涂维 E 软膏，以避免皮肤干裂。同时可给予维 A 酸类、B 族维生素等辅助药物对症支持治疗。对于皮肤原位鳞状细胞癌或皮肤癌患者，可以考虑手术治疗。

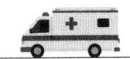

6）周围血管病变：指导患者注意保暖，戒烟，适当活动。使用钙通道阻滞剂如硝苯地平等，症状较重者可用 α 受体阻滞剂及扩张血管药，如苯拉苏林、酚苄明胺、烟酸等，也可以用中药毛冬青片或丹参，同时给予维生素 E、维生素 B_{12} 等辅助药物治疗。

（六）处理流程

急性砷中毒处理流程见表6-4。

表6-4　急性砷中毒处理流程

流程	操作说明
现场急救	1. 救援人员做好自身防护（防毒面具、防护服等）。 2. 迅速将患者移至通风处，解开衣领，保持呼吸道畅通，吸氧（有条件者使用面罩高流量吸氧）。 3. 若呼吸心搏骤停，立即进行心肺复苏，同时呼叫急救转运至有条件的医院
院内急救	1. 评估与监测：评估患者生命体征，完善检查，采集毒物接触证据（血砷、尿砷检测）。 2. 判定接触途径，采取相应措施。 1）口服：立即催吐、洗胃，活性炭吸附，导泻。 2）吸入：立即给予高流量吸氧，有支气管痉挛者给予支气管扩张剂，呼吸障碍及意识障碍者立即给予气管插管、呼吸机支持通气。 3）皮肤：去除污染衣物，立即流水或生理盐水冲洗15分钟，有条件者可给予聚维酮碘擦洗。 3. 特异性解毒剂治疗：二巯基丙磺酸钠肌内注射，静脉补液。 4. 毒物清除治疗：换血疗法及血液透析，监测血清游离血红蛋白水平。 5. 对症支持治疗： 1）缓解疼痛，对症用药。 2）抑制溶血：碱化尿液，输注洗涤红细胞。 3）维持水电解质平衡，补液，抗休克。 4）抗心律失常
康复与随访	1. 监测肝肾功能恢复情况，出院后定期复查尿常规、肝肾功能。 2. 神经功能评估，预防周围神经病变。周围神经病变可在中毒后1～3周出现

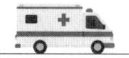

二、急性氰化物中毒

（一）概念

氰化物（cyanide）是一类含有 CN⁻ 基团的高毒性化合物，涵盖无机氰化物（如氢氰酸、氰化钠/钾）和有机氰化物（如乙腈、硝普钠）。急性氰化物中毒指在短时间内接触到高剂量氰化物（成人 LD_{50} 为 $50\sim200mg$ 氢氰酸）所引起的全身性细胞缺氧综合征，其特点为发病急骤、进展迅速、致死率高，是急诊"黄金一小时"救治的关键病种。

氰化物致死剂量：吸入氢氰酸气体为 $150\sim200ppm$（10 分钟），口服氰化钠/钾为 $1\sim3mg/kg$。

（二）接触途径

1. 职业接触。职业性氰化物中毒主要发生在涉及氰化物生产、使用或处理的行业，由防护措施不足或操作失误导致暴露。

1）化工与冶金行业：氰化物在电镀（氰化镀锌、镀金）、冶金（黄金提取）及有机合成（如丙烯腈生产）中广泛应用。在电镀车间，若通风不良或槽液泄漏，工作人员可能吸入氰化氢（HCN）或接触含氰溶液。冶金行业使用氰化钠（NaCN）浸出金矿时，若防护设备失效（如防毒面具破损），可导致急性中毒。

2）制药与实验室：硝普钠生产过程中可能释放氰化物；实验室使用氰化钾（KCN）进行化学分析时，若操作不当（如未在通风橱中进行），可能通过吸入或皮肤接触中毒。

3）消防与应急救援：火灾现场燃烧含氮高分子材料（如聚氨酯、腈纶）可释放氰化氢，消防员在密闭空间灭火时易吸入高浓度氰化氢，导致烟雾吸入性中毒。

4）农药与熏蒸作业：部分熏蒸剂（如溴甲烷与氰化物的混合物）用于仓储杀虫，作业人员若未佩戴自给式呼吸器（self-contained breathing apparatus，SCBA），可能经呼吸道吸收中毒。

2. 非职业接触。非职业性氰化物中毒多因意外摄入、误用或环境暴露导致，常见于以下场景。

1）食源性中毒：生食苦杏仁或未充分浸泡、烹煮的木薯（含氰苷），其在肠道

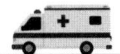

内水解为氰化氢（HCN）。儿童误食 5～10 粒苦杏仁即可中毒。民间误用含氰苷的桃仁、枇杷核泡酒，饮用后引发中毒。

2）自杀或投毒：氰化钾/钠因剧毒特性常被用于自杀或投毒，口服后迅速吸收，致死剂量低至 50～200mg。

3）家庭与公共场所意外。

（1）误用化学品：将含氰化物的首饰清洗剂（部分珠宝清洁液含氰化钾）误当药品或饮品服用。

（2）火灾烟雾吸入：住宅火灾中，家具、地毯燃烧产生的氰化氢是中毒主因之一。

4）医源性暴露：长期或大剂量 ［>10μg/（kg·min）］ 静脉输注硝普钠（用于高血压危象），其代谢产物含氰化物，可导致蓄积中毒。

（三）中毒机制

氰化物的毒性作用主要源于其对细胞呼吸链的抑制，导致全身组织缺氧，尤其是对氧需求高的脑和心脏影响最为显著。其具体机制可分为以下几个方面。

1. 抑制细胞呼吸链，阻断氧化磷酸化。

2. 代谢性酸中毒与乳酸堆积。

3. 中枢神经系统损伤。

4. 心血管系统损害：心肌抑制，酸中毒和高钾血症可诱发心室颤动或心搏骤停。

5. 其他器官损伤：肝细胞坏死、急性肾损伤。

（四）临床表现

急性氰化物中毒的临床表现具有起病急骤、进展迅速的特点，其症状严重程度与接触剂量和途径直接相关。根据病情发展过程，可分为以下几个方面。

1. 呼吸系统表现。

1）中毒初期表现为呼吸频率显著增快（30～40 次/分），呼吸幅度加深。患者常主诉"空气不够"或"窒息感"。随着中毒程度加重，呼吸中枢因能量代谢障碍而受到抑制，出现呼吸节律不整、呼吸浅慢，最终发展为呼吸暂停。听诊可闻及双肺湿啰音，提示肺水肿形成。

2）特征性呼吸气味：40%～60% 的患者在呼气或呕吐物中可闻到苦杏仁味，但

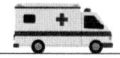

这种特征并非绝对，与个体嗅觉敏感性及氰化物种类有关。

2. 循环系统表现。

1）早期因缺氧代偿可出现一过性血压升高，随着中毒加深迅速转为顽固性低血压。血压进行性下降是预后不良的重要指标。

2）特征性心律异常：初期出现窦性心动过速（>120 次/分），进展期出现室性期前收缩、尖端扭转型室速，终末期出现心室颤动或心搏停止。

3）末梢循环特征：皮肤黏膜可呈现特殊的"樱桃红色"，这是静脉血氧饱和度异常升高的表现，但在贫血患者或色素沉着者中可能不明显。

3. 神经系统表现。

1）呈典型的"闪电样"发展过程：接触后立即出现头晕、头痛，5~10 分钟内出现烦躁不安、定向力障碍，15~30 分钟进入昏迷状态。

2）约 60% 的重症患者会出现全身强直-阵挛性抽搐，持续 30 秒至 2 分钟，可反复发作。抽搐后常见瞳孔散大、对光反射消失。

3）特殊神经体征：部分患者可出现去大脑强直姿势、病理征阳性（巴宾斯基征等）、眼肌麻痹等表现。

4. 消化系统表现。

消化道刺激症状，口服中毒者尤为显著，表现为口腔及咽喉烧灼感，剧烈恶心、呕吐，呕出物可带血性液体。也可出现肠蠕动异常，听诊可闻及肠鸣音亢进，随后转为肠麻痹。严重者可出现应激性溃疡导致消化道出血。

5. 代谢紊乱表现。

1）乳酸酸中毒：动脉血气分析显示 pH 值<7.2、HCO_3^-<12mmol/L、阴离子间隙>16mmol/L，乳酸值常达 8~15mmol/L。

2）电解质平衡失调：常见有高钾血症、低钙血症、低镁血症。

6. 特殊暴露途径的典型表现。

1）吸入中毒：突出表现为突发呼吸窘迫，结膜充血及声门痉挛导致吸气性喘鸣。

2）皮肤吸收中毒：特征性表现为接触部位出现红斑、水疱，局部麻木感向心性发展，全身症状出现相对延迟。

3）硝普钠相关中毒：具有独特的临床表现，症状进展较缓，常达数小时；以代谢性酸中毒为首发表现，伴有硝普钠特有的青紫样皮肤变色。

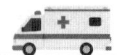

7. 临床分期表现。

1）前驱期（接触后立即出现）：患者主要表现为头晕、头痛、口唇麻木，并伴有心悸、焦虑等自主神经功能紊乱症状。此阶段症状较轻，但提示早期中毒，需立即脱离毒物接触并进行医学观察。

2）呼吸困难期（接触后 10~30 分钟后）：病情进展，患者出现呼吸深快、血压波动（可能升高或降低），并伴随意识模糊。此阶段提示中枢神经系统及呼吸系统受累，需紧急干预以防止进一步恶化。

3）惊厥期（接触后 30 分钟至 2 小时）：若未及时救治，患者可进展至全身强直-阵挛性抽搐、瞳孔散大及昏迷。此阶段提示严重脑损伤，可能伴随颅压增高，需立即给予抗惊厥治疗及生命支持。

4）终末期（接触后 2~4 小时）：患者因呼吸心搏骤停而进入脑死亡状态。此阶段救治成功率极低，强调早期识别和干预的重要性。

8. 实验室特征性改变。

1）血氰化物浓度检测：≥0.5mg/L 即提示氰化物中毒，≥3mg/L 可导致呼吸循环衰竭。

2）血氧监测：动脉血氧饱和度（SaO_2）正常或反常性升高（因氰化物抑制细胞氧利用，动脉血氧未被组织摄取）。混合静脉血氧饱和度（SvO_2）显著升高（>90%），提示组织氧摄取障碍（动-静脉氧差缩小）。

3）其他实验室异常：应激性高血糖，系交感神经兴奋及皮质醇释放导致糖原分解加速；肌红蛋白尿，系惊厥或休克后继发横纹肌溶解，尿沉渣可见肌红蛋白管型；凝血功能紊乱等。

（五）处理原则

1. 立即脱离毒源。

救援人员应规范佩戴防护装备（如防毒面具、防护眼镜、手套等），迅速将中毒者撤离污染环境，转移至空气新鲜处，去除污染衣物，并清洗暴露皮肤（使用流水持续冲洗 15~20 分钟）。对于眼部接触者，应使用生理盐水或流水冲洗至少 10 分钟。在救治过程中，应避免使用口对口人工呼吸，以免救援人员中毒。

2. 清除毒物。

1）口服中毒 30 分钟内：应立即使用 5% 硫代硫酸钠溶液洗胃。

2）吸附：使用活性炭吸附剂吸附毒物（仅适用于极早期，成人 50~100g，儿

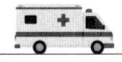

童 1g/kg）。

3）导泻。

4）血液净化治疗：可有效清除血中氰化物，并防治急性肾衰竭。应注意氰化物中毒时禁忌催吐，避免诱发吸入性肺炎。

3. 基础生命支持。

1）确保呼吸道通畅，给予 100% 纯氧面罩给氧（流量 10~15L/min），必要时进行气管插管，使用呼吸机辅助通气，有条件地区可考虑高压氧治疗。

2）建立两条静脉通路，进行补液治疗，使用碳酸氢钠纠正酸中毒（目标 pH 值 >7.2），并提供血流动力学支持（使用去甲肾上腺素维持平均动脉压≥65mmHg）。

4. 特异性解毒治疗。

1）首选方案：羟钴胺，成人剂量 5g，静脉输注（15~30 分钟），儿童剂量 70mg/kg（最大 5g），必要时每 30 分钟重复半量。

2）传统解毒方案。

（1）亚硝酸钠-硫代硫酸钠联合疗法：3% 亚硝酸钠溶液，成人 10mL（300mg）缓慢静脉输注（5 分钟以上），儿童 0.2mL/kg（最大 10mL）；继以 25% 硫代硫酸钠溶液，成人 50mL（12.5g）静脉输注（10 分钟），儿童 1.65mL/kg（最大 50mL）。

（2）特殊注意事项：亚硝酸盐使用后需监测高铁血红蛋白水平（目标 10%~15%），禁用于一氧化碳中毒合并烟雾吸入者，葡萄糖-6-磷酸脱氢酶（G-6-PD）缺乏患者慎用（可能诱发溶血）。

3）替代方案。

（1）4-二甲基氨基苯酚（4-DMAP）：3mg/kg，肌内注射。

（2）依地酸二钴：300mg，缓慢静脉输注（5 分钟以上）。

5. 高级生命支持措施。

1）呼吸支持：早期气管插管指征包括呼吸频率>40 次/分或<8 次/分、PaO_2 <60mmHg（FiO_2 >50%）、GCS≤8 分。

2）循环支持。

（1）容量复苏：给予晶体液 20mL/kg（30 分钟内），目标尿量>0.5mL/（kg·h）。

（2）血管活性药物：去甲肾上腺素 0.05~0.30μg/（kg·min），心功能抑制时使用多巴酚丁胺 2~20μg/（kg·min）。

3）代谢管理。

（1）纠正酸中毒：当 pH 值<7.2 时，碳酸氢钠溶液 1~2mmol/kg，静脉输注。

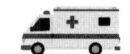

（2）维持电解质平衡：血钾＞6.0mmol/L 时，胰岛素－葡萄糖疗法；血钙＜1.9mmol/L 时，10%葡萄糖酸钙 10mL，静脉注射。

6. 重症监护治疗。

1）持续监测血流动力学，包括有创动脉压、中心静脉压（central venous pressure，CVP）、中心静脉血氧饱和度（ScvO$_2$）。

2）神经系统监测，包括 GCS 评分、脑电图。

3）内环境监测，每 2 小时监测动脉血气、乳酸、电解质。

4）并发症防治。

（1）脑水肿：甘露醇 0.5～1.0g/kg，每 6～8 小时一次，目标颅压为 20mmHg 以下。

（2）横纹肌溶解：pH 值＞7.0 时碱化尿液，维持尿量＞100mL/h。

（3）多器官功能障碍：CRRT、血浆置换。

7. 特殊人群中毒的处理。

1）孕妇中毒的处理：优先使用羟钴胺，避免使用亚硝酸盐，因其可能引起胎儿高铁血红蛋白血症；做好胎心监护，中毒后易发生胎儿窘迫。

2）儿童中毒：按体重精确计算解毒剂剂量，警惕低血压及低体温的发生。

3）老年人中毒：减量使用亚硝酸盐，因其诱发心血管疾病的风险较高，注意加强呼吸支持、监测肾功能。

8. 解毒治疗后的监测。

持续心电监护 72 小时及以上，每小时进行一次神经系统评估，每天监测肌酸激酶，直至峰值下降。监测血氰化物浓度（每 12 小时一次直至正常），使用硫代硫酸钠者监测硫氰酸盐水平。定时复查肝肾功能（第 1、3、7 天复查），根据检测结果给予对症处理。

（六）处理流程

急性氰化物中毒处理流程见表 6-5。

表6-5　急性氰化物中毒处理流程

流程	操作说明
现场急救	1. 救援人员做好自身防护（防毒面具、防护服等）。 2. 迅速将患者移至通风处，解开衣领，保持呼吸道畅通，吸氧（有条件者使用面罩高流量吸氧）。 3. 若呼吸心搏骤停，立即进行心肺复苏，同时呼叫急救转运至有条件的医院
院内急救	1. 评估与监测：评估生命体征，完善检查，采集毒物接触证据（血氰化物检测）。 2. 判定接触途径，给予相应处理。 1）口服：立即洗胃，活性炭吸附，导泻。 2）吸入：立即给予高流量吸氧，有支气管痉挛者给予支气管扩张剂，呼吸障碍及意识障碍者立即给予气管插管，呼吸机支持通气。 3）皮肤：去除污染衣物，立即用流水或生理盐水冲洗15~20分钟。 3. 特异性解毒剂治疗：羟钴胺或亚硝酸钠，替代药物使用硫代硫酸钠，应注意使用禁忌证。 4. 毒物清除治疗：血液透析。 5. 生命支持治疗。 1）生命体征监测，呼吸循环支持，代谢管理。 2）防治并发症

三、急性氯化钡中毒

（一）概念

钡（barium，Ba）是一种带有微弱光泽的银白色金属，可溶性钡盐可能导致急性中毒。钡及其化合物可通过呼吸道、消化道或受损的皮肤进入人体，静脉注射亦可致命。血液中的钡离子24小时内大部分迅速转移到肌肉和骨骼，随后肌肉中的钡离子含量逐渐减少，而骨骼中的含量逐渐增加，累积量可达到吸收总量的65%。钡主要通过粪便和尿液排出体外，母体中的钡离子可通过胎盘屏障和乳汁传递给胎儿和哺乳婴儿。

氯化钡属于剧毒物质，可引发大脑及软脑膜炎症。中毒时，毛细血管的通透性增加，伴随出血和水肿。氯化钡可抑制骨髓功能并导致肝脏疾病，甚至脾硬化。口服中毒表现为胃痛、恶心、呕吐、腹泻、血压升高、脉搏强而无规律、呼吸困难等症状。口服氯化钡的中毒剂量为0.2~0.5g，致死量为0.8~0.9g。

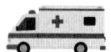

（二）接触途径

1. 职业暴露。

1）金属冶炼及加工：钡在合金制造中扮演重要角色，然而，在生产过程中，若防护措施不足，工作人员可能会吸入含钡粉尘或接触到钡盐溶液。

2）化工生产：氯化钡是制造其他钡化合物（如碳酸钡、硫酸钡）的关键原料，在生产过程中可能发生泄漏或皮肤接触。

3）陶瓷及玻璃工业：钡化合物被广泛用于调整釉料和玻璃的折射率，长期接触可能导致工作人员中毒。

4）实验室及科研机构：研究人员在配制试剂时，若操作不当，可能会暴露于钡化合物。

2. 非职业暴露。

1）误食：氯化钡的外观与食盐或白糖相似，容易被误食，尤其是儿童。

2）水源或食品污染：工业废水排放可能导致饮用水或农作物受到污染。

3）自杀或投毒：虽然这种情况较为罕见，但并非不可能发生。

4）医疗误用：钡剂（如硫酸钡）在影像学检查中应用广泛，但如果使用了含有可溶性钡盐（如氯化钡）的产品，则可能导致中毒。

（三）中毒机制

氯化钡的毒性主要源于其溶解后释放的钡离子（Ba^{2+}）。钡离子通过干扰细胞膜上的离子通道，对神经、肌肉和心脏的正常功能造成影响。其具体作用机制如下。

1. 钾离子通道阻滞：可能导致室性心律失常（如室性期前收缩、室性心动过速、心室颤动），并引起肌无力，严重时甚至会导致呼吸肌麻痹。

2. 钙离子通道激活：可能导致高血压和心律失常。

3. 神经肌肉接头毒性：早期症状通常表现为肌肉震颤和痉挛，而晚期则主要表现为弛缓性瘫痪（如四肢无力、呼吸肌麻痹）。

4. 代谢性酸中毒：酸中毒会进一步加重心肌抑制和心律失常的风险。

5. 其他影响：

1）肾脏损害。钡离子可能沉积在肾小管中，导致急性肾损伤（表现为少尿、肌酐升高）。

2）胃肠道刺激。钡盐可直接腐蚀消化道黏膜，引起恶心、呕吐和腹痛。

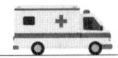

（四）临床表现

氯化钡中毒的症状通常在 30 分钟至 2 小时内显现，其严重程度与摄入量密切相关。按照中毒程度，氯化钡中毒可分为轻度中毒、中度中毒和重度中毒。

1. 轻度中毒：摄入量小于 0.5g。

1）消化系统症状主要为恶心、呕吐（如胃黏膜受损，呕吐物可能伴有血丝）、腹痛、腹泻（水样便，类似急性胃肠炎）。

2）神经系统症状主要为口唇和指尖麻木（早期低钾症状）、头晕、乏力。

3）心血管系统症状主要为轻度高血压（由于血管收缩所致），偶尔出现心悸，但无严重心律失常。

2. 中度中毒：摄入量在 0.5~2.0g。

1）肌肉系统症状主要为逐渐加重的肌无力，如举手困难、步态不稳、腱反射减弱。

2）心血管系统症状主要为低钾血症，血钾水平在 2.5~3.0mmol/L，心电图上出现 U 波、室性期前收缩、QT 间期延长，血压波动（可能先升高后降低）。

3）呼吸系统症状主要为早期呼吸肌受累症状，如呼吸浅快。

3. 重度中毒：摄入量超过 2g。

1）神经肌肉麻痹症状，如四肢完全瘫痪，无法自主运动。呼吸肌麻痹，需立即进行插管，实施机械通气，否则将危及生命。

2）恶性心律失常表现，如室性心动过速（ventricular tachycardia，VT）、心室颤动，可能导致猝死。

3）尖端扭转型室速，与低钾血症相关。

4）严重低钾血症，血钾水平低于 2.0mmol/L。

5）横纹肌溶解症，肌酸激酶（creatine kinase，CK）水平升高。

6）肾衰竭，表现为少尿、肌酐水平急剧上升等。

7）由于心律失常、酸中毒、呼吸衰竭导致循环崩溃，发生休克。

（五）处理原则

1. 立即终止暴露。

1）吸入中毒：迅速将患者转移到空气新鲜的地方，若 SpO_2 低于 90%，给予高流量吸氧。

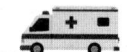

2）皮肤接触：立即去除受污染的衣物，并用肥皂水和流水彻底冲洗皮肤至少15分钟。

3）眼接触：使用生理盐水或流水冲洗眼睛至少10分钟。

2. 减少进一步吸收。

1）对于意识清醒的口服中毒患者：如果摄入时间在30分钟内且没有昏迷或抽搐症状，应立即进行催吐。使用5%硫酸钠溶液洗胃（促使钡形成不溶性的硫酸钡），每次200~300mL，反复冲洗直至洗出液变得清澈。使用硫酸镁或甘露醇导泻以加速肠道内容物排出。

2）对于昏迷或抽搐的口服中毒患者：禁止催吐，应直接插管进行洗胃。尽管活性炭对钡的吸附效果不佳，但在混合中毒情况下仍可考虑使用（剂量为1g/kg）。

3. 特异性解毒剂。

1）硫酸钠（首选）：与钡离子结合形成不溶性的硫酸钡（$BaSO_4$），阻止其吸收。可采用口服和静脉注射两种方式。

（1）口服：将30g硫酸钠溶解在250mL水中，分次服用，每2小时一次直至腹泻停止。

（2）静脉注射：10%硫酸钠10mL，缓慢注射。儿童剂量为0.1~0.2mL/kg。

2）补钾（关键治疗）。血钾低于3.5mmol/L者即使无症状也需补钾。

（1）静脉补钾：浓度不超过40mmol/L（3‰氯化钾溶液），速度不超过20mmol/h（需心电监护以防高钾血症）。

（2）口服补钾：适用于轻中度中毒患者，可使用氯化钾片或溶液。

4. 对症支持治疗。

1）呼吸支持：呼吸频率超过30次/分钟或SpO_2低于90%者需要进行呼吸支持。通畅采用无创通气（如BiPAP），对于呼吸衰竭或呼吸机麻痹患者应立即进行气管插管，并给予机械通气。

2）循环稳定。

（1）室性期前收缩/室性心动过速：使用利多卡因（1.0~1.5mg/kg静脉注射）。

（2）尖端扭转型室速：使用硫酸镁2g静脉注射。

（3）高血压：使用硝酸甘油或尼卡地平。

（4）休克：使用去甲肾上腺素并补充液体。

3）血液净化：当血液中的钡含量超过1mg/L，或出现顽固性低钾血症或肾衰竭患者时，应进行血液透析以清除游离的钡离子。

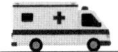

5. 监测与随访。至少监护 24~48 小时，主要预防迟发性呼吸肌麻痹。出院后 1 周内复查心电图和血钾水平。

（六）处理流程

急性氯化钡中毒处理流程见表 6-6。

表 6-6　急性氯化钡中毒处理流程

流程	操作说明
现场急救	1. 救援人员做好自身防护（防毒面具、防护服等）。 2. 迅速将患者移至通风处，解开衣领，保持呼吸道畅通，吸氧（有条件者使用面罩高流量吸氧）。脱去污染衣物，用肥皂水+流水冲洗污染皮肤或眼睛≥15 分钟。 3. 若呼吸心搏骤停，立即进行心肺复苏，同时呼叫急救转运至有条件的医院
院内急救	1. 评估与监测：评估生命体征，完善检查，采集毒物接触证据（血氯化钡检测）。 2. 判定接触途径，给予相应处理。 1）口服：立即催吐（昏迷患者禁用）、洗胃，活性炭吸附，导泻。 2）吸入：立即给予高流量吸氧，有支气管痉挛者，给予支气管扩张剂，呼吸障碍及意识障碍者，立即给予气管插管，呼吸机支持通气。 3）皮肤：去除污染衣物，立即用流水或生理盐水冲洗 15~20 分钟。 3. 特异性解毒剂治疗：首选硫酸钠，同时根据电解质检查结果及时补钾。 4. 毒物清除治疗：血液透析。 5. 生命支持治疗： 1）生命体征监测，呼吸循环支持，代谢管理。 2）防治并发症。 6. 治疗后监测

四、急性二氯乙烷中毒

（一）概念

二氯乙烷（dichloroethane）又称乙撑二氯，为有芳香甜味的无色液体，难溶于水，易溶于酒精，工业上常用作黏合剂、脱脂剂和化工原料。根据其化学结构，可分为 1,1-二氯乙烷和 1,2-二氯乙烷，其中 1,2-二氯乙烷毒性更强，是导致二氯乙烷

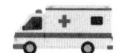

中毒的主要类型。

二氯乙烷可通过呼吸道、消化道和皮肤吸收，进入人体后主要损害中枢神经系统、肝、肾和呼吸系统。急性中毒可导致昏迷、抽搐、多器官衰竭甚至死亡，而长期接触可能引起慢性肝损伤和癌症。根据《职业性急性 1,2-二氯乙烷中毒的诊断》（GBZ 39—2016），二氯乙烷属于高毒类有机溶剂，需严格防护和及时救治。

（二）接触途径

1. 职业接触。二氯乙烷在工业生产中广泛使用，职业暴露主要发生在以下行业。

1）化工生产：用于制造氯乙烯、四氯乙烯等化学品。

2）电子行业：用作电路板清洗剂。

3）印刷和制鞋业：作为胶水和油墨的溶剂。

4）干洗行业：部分替代四氯乙烯用作干洗剂。

2. 非职业接触。

1）家庭误用：误将含二氯乙烷的胶水、清洁剂当作饮料饮用（儿童更易发生）。

2）环境污染：工厂泄漏导致空气或水源污染。

3）故意吸入（罕见）：部分吸毒者可能滥用其挥发性。

（三）中毒机制

1. 中枢神经系统抑制：二氯乙烷具有脂溶性，可迅速穿透血脑屏障，抑制神经元活动。其作用类似麻醉剂，导致头晕、嗜睡，严重时昏迷、呼吸抑制。

2. 肝毒性：二氯乙烷在肝代谢为氯乙酸和硫代二乙酸，消耗谷胱甘肽，引发氧化应激，导致肝细胞坏死，表现为转氨酶（ALT/AST）升高、黄疸。

3. 肾损害：代谢产物直接损伤肾小管，导致急性肾小管坏死（少尿、肌酐升高）。严重时可进展为肾衰竭。

4. 心血管系统影响：直接抑制心肌收缩力，导致低血压和心律失常。高浓度吸入可能引发心室颤动，甚至猝死。

5. 代谢性酸中毒：代谢产物氯乙酸干扰三羧酸循环，导致乳酸堆积。

（四）临床表现

中毒症状通常在接触后 30 分钟至 6 小时出现，严重程度与剂量和接触时间

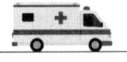

相关。

1. 急性中毒。

1）轻度中毒：短时间（<4小时）低浓度吸入或皮肤接触，血二氯乙烷浓度<5mg/L，ALT/AST轻度升高（<2倍正常值），血气分析正常或轻度代谢性酸中毒（pH值为7.30~7.35）。神经系统表现主要为头晕、头痛、恶心、步态不稳（类似醉酒）；消化系统表现主要为腹痛、呕吐；眼睛及呼吸道系统表现主要为刺激感、流泪、咳嗽。

2）中度中毒：4~8小时持续吸入或少量口服（<10mL）。血二氯乙烷浓度5~20mg/L，ALT/AST升高至2~5倍正常值，总胆红素>34μmol/L，血肌酐轻度升高（133~177μmol/L）；血气分析为代谢性酸中毒（pH值为7.20~7.30）。患者主要表现为嗜睡、烦躁、肢体震颤、肝损害、心悸、血压下降。

3）重度中毒：高浓度吸入（>8小时）或口服超过10mL。血二氯乙烷浓度>20mg/L，ALT/AST>10倍正常值，乳酸>5mmol/L，血气分析为严重酸中毒（pH值<7.20）。患者主要表现为昏迷或意识障碍，对外界无反应，瞳孔散大，全身强直-阵挛发作，呼吸浅慢或停止（需插管）及多器官衰竭。

2. 慢性中毒。慢性中毒主要见于长期低浓度接触，重点观察肝纤维化及神经系统损害。

1）肝脏病变：脂肪肝、肝硬化。

2）神经系统病变：记忆力减退、周围神经病。

3）二氯乙烷具有致癌性，可能增加肝癌、淋巴瘤风险。

（五）处理原则

1. 现场急救：吸入中毒患者应迅速将其脱离污染区，转移至空气新鲜、通风良好的地方，松解衣领、腰带，保持呼吸道通畅，给予吸氧，注意保暖。皮肤接触者应立即脱去其污染衣物，用肥皂水+流水彻底冲洗。眼接触者立即使用生理盐水冲洗至少15分钟。

2. 医院内救治。

1）清除毒物：口服中毒摄入时间在1小时内且无昏迷的患者，可采用催吐、洗胃、活性炭（1g/kg）吸附的方法清除毒物，昏迷患者禁忌催吐。重度中毒患者可行血液灌流，清除脂溶性毒物。

2）解毒治疗：二氯乙烷毒性机制涉及多靶点、多途径，目前尚未开发出能特

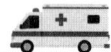

异性中和二氯乙烷或其代谢产物的解毒剂，但可采用以下替代解毒方案，临床研究证实可显著改善预后。

（1）N-乙酰半胱氨酸：主要作用是补充谷胱甘肽，减轻氧化应激，保护肝脏免受代谢产物损伤。静脉滴注，首剂 150mg/kg（滴注时间超过 1 小时），之后用 50mg/kg 维持（共 17 小时）。口服，首剂 140mg/kg，之后 70mg/kg，每 4 小时一次，共 17 剂。

（2）谷胱甘肽：主要作用是直接补充内源性抗氧化物质。每天 1.2～2.4g，静脉滴注。

3）器官功能支持：对于二氯乙烷中毒患者，应加强器官功能支持，包括呼吸支持（当 PaO_2<60mmHg 时行机械通气）、肝保护（密切监测 ALT/AST，必要时给予人工肝支持）、肾脏替代治疗（出现肾衰竭时及时进行血液透析），同时维持水、电解质及酸碱平衡，防治多器官功能障碍。

4）对症支持治疗：针对二氯乙烷中毒患者的各类并发症采取针对性措施。

（1）控制抽搐：地西泮 10mg 静脉注射，必要时每 10～15 分钟重复一次，最大剂量 30mg。

（2）减轻脑水肿：20% 甘露醇 125～250mL 快速静脉滴注，每 6～8 小时一次，疗程 3～5 天。

（3）纠正酸中毒：5%碳酸氢钠溶液 100～250mL 静脉滴注，根据血气分析结果调整用量，维持 pH 值在 7.35～7.45。

（4）控制高热：物理降温配合冬眠合剂，氯丙嗪 50mg+异丙嗪 50mg+哌替啶 100mg，肌内注射，每 6～8 小时一次。

（5）持续心电监护，每 2 小时监测生命体征，及时调整治疗方案。

（六）处理流程

急性二氯乙烷中毒处理流程见表 6-7。

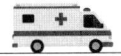

表 6-7 急性二氯乙烷中毒处理流程

流程	操作说明
现场急救	1. 救援人员做好自身防护（防毒面具、防护服等）。 2. 迅速将患者移至通风处，解开衣领，保持呼吸道畅通，吸氧（有条件者使用面罩高流量吸氧）。脱去污染衣物，用肥皂水+流水冲洗污染皮肤≥15分钟，有眼接触的用生理盐水冲洗≥15分钟。 3. 若呼吸心搏骤停，立即进行心肺复苏，同时呼叫急救转运至有条件的医院
院内急救	1. 评估与监测：评估生命体征，完善检查，采集毒物接触证据（血二氯乙烷检测）。 2. 判定接触途径，采取相应措施。 1) 口服：立即催吐（昏迷患者禁用）、洗胃，活性炭吸附，导泻。 2) 吸入：立即给予高流量吸氧，有支气管痉挛者给予支气管扩张剂，呼吸障碍及意识障碍者立即给予气管插管，呼吸机支持通气。 3) 皮肤：去除污染衣物，立即用流水或生理盐水冲洗15~20分钟。 3. 替代解毒治疗：N-乙酰半胱氨酸和谷胱甘肽。 4. 毒物清除治疗：首选血液灌流，合并肾衰竭时可同时采用血液透析治疗。 5. 生命支持治疗。 1) 生命体征监测，呼吸循环支持，代谢管理。 2) 防治并发症。 6. 治疗后监测

（七）注意事项

1. 立即撤离中毒现场，并采取适当的个人防护措施，以防止救援人员中毒。

2. 避免使用乙醇：乙醇会竞争性抑制二氯乙烷的代谢，导致其半衰期延长，与甲醇中毒机制类似。

3. 不建议常规使用糖皮质激素，除非伴有脑水肿或急性呼吸窘迫综合征，否则可能加剧代谢紊乱。

4. 所有救治措施应同时进行，不应因等待实验室结果而延误解毒治疗。

5. 对于群体中毒事件，建议构建分级救治体系，优先救治重症患者。

第七章
中毒急救血管通路操作技术

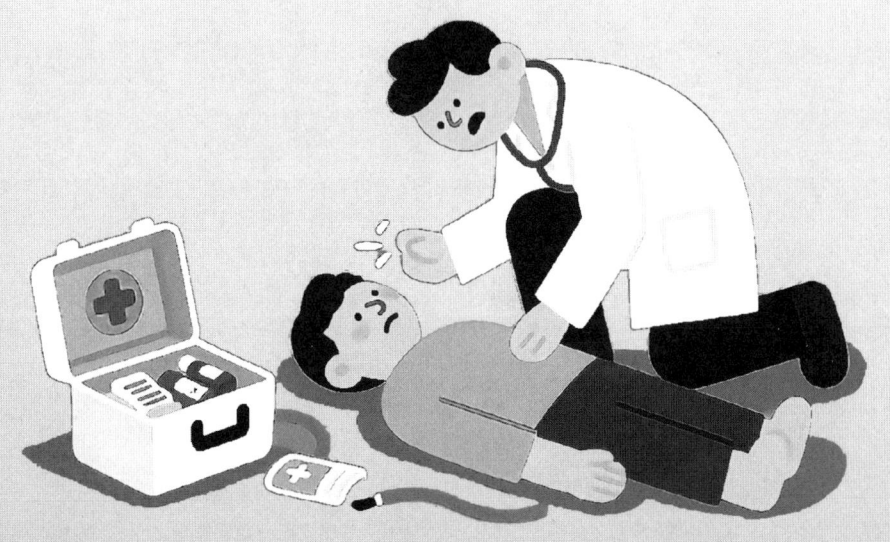

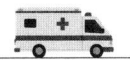

第一节　中心静脉置管

一、中心静脉的解剖特点

上腔静脉由左右头臂静脉汇聚而成，沿着升主动脉的右侧垂直下行，最终注入右心房。上腔静脉负责收集上半身静脉血液，包括头颈部、上肢及胸部（除心脏和肺部外）的血液。头臂静脉由同侧的颈内静脉和锁骨下静脉在胸锁关节后方汇合形成。颈内静脉起始于颅底的颈静脉孔，是颈部最粗大的静脉干，在颈动脉鞘内与颈内动脉和颈总动脉并行。锁骨下静脉是腋静脉的延续，在第1肋外侧缘与腋静脉相连，向内行进于腋动脉的前下方。

下腔静脉是人体中最粗大的静脉，由左右髂总静脉在第4~5腰椎体右前方汇合而成，沿着腹主动脉的右侧和脊柱的右前方上行，穿过膈肌的腔静脉孔进入胸腔，最终注入右心房。下腔静脉负责收集下半身的静脉血液，包括腹部、盆腔及下肢的血液。髂总静脉由髂内静脉和髂外静脉汇合而成，髂内静脉主要收集盆腔器官的静脉血液，而髂外静脉则是股静脉的直接延续。

二、中心静脉置管在中毒急救中的意义

（一）迅速建立高效的静脉通道

对于中毒患者来说，时间等同于生命。通过中心静脉置管，可以迅速施用药物，如解毒剂。以有机磷中农药毒患者为例，他们需要尽快注射阿托品、解磷定等解毒剂，而中心静脉置管确保了这些药物能够迅速进入血液循环并发挥作用。

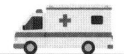

（二）迅速补充液体

中毒患者可能会因呕吐、腹泻等出现脱水和电解质平衡失调等症状。中心静脉置管便于大量、快速地补充液体和电解质，从而纠正水和电解质平衡失调状况。

（三）血液净化治疗

在一些严重中毒情况下，如药物或毒物中毒导致的肾衰竭，中心静脉置管是进行血液透析、血液灌流等血液净化治疗的先决条件，有助于清除血液中的毒物。

（四）中心静脉压监测

中心静脉压监测有助于评估患者的血容量和心功能状态，为后续的治疗和护理提供重要依据，使医务人员能够及时调整治疗方案。

（五）长期静脉营养支持

对于无法通过胃肠道摄取营养的患者，如胃肠道瘘、短肠综合征等患者，可以通过中心静脉置管输入高浓度的营养液，以满足患者对能量、蛋白质、脂肪、维生素和微量元素等营养物质的需求。

（六）特殊药物的输注

某些药物对血管具有较大的刺激性或高渗透压，如化疗药物、高浓度电解质溶液等。通过中心静脉置管输注这些药物，可以减少对周围静脉的刺激和损伤，避免诸如静脉炎等并发症的发生。

三、血液净化中心静脉置管的特点

（一）部位选择

颈内静脉、锁骨下静脉、股静脉等部位是置管的首选部位。这些血管能提供充足的血流量，确保血液净化过程中血液的顺畅引出与回输，从而保障血液净化程序的顺利进行。

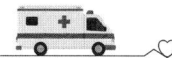

（二）操作规范性要求

与普通静脉置管相比，血液净化置管的无菌操作要求更为严格。由于血液净化涉及体外循环，感染风险较高，细菌一旦侵入血液，可能导致严重的败血症等并发症。因此，在整个置管过程及后续维护中，必须严格遵循无菌操作原则。

（三）导管设计要求

导管通常设计为双腔或多重腔体结构，不同腔体承担不同的功能。例如一个腔体用于血液的引出，另一个腔体则用于将净化后的血液回输体内。此外，血液净化所用导管的管径相对较粗，以适应较高的血流速度，确保血液净化过程的高效性。

四、中心静脉置管的适应证与禁忌证

（一）适应证

1. 严重的电解质、酸碱平衡失调：面对严重的代谢性酸中毒（pH 值<7.2）或显著的高钠血症、低钠血症等情况，通过血液净化技术调节电解质和酸碱平衡。

2. 药物或毒物中毒：对于某些可通过血液净化清除的药物（如锂中毒）和毒物（如甲醇、乙二醇等），通过置管后进行血液灌流或血液透析等净化程序以实现解毒。

3. 脓毒症或全身炎症反应综合征：血液净化有助于清除血液中的炎症介质，减轻炎症反应，辅助治疗相关疾病。

4. 严重创伤、休克等急症抢救：在需要快速大量补液扩容以纠正休克状态的情况下，中心静脉置管能够使液体迅速进入血液循环，确保有效循环血容量。

5. 中心静脉压监测：有助于评估患者血容量是否充足、心功能状态等，为液体治疗提供精确依据，在复杂心脏手术或重症患者治疗中应用广泛。

6. 长期静脉营养支持：适用于无法通过胃肠道摄取营养的患者，如胃肠道瘘、短肠综合征、急性胰腺炎等严重胃肠道疾病患者，通过中心静脉置管可输注高浓度营养液。

7. 特殊药物输注：一些化疗药物、高渗溶液（如高浓度葡萄糖、甘露醇等），对血管刺激性大、渗透压高，利用中心静脉置管可以减少药物对周围静脉的刺激和

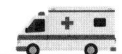

损伤。

（二）禁忌证

1. 穿刺部位感染：若存在局部皮肤感染或菌血症，穿刺可能会导致感染扩散，引发更严重的并发症，如败血症。

2. 凝血功能障碍：若患者凝血功能严重异常，穿刺易导致出血不止、血肿形成，增加患者风险。例如，血友病患者在未纠正凝血功能前通常不适合进行中心静脉置管。

3. 解剖结构异常：如血管畸形、局部肿物压迫血管等情况，会增加穿刺难度和风险，并可能导致无法顺利完成置管。

五、中心静脉置管流程

以股静脉置管为例，中心静脉置管流程见表7-1。

表7-1　中心静脉置管流程

流程	操作说明
核对、解释	1. 核对：床号、姓名、住院号、置管部位。 2. 解释：向患者及其家属解释中心静脉置管操作的目的、过程和注意事项，缓解患者紧张、焦虑情绪，取得患者配合，签署知情同意书（紧急情况除外）
评估	1. 评估患者的病情、意识状态和合作程度。 2. 评估患者有无禁忌证：穿刺部位感染、凝血功能障碍、股静脉血栓等
准备	1. 环境准备：保持操作环境清洁、安静，光线充足。操作前应减少人员走动，拉上床边隔帘，室温保持在22~24℃。 2. 操作者准备：着装整洁，洗手，戴口罩、帽子，穿手术衣，戴手套。 3. 用物准备：中心静脉导管包（含穿刺针、导丝、扩张器、导管），消毒剂（碘伏或氯己定）、无菌纱布、透明敷料，局部麻醉药（如1%利多卡因）、注射器、生理盐水，超声设备。 4. 患者准备：患者取仰卧位，下肢稍外展外旋（暴露腹股沟区）。肥胖或水肿患者可垫高臀部

流程	操作说明
操作过程	1. 定位股静脉。 1）根据解剖标志定位：腹股沟韧带中点下方 2~3cm、股动脉搏动点内侧 0.5~1.0cm（股静脉位于股动脉内侧）。 2）超声引导定位：高频线阵探头横切显示股动静脉（动脉呈圆形且搏动，静脉可压缩）。 2. 消毒与铺巾：以穿刺点为中心，环形消毒皮肤（直径≥15cm），铺无菌洞巾。 3. 局部麻醉：1%利多卡因逐层浸润麻醉皮肤及皮下组织。 4. 穿刺置管。 1）穿刺针进针：左手固定皮肤，右手持穿刺针与皮肤呈 30°~45°角，针尖朝向脐部；边进针边回抽，见暗红色血液后固定针头。 2）导丝置入：拔出针芯，通过穿刺针置入"J"形导丝（无阻力），送入 15~20cm。若遇阻力，勿强行推进，需调整导丝或穿刺针位置。 3）扩皮与置管：退出穿刺针，沿导丝用扩张器扩开皮肤及皮下组织；沿导丝将导管送入至预定深度（成人 15~20cm，儿童减量）；拔出导丝，回抽血液确认导管在位。 5. 固定与连接：缝合固定导管，覆盖无菌敷料。 6. 封管：肝素盐水封管。 7. 确认位置：床旁超声确认导管位置，或术后拍摄 X 线胸片（排除误入腹腔或异位）。 8. 洗手与记录：洗手，记录操作过程、导管深度、患者反应及处理措施

六、中心静脉置管维护流程

中心静脉置管维护流程见表 7-2。

表 7-2　中心静脉置管维护流程

流程	操作说明
核对、解释	1. 核对：床号、姓名、住院号、置管部位。 2. 解释：向患者及其家属解释中心静脉置管维护的目的、过程和注意事项，缓解患者紧张、焦虑情绪，取得患者配合

流程	操作说明
评估	1. 查看患者的病情、意识状态和合作程度。 2. 观察静脉置管部位有无红肿、渗液、出血、疼痛等异常情况，检查导管固定是否牢固。 3. 询问患者有无不适感觉
准备	1. 环境准备：保持操作环境清洁、安静，光线充足。操作前应减少人员走动，拉上床边隔帘，室温保持在22~24℃。 2. 操作者准备：着装整洁，洗手，戴口罩、帽子。 3. 用物准备：治疗盘、无菌包，肝素盐水、弯盘、肝素帽、20mL注射器、生理盐水、无菌手套、透明敷料等。 4. 患者准备：让患者取适当体位，充分暴露静脉置管部位，便于操作
操作过程	1. 由远到近去除旧的敷料，注意避免牵拉导管。 2. 观察导管固定情况及局部皮肤情况。 3. 打开无菌包，戴无菌手套。 4. 以穿刺点为中心，用碘伏或酒精棉球由内向外螺旋式消毒，消毒范围直径大于10cm，消毒次数不少于3遍。 5. 待皮肤干燥后，将透明敷料无张力粘贴于穿刺部位，固定导管。 6. 用20mL注射器抽回血，"Z"形检查有无血凝块。 7. 用20mL注射器抽取10mL生理盐水，采用脉冲式冲管方法，即推一下、停一下，使生理盐水在导管内形成小漩涡，确认导管通畅，无阻力。 8. 根据患者情况选择合适浓度的肝素盐水或生理盐水。 9. 采用正压封管方法，在推注封管液的最后0.5~1.0mL，边推注边夹闭导管夹，确保导管内充满封管液。 10. 注明导管维护的时间
注意事项	1. 严格无菌操作，置管及维护过程中遵守操作规程。 2. 置管后尽早活动肢体，避免长时间卧床。 3. 连接输液装置及冲管时，避免空气进入导管

七、常见并发症的预防及处理

（一）感染

1. 分类。

1）局部感染：细菌通过导管侵入皮下组织，导致皮肤表面红肿、疼痛，并伴

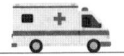

有脓性分泌物。

2）导管相关性血流感染：一种严重的并发症，细菌在导管内定植后进入血液循环，引起发热、寒战等全身感染症状，甚至可能导致感染性休克。

2. 预防措施。

1）执行严格的无菌操作，确保置管及管理过程遵循操作规程。

2）保持置管部位的清洁干燥，并及时更换敷料。

3）尽量减少不必要的导管开放，以降低感染风险。

3. 处理方法。

1）对于局部感染，加强局部消毒处理，并可使用抗生素软膏，如莫匹罗星软膏等。

2）对于全身感染，根据血培养和药敏试验结果选择合适的抗生素进行治疗，必要时需拔除导管。

（二）血栓形成

1. 分类。

1）导管内血栓形成：血液在导管内凝固可能导致导管堵塞，影响血液净化治疗的顺利进行。

2）静脉血栓形成：在置管的静脉内形成血栓，可能引起肢体肿胀、疼痛；若血栓脱落，可能导致肺栓塞等严重后果。

2. 预防措施。

1）置管后应尽快活动肢体，避免长时间卧床。

2）根据患者具体情况适当使用抗凝药物预防，如低分子量肝素等。

3）定期冲洗导管，保持通畅。

3. 处理方法。

1）对于轻度血栓，可遵医嘱使用尿激酶等溶栓药物进行治疗，并加强冲洗。

2）对于严重血栓，若影响血流或出现并发症，需考虑拔除导管，并请血管外科会诊。

（三）导管堵塞

输液速度减慢是最常见的表现，甚至可能出现输液完全停止的现象。使用输液泵输注时，可能出现输液泵压力报警，提示管路不通畅；在回抽血液时，可能出现回血困难；进行血液透析、血液滤过等血液净化治疗的患者，导管堵塞会导致体外

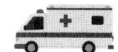

循环无法建立或血流速度达不到治疗要求，从而影响血液净化治疗的正常进行。

1. 预防措施。

1）正确的冲封管操作。

（1）选择合适的冲封管液：依据患者的凝血状态等因素，合理挑选冲封管液。例如，对于高凝状态的患者，建议使用肝素盐水进行封管；而对于有出血倾向的患者，则应选择生理盐水封管。

（2）掌握正确的冲封管技术：采用脉冲式冲管方法，即推注一下、暂停一下，以形成小漩涡清洁导管内壁。封管时，确保正压封管，在封管液剩余 0.5～1.0mL 时，边缓慢推注边拔出注射器，以防止血液回流。

2）规范使用导管。

（1）保持导管通畅：避免在导管内进行抽血或输注高渗、高黏稠度的液体（如脂肪乳等），若必须输注，输注完毕后应用充足的生理盐水冲洗导管。

（2）注意输液顺序：当需要同时输注多种药物时，需留意药物间的配伍禁忌，在输注具有配伍禁忌的药物之间，应用生理盐水进行导管冲洗。

3）观察与维护。

（1）密切观察输液情况：在输液过程中，注意观察输液速度是否减慢或输液停滞，及时发现堵管的早期征兆。

（2）定期维护导管：定期检查导管的固定状态，确保导管无扭曲、打折等问题，维持导管的正确位置。

中心静脉导管的维护操作见图 7-1。

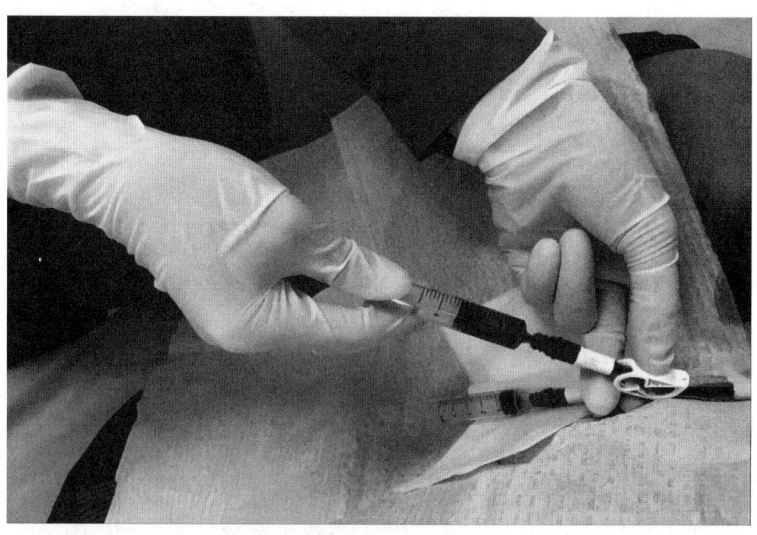

图 7-1　中心静脉导管的维护操作

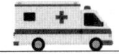

2. 处理方法。

1）尝试回抽：首先轻柔地进行回抽操作，以检查是否能够抽出堵塞物。需注意避免用力过猛，以免导致血栓脱落。

2）生理盐水冲管：采用 10～20mL 生理盐水进行脉冲式冲洗，利用脉冲压力来清除堵塞物。

3）尿激酶溶栓：若生理盐水冲洗无效，可考虑使用尿激酶。将 5000～10000U/mL 的尿激酶缓慢注入导管中，保留 20～30 分钟后进行回抽，以检查导管是否通畅。

（四）空气栓塞

少量空气（少于 0.5mL/kg）进入体内可能无明显症状，或仅有轻微咳嗽。当进入空气量较多时，患者可能会突然出现呼吸困难，伴有胸痛，疼痛程度不一，可能表现为尖锐的刺痛或钝痛。患者还可能出现咳嗽加剧，严重者咳泡沫样血痰。部分患者会有发绀症状，更严重的情况下，患者会出现烦躁不安、意识丧失等神经系统症状，甚至可能导致患者突然死亡。

1. 预防措施。

1）连接输液装置及冲洗导管时，确保无空气进入导管。

2）确保导管接头牢固，防止脱落。

2. 处理方法。

1）立即让患者左侧卧位，头低脚高，使空气聚集在右心房顶端，避免进入肺动脉。

2）给予高流量（10～15L/min）氧气吸入，以改善缺氧症状。

3）密切观察患者生命体征，如有异常及时通知医生并处理。

（五）出血及血肿

由于中心静脉置管操作可能损伤血管，因此可能出现局部穿刺点出血，或置管后因患者肢体过度活动等原因引起出血。例如，股静脉置管后，患者大腿过度弯曲可能导致穿刺点出血。

1. 预防措施。

1）穿刺时动作要轻柔，避免反复穿刺。

2）置管后应充分进行局部按压止血。

3）对于凝血功能异常的患者，需密切观察并谨慎操作。

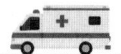

2. 处理方法。

1）对于少量出血，可采用局部压迫止血，使用无菌纱布或沙袋进行压迫。

2）对于大量出血或形成血肿，应立即通知医生进行局部处理，必要时进行手术止血。同时监测患者生命体征，预防失血性休克。

八、凝血功能异常的处理

1. 评估凝血功能：检查患者的凝血指标，包括凝血酶原时间（prothrombin time，PT）、活化部分凝血活酶时间（activated partial thromboplastin time，APTT）、国际标准化比值（international normalized ratio，INR）等，以了解凝血功能异常的程度。

2. 观察症状：密切注意患者是否出现出血症状，如穿刺点渗血、瘀斑、血尿等。

3. 调整抗凝策略：根据评估结果，在医生指导下调整抗凝药物的使用，如减少肝素剂量或暂停使用。处理后需密切观察导管功能是否恢复，以及患者症状是否有所改善，并详细记录相关情况。

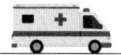

第二节 超声引导下置管

一、概述

超声引导技术是一种先进的临床诊断和治疗辅助技术，它利用超声波成像原理，为医务人员提供实时可视化引导。

（一）工作原理

超声引导技术通过发射超声波，这些超声波在人体组织中传播时会根据组织的不同特性（如密度、声阻抗等）产生不同程度的反射、散射和衰减，反射回来的超声波被超声探头接收，经过信号处理和图像重建，形成人体内部结构的二维或三维图像。医务人员可以利用这些图像精确地确定目标部位的位置、大小、形态，以及与周围组织的关系。超声引导下置管是一种在超声影像辅助下进行的置管操作方法。

（二）技术优势

1. 提高成功率：超声引导下置管能清晰显示血管的位置、走行、深度及其与周围组织的关系，使操作者能够更准确地进行穿刺，显著提高置管成功率，尤其适用于肥胖、水肿、休克等血管难以定位的患者。

2. 减少并发症：实时观察穿刺过程可有效避免误穿动脉、气胸等并发症，同时减少反复穿刺给患者带来的痛苦。

3. 缩短操作时间：超声引导能快速定位合适的血管，使得置管操作更为迅速，尤其在紧急情况下，为患者救治争取宝贵时间。

（三）适用范围

1. 中心静脉置管：包括颈内静脉、锁骨下静脉、股静脉等置管，常用于重症患

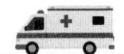

者的输液、输血、监测中心静脉压等。

2. 外周静脉置管：对于外周血管条件较差的患者，如长期输液、化疗患者等，超声引导下外周静脉置管可以提高穿刺成功率，减少患者痛苦。

二、超声引导技术在中毒急救中的意义

（一）引导穿刺操作

1. 建立静脉通路：在紧急情况下，中毒患者需迅速建立静脉通路以进行输液和给药等治疗。利用超声引导技术，操作者能更准确地找到合适的静脉，从而提升穿刺成功率，并减轻患者因反复尝试而遭受的痛苦。

2. 胸腔穿刺和腹腔穿刺：对于那些伴有胸腔积液或腹水的中毒患者，超声引导下操作能够精确地确定穿刺点，避免对周围重要器官造成损伤，从而提高穿刺的安全性和有效性。

（二）提高急救护理质量

1. 超声引导技术的应用使得急救护理更加精准和高效，为患者赢得了至关重要的治疗时间。

2. 减少并发症的发生：超声引导下的操作因其更高的准确性，能够降低穿刺损伤、出血等并发症的风险。

三、超声引导置管的操作流程

超声引导置管的操作流程见表 7-3。

表 7-3　超声引导置管的操作流程

流程	操作说明
核对、解释	1. 核对：床号、姓名、住院号、置管部位。 2. 解释：向患者及其家属解释中心静脉置管的目的、过程和注意事项，缓解患者紧张、焦虑情绪，取得患者配合

流程	操作说明
评估	1. 了解患者的病情、病史、过敏史等，评估患者是否适合进行超声引导置管。 2. 检查患者的局部皮肤情况，是否有破损、感染等，如有异常情况应避免在该部位进行穿刺置管。 3. 评估患者的凝血功能，对于凝血功能异常的患者，操作时应更加谨慎，防止出血
准备	1. 环境准备：保持操作环境清洁、安静，光线充足。操作前应减少人员走动，拉上床边隔帘，室温保持在22~24℃。 2. 操作者准备：熟悉超声引导技术，掌握置管操作流程，洗手，戴口罩、帽子，穿无菌手术衣。 3. 用物准备：超声仪及探头、无菌探头套、置管所需的导管及器械（如穿刺针、导丝、扩张器等）、消毒液（如碘伏或酒精）、无菌手套、无菌纱布、透明敷料、生理盐水、肝素盐水、20mL注射器等。 4. 患者准备：患者取适当体位，充分暴露置管部位
超声定位	1. 开启超声仪，在探头上涂上适量耦合剂，套上无菌探头套。 2. 在拟置管部位进行超声扫描，确定目标血管（如颈内静脉、股静脉等）的位置、走行、管径、血流情况等。 3. 选择合适的穿刺点，标记在皮肤上
消毒与麻醉	1. 以穿刺点为中心，用消毒液进行皮肤消毒，消毒范围直径大于10cm。 2. 铺无菌洞巾。 3. 用注射器抽取适量局部麻醉药，在穿刺点进行局部浸润麻醉
穿刺置管	1. 用穿刺针在超声引导下穿刺目标血管，当看到针尖进入血管后，回抽有血液流出，确认穿刺成功。 2. 将导丝通过穿刺针插入血管内，然后拔出穿刺针。 3. 用扩张器沿导丝扩张皮肤及皮下组织，为导管插入创造通道。 4. 将导管沿导丝插入血管内，拔出导丝。 5. 用注射器抽取生理盐水冲洗导管，确认导管通畅。 6. 用透明敷料固定导管
置管后处理	1. 超声再次检查置管部位，确认导管位置正确，无并发症。 2. 记录置管时间、导管类型、长度、置管部位等信息。 3. 向患者交代注意事项，如避免剧烈活动、保持局部清洁干燥等。 4. 详细记录置管的过程、时间、部位、导管型号等信息，以及患者的反应和并发症情况

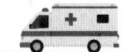

四、注意事项

1. 置管后应密切观察患者的局部情况，如有无出血、渗液、肿胀等，以及患者的生命体征变化。

2. 对置管部位进行妥善护理，保持局部清洁干燥，定期更换敷料。

3. 及时向医生报告置管结果和患者情况，以便医生进行后续治疗和处理。

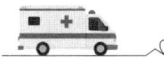

第三节 腔内心电定位技术

一、概述

腔内心电定位技术是一种先进的方法，利用心电图信号来确定中心静脉导管等医疗设备在体内的位置。

（一）工作原理

人体心脏在活动时会产生规律性的电生理信号，这些信号可以通过体表电极记录下来形成心电图（electrocardiogram，ECG）。当中心静脉导管的导丝或导管尖端靠近心脏时，会对心脏的电场产生一定的干扰，从而在心电图上出现特征性的变化。通过监测这些变化，可以判断导管尖端的位置是否准确。

（二）应用领域

1. 中心静脉置管：在进行颈内静脉、锁骨下静脉、股静脉等中心静脉置管时，腔内心电定位技术可以实时监测导管尖端的位置，确保其准确地放置在上腔静脉与右心房交界处附近，提高置管的成功率和安全性。

2. 心脏起搏器植入：在心脏起搏器植入过程中，腔内心电定位技术可以帮助医生确定电极导线的位置是否合适，以保证起搏器的正常工作。

（三）优势

1. 实时监测：能够在置管过程中实时显示导管尖端的位置变化，使医务人员可以及时调整导管的位置，避免反复穿刺和并发症的发生。

2. 准确性高：相比传统的体表标志定位法和 X 线定位法，腔内心电定位技术定

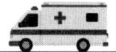

位更加准确，可以减少导管位置不当引起的并发症。

3. 无辐射：与 X 线定位相比，腔内心电定位技术无辐射危害，对患者和医务人员更加安全。

4. 操作简便：只需要在置管过程中连接心电图设备，不需要额外的复杂操作，易于掌握和应用。

二、腔内心电定位技术在中毒急救中的意义

（一）精准置管

通过腔内心电定位能更精准地将中心静脉导管尖端放置在合适位置。对于中毒患者，快速准确的中心静脉置管是保障后续急救的关键。

（二）实时监测

腔内心电定位技术可在穿刺过程中同步监测心脏电活动。中毒患者可能已经存在心律失常、电解质平衡失调等情况，穿刺过程中导管尖端接触心肌等情况会在心电图上及时显示，如出现 P 波抬高，可提醒操作者调整导管位置，避免对心脏造成进一步损伤。

（三）提高抢救效率

腔内心电定位技术减少了因反复调整导管位置而浪费的时间，使患者能更快地得到有效治疗。而且，正确的置管位置可以保证各种急救药物、血液制品等持续稳定地输入体内，有助于维持患者生命体征的稳定，提高中毒患者的抢救成功率。

三、腔内心电定位引导置管的操作流程

腔内心电定位引导置管的操作流程见表 7-4。

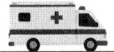

表7-4　腔内心电定位引导置管的操作流程

流程	操作说明
核对、解释	1. 核对：床号、姓名、住院号、置管部位。 2. 解释：向患者及其家属解释中心静脉置管的目的、过程和注意事项，缓解患者紧张、焦虑情绪，取得患者配合
评估	1. 了解患者病情、意识状态、合作程度。 2. 评估患者的局部皮肤情况及血管条件
准备	1. 环境准备：操作环境应安静、整洁，避免电磁干扰，确保心电图信号的准确性。 2. 操作者准备：着装整洁，洗手，戴口罩、帽子。 3. 用物准备：腔内心电定位设备、中心静脉导管套件、生理盐水、注射器、无菌手套、消毒用品等。 4. 患者准备：了解患者的病情、心电图基础情况、是否安装心脏起搏器等可能影响腔内心电定位的因素。对意识不清或不配合的患者，要确保有适当的约束措施，防止意外发生
连接设备	1. 将腔内心电定位设备的电极片正确粘贴在患者身体的特定部位，通常是胸部和肢体。 2. 确保电极片与皮肤接触良好，连接导线牢固
消毒穿刺部位	以穿刺点为中心，用碘伏或酒精棉球由内向外螺旋式消毒，消毒范围直径大于10cm，消毒次数不少于3遍
穿刺置管	1. 按照中心静脉置管的操作规范进行穿刺，将导管缓慢送入血管。 2. 在送管过程中，密切观察腔内心电定位设备上的心电图变化
EKG定位	1. 当导管尖端接近心脏位置时，腔内心电定位设备上会出现特征性的心电图变化，如P波振幅增高或出现双向P波等。 2. 根据心电图变化，调整导管的位置，使其尖端到达合适的位置
固定导管	1. 确定导管位置正确后，妥善固定导管。 2. 清洁穿刺部位周围皮肤，粘贴透明敷料
记录与观察	1. 记录导管置入的长度、腔内心电定位情况及患者的反应。 2. 观察患者生命体征及局部情况，如有异常及时处理
设备整理	1. 整理腔内心电定位设备，清洁电极片，妥善保管。 2. 清理用物，按规定进行医疗废物处理

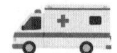

四、注意事项

（一）操作前

1. 设备检查：确保心电图机及相关附件功能正常，导线连接牢固，无损坏。

2. 患者评估：了解患者的病情、心电图基础情况，是否存在安装心脏起搏器等可能影响腔内心电定位的因素。对意识不清或不配合的患者，要确保有适当的约束措施，防止意外发生。

3. 环境准备：操作环境应安静、整洁，避免电磁干扰，确保心电图信号的准确性。

（二）操作中

1. 严格无菌操作：若涉及有创操作，如中心静脉置管等，必须严格遵守无菌原则，防止感染。

2. 正确连接电极：按照标准位置正确粘贴心电图电极，确保电极与皮肤接触良好，避免松动或脱落。

3. 观察心电图变化：密切观察心电图的波形变化，注意识别异常波形，如心律失常、ST段改变等。若出现严重异常，应立即停止操作并采取相应的处理措施。

4. 与其他技术结合：腔内心电定位技术可与超声引导等其他定位方法结合使用，以提高定位的准确性。但在结合使用时，要注意各技术之间的兼容性和相互影响。

5. 操作轻柔：在进行导管插入或调整等操作时，动作要轻柔，避免对患者造成不必要的刺激和损伤。

（三）操作后

1. 记录与报告：详细记录操作过程中的心电图变化、导管位置等信息，并及时向医生报告。

2. 患者观察：观察患者在操作后的生命体征、心电图变化及有无不适症状，如有异常应及时处理。

3. 设备清理：操作结束后，清理和妥善保管心电图设备及附件，为下次使用做好准备。

第八章
血液净化技术

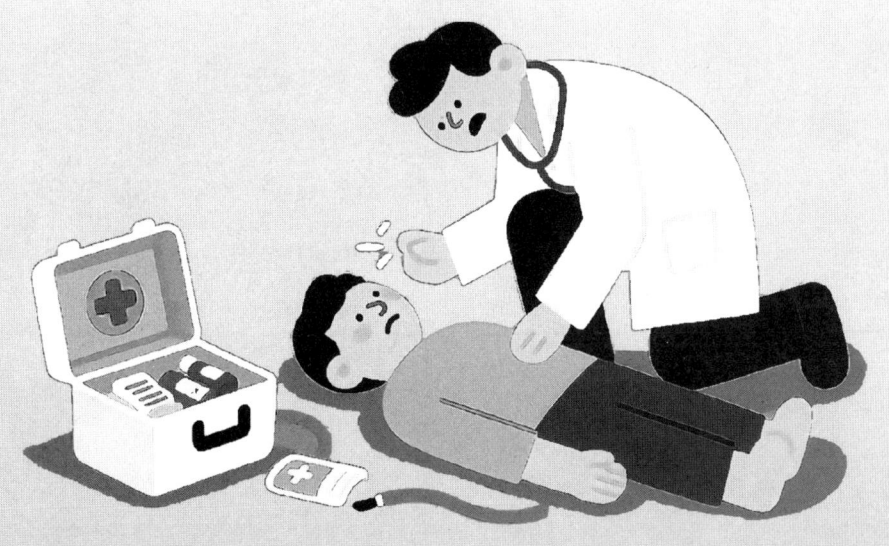

第一节 血液灌流

血液灌流（hemoperfusion，HP）是将患者血液从体内引到体外循环系统，通过灌流器中吸附剂（如活性炭、树脂等材料）与体内待清除的代谢产物、毒性物质、药物间的吸附结合，清除这些物质的治疗方法。其主要目的是清除代谢产物和有害物质。与其他治疗方法（如对症处理和解毒治疗）相比，血液灌流具有较好的疗效和较低的风险。

一、作用

1. 在毒物动力学上有效，能显著增加毒物的排出。

2. 在临床上有效，能缩短中毒患者的病程或减轻严重程度，减少并发症的发生。

二、适应证与禁忌证

（一）适应证

1. 急性中毒。

这是血液灌流在临床上的主要用途。临床上常有许多药物或毒物中毒的患者需要抢救，对一些深度昏迷的患者，往往洗胃、导泻、利尿等一般内科手段难以奏效。一些没有特异性解毒剂的毒物中毒的处理更加棘手。血液灌流与血液透析、腹膜透析一样，是治疗急性中毒的一种有效手段，在清除许多与蛋白质结合的毒物时，血液灌流较血液透析更有效，因为活性炭可与血浆蛋白质竞争并吸附毒物及其代谢产物，从而将其从循环中清除。在清除脂溶性药物时，血液灌流也比血液透析更有效。

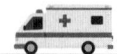

以下是血液灌流能吸附的药物和其他毒物。

1）巴比妥类：苯巴比妥、异戊巴比妥、司可巴比妥、甲基巴比妥、硫喷妥钠。

2）非巴比妥类催眠镇静药类：地西泮、甲丙氨酯、甲喹酮、格鲁米特、氯氮、硝西泮、水合氯醛、苯海拉明、异丙嗪。

3）抗精神失常药：奋乃静、氯丙嗪、氯普噻吨（泰尔登）等。

4）解热镇痛药：阿司匹林、对乙酰氨基酚（扑热息痛）、非那西丁、水杨酸类。

5）心血管药：洋地黄类、奎尼丁。

6）除草剂、杀虫剂及氟乙酰胺（灭鼠药）。

7）其他：如茶碱类、抗癌药、抗结核药、沙林毒气中毒等均可使用血液灌流。

2. 终末期肾病（尿毒症），特别是合并顽固性瘙痒、难治性高血压、高 β_2 微球蛋白血症、继发性甲状旁腺功能亢进症、周围神经病变等患者。

3. 重症肝炎，特别是暴发性肝衰竭导致的肝性脑病、高胆红素血症等患者。

4. 系统性炎症反应综合征、脓毒症等重症感染。

5. 银屑病或其他自身免疫性疾病。

6. 其他疾病，如海洛因等药物成瘾、家族性高胆固醇血症、重症急性胰腺炎、甲状腺功能亢进危象等。

（二）禁忌证

1. 休克或血压低于80mmHg。

2. 对体外管路或灌流器等材料过敏者。

3. 大手术后3天内或有严重出血或出血倾向。

4. 严重贫血，血红蛋白低于50g/L。

5. 严重高血压，血压高于200/130mmHg。

6. 极度衰竭、临危患者。

7. 精神障碍及其他不配合的患者。

血液灌流机见图8-1。

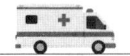

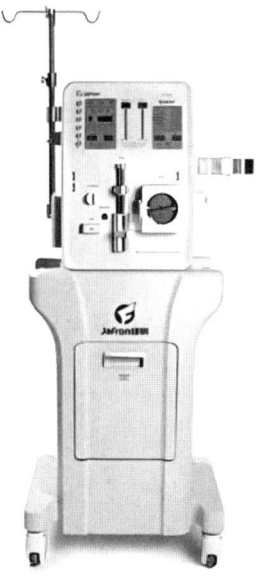

图 8-1　血液灌流机

三、操作流程

血液灌流操作流程见表 8-1、图 8-2、图 8-3。

表 8-1　血液灌流操作流程

流程	操作要点
核对与解释	1. 核对患者基本信息，向患者解释此次操作的目的，告知患者此次操作的必要性。 2. 核对医嘱：确保治疗方案的准确性和适用性。 3. 解释：向患者及其家属详细说明操作的目的、方法，告知操作过程中需要配合的注意事项，以便提高患者依从性
评估	1. 环境评估：环境整洁，光线适宜。 2. 患者：评估患者病情及治疗情况，是否存在禁忌证，评估患者的生命体征及心理状态。 3. 设备评估：确保血液灌流机处于完好状态，开机自检无异常。 1）检查血液灌流机电源线连接是否正常。 2）打开电源总开关。 3）按照产品说明书要求完成全部自检程序，严禁简化或跳过自检步骤。 4. 血管通路评估：检查血管通路是否通畅，有无血栓，穿刺处有无渗血、红肿等，穿刺周围皮肤敷料是否干燥清洁

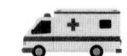

流程	操作要点
操作前准备	1. 物品准备：血液灌流机、灌流器、管路、无菌治疗巾、3000mL 生理盐水、20mL 空针、碘伏和棉签等消毒物品、一次性手套、血液灌流医嘱执行单、胶布、污物筐等。 2. 设备准备：血液灌流机。 3. 灌流器肝素化操作。 1) 动态肝素化：按照产品说明书操作。 2) 静态肝素化：根据医嘱将肝素注射液注入灌流器中，混匀静置 20~30 分钟后使用。在治疗准备室严格无菌操作，具体操作方法如下。 （1）使用一次性注射器（规格 2~5mL）抽取肝素注射液 12500U（100mg）。 （2）打开灌流器一侧保护帽，将保护帽置于无菌治疗巾内。 （3）去除针头，将抽取的肝素注射液直接注入灌流器内的保存液中。 （4）取出无菌治疗巾中的保护帽，覆盖拧紧。 （5）将灌流器上下 180° 反转摇匀（约 10 次）。 （6）将灌流器放置于无菌治疗巾内，静置 20~30 分钟待用
核对检查	核对患者基本信息及血液灌流机器型号，检查外包装是否完好无破损，查看有效期及型号，核对医嘱执行单
上机	1. 灌流器和管路的安装。 1) 再次检查灌流器及透析管路有无破损，外包装是否完好。 2) 查看有效日期、型号。 3) 按照无菌原则进行操作。 4) 按照体外循环的血流方向依次安装管路。 2. 灌流器与管路预冲。 1) 动脉端管路与生理盐水相连接并充满生理盐水，然后正确连接于灌流器的动脉端口，静脉端管路连接于灌流器的静脉端口。 2) 启动血泵，速度 200~300mL/min，一般预冲生理盐水总量为 2000~5000mL，或参照相关产品说明书为宜。如果在预冲过程中发现游离的吸附剂颗粒冲出，提示吸附剂包膜破损，必须更换灌流器。 3) 动态预冲即将结束前，4%肝素生理盐水［生理盐水 500mL 加入普通肝素 2500U（20mg），可根据临床实际情况做相应调整］浸泡管路和滤器 30 分钟，在上机前应给予不少于 500mL 的生理盐水冲洗。 3. 建立体外循环（图 8-3）。 1) 准备治疗包、消毒物品和医用垃圾袋。 2) 颈静脉置管的患者头偏向对侧，股静脉置换的患者双腿分开、不要弯曲，打开伤口敷料，观察导管入口处皮肤有无红肿和渗出、导管固定情况等，消毒导管入口处皮肤后覆盖敷料。 3) 打开导管敷料，分别消毒导管和导管夹子，并协助固定导管。 4) 打开治疗包，戴无菌手套，铺无菌治疗巾。 5) 将导管放于无菌治疗巾上。

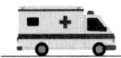
流程	操作要点
上机	6）先检查导管夹子处于夹闭状态，再取下导管保护帽。 7）消毒导管接头，并避免导管接触非无菌表面，尽可能减少在空气中暴露的时间。 8）用注射器回抽导管内封管液，推注在纱布上检查是否有凝血块（推注时距纱布距离>10cm），回抽量为动、静脉管各2mL。如果导管回血不畅时，认真查找原因，严禁使用注射器用力推注导管腔。 9）根据医嘱从导管静脉端推注首剂量抗凝剂（肝素或低分子量肝素），连接体外循环，打开管路动脉夹及静脉夹，按"治疗"键。 10）固定管路，治疗巾遮盖留置导管连接处。医疗废物放于医疗废物桶中。 4. 启动血泵（以50~100mL/min为宜），逐渐将血泵速度调至100~200mL/min。当血液经过灌流器即将达到静脉端管路的末端出口时，与已经建立的灌流用血液通路正确牢固地连接，根据医嘱调整血泵速度，调整机器参数及报警设置，设置压力报警限（根据压力显示值，将上限设定为比最大值大3~5kPa，下限设定为比最小值小3~5kPa）。尽量不选择单泵模式，选择系统模式操作，以防发生堵管。 5. 交代注意事项：预防管道打折，如有机器报警立即告知医务人员，密切观察血液灌流过程中患者的生命体征，如有不适立即告知医生，及时处理
下机	1. 准备生理盐水、无菌纱布、碘伏和棉签等消毒物品，无菌手套等物品。 2. 停血泵，采用密闭式回血法回血。 3. 颈静脉置管的患者头偏向对侧。 4. 戴无菌手套，将已开包导管保护帽放置在无菌敷料上；断开中心静脉导管动脉端与管路连接，固定导管动脉端。 5. 连接已抽吸生理盐水的注射器；打开导管夹，脉冲式推注生理盐水或预充式导管冲洗液，弹丸式推注封管液；关闭导管动脉端导管夹，连接导管保护帽。推荐使用预充式导管冲洗装置，减少污染及感染风险。如果导管使用分隔膜接头，则螺旋断开与透析机管路连接，按规范进行分隔膜接头表面消毒后连接注射器或预充式导管冲洗装置，进行冲管封管操作。 6. 将管路动脉端与生理盐水连接。将血流速减至100mL/min以下，开启血泵回血。 7. 回血完毕后停止血泵；关闭管路及留置导管静脉端导管夹。 8. 断开中心静脉导管静脉端与管路连接，固定导管静脉端，打开导管夹；注射封管液；关闭导管夹，连接导管保护帽。 9. 用无菌敷料包扎中心静脉导管，胶布固定；再次消毒导管入口处皮肤，更换无菌敷料覆盖，胶布固定，并注明更换时间。 10. 根据机器提示步骤，卸下灌流器、管路及各液体袋，关闭电源，消毒擦拭机器，推至保管室内待用

流程	操作要点
操作后处理	血液灌流管路丢入黄色垃圾筐内，医疗废物按规定处置，血液灌流机需用酒精或含氯消毒液擦拭消毒，按规定放置，以备下次使用
效果评价	1. 程序正确，操作规范，无污染，动作熟练。 2. 上下机步骤正确。 3. 用物齐备，处理规范。 4. 准确评估适应证及禁忌证，选择正确的治疗模式。建立适宜的血管通路，保证治疗的顺利进行。 5. 护患沟通有效，体现人文关怀

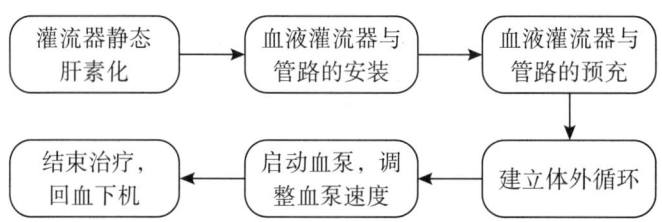

图 8-2　血液灌流简要操作流程

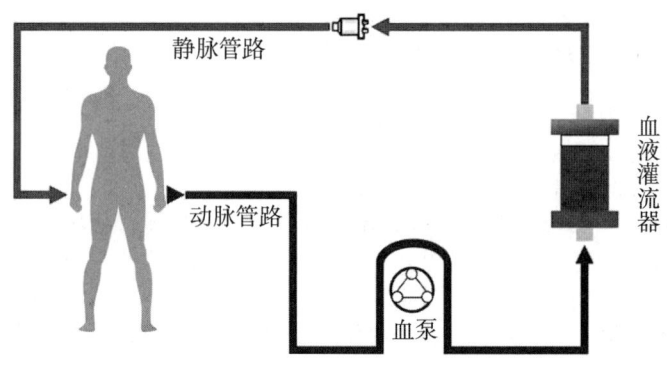

图 8-3　灌流器连接

四、常见报警的处理

血液灌流常见报警原因及处理见表 8-2。

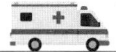

表8-2 血液灌流常见报警原因及处理

报警项目	原因	处理
气泡报警	1. 检测到管路内有气泡。 2. 气泡排除后未按阻流夹按钮。 3. 管路移位或管路干燥、积尘而耦合不好。 4. 管路直径偏小（≤6.5mm）。 5. 气泡探测器故障	1. 检查管路连接是否松开或脱落，采用合适办法排除气泡，按一下阻流夹按钮，最后打开气泡监测功能。 2. 直接按一下阻流夹按钮，设备可恢复正常运营。 3. 将管路重新卡好，或用棉签蘸润滑脂或水润湿卡槽两侧壁，使管路与超声波气泡探测器充分耦合。 4. 更换管路或外套透明硅胶管。 5. 采用应急解决办法，按住阻流夹按钮5秒以上再松开，屏蔽气泡探测功能，治疗结束后告知厂家维修
液位报警	1. 静脉壶内血液液面低于液位传感器位置。 2. 液位传感器故障	1. 检查管路连接是否松开、穿刺针是否脱落、灌流器内是否出现凝血，采取相应处理措施，使静脉壶内血液液面高于液位传感器位置。 2. 采取应急解决方法，按住阻流夹按钮5秒以上再松开，屏蔽液位检测功能，治疗结束后告知厂家维修（更换液位传感器）
动脉上限报警	1. 动脉压上限设定过低。 2. 治疗中浮现异常导致动脉压力超过报警下限	1. 合理设定动脉压上限。 2. 检查动脉管路是否扭曲，灌流器是否有凝血倾向，然后理顺管路或适当增加抗凝剂用量，避免凝血
动脉下限报警	1. 动脉压下限设定过高。 2. 治疗中浮现异常导致动脉压力低于报警下限	1. 合理设定动脉压下限。 2. 检查穿刺处是否出现问题，或者血泵速度是否过快，采取措施解决穿刺问题或适当调低血泵流量
静脉压上限报警	1. 静脉压上限设定过低。 2. 治疗中浮现异常导致静脉压力超过报警上限	1. 合理设定静脉压力上限。 2. 检查静脉管路是否扭曲或静脉壶内滤网堵塞导致凝血，理顺静脉管路或采取措施解除静脉壶凝血
静脉压下限报警	1. 静脉压下限设定过高。 2. 治疗中浮现异常导致静脉压力超过报警下限	1. 设立合理的静脉压下限。 2. 检查穿刺处是否脱落或者灌流器发生凝血，重新穿刺或采用措施解除灌流器凝血

续表

报警项目	原因	处理
加热器超温报警	恒温器失灵，系统自动切断加热电源	按"加热"键消除报警，打开保温器门盖使保温器内温度尽快冷却，治疗结束后通知厂家维修
机内温度高报警	机内散热不畅	1. 按"搭桥"键消除报警。 2. 检查后盖板散热孔处是否有风排出，以确定散热风扇是否停转，若停转，治疗结束后应通知厂家维修
肝素阻塞报警	肝素泵步进电机停止转动	1. 检查肝素管路夹钳是否未打开。 2. 打开后盖板，若发现肝素步进电机测速盘已停止转动，应通知厂家维修
肝素推注完报警	注射器压头到达底部位置	将压塞头上拉可消除报警，若需要，重新加肝素后再启动
肝素时间到报警	预定肝素时间倒计时至0	按肝素键关闭肝素泵，需要时重置肝素时间继续
环境温度低报警	环境温度低于20℃	自动启动加热，温度升至超过20℃后报警自动消除

五、并发症的预防与处理

（一）生物不相容性及其处理

吸附剂生物不相容性主要临床表现为灌流治疗开始后0.5~1.0小时，患者出现寒战、发热、胸闷、呼吸困难及白细胞或血小板计数一过性下降（可降至灌流前的30%~40%）。通常情况下，无需中止血液灌流治疗，可采取静脉注射地塞米松、吸氧等措施进行处理。若症状未缓解且严重影响生命体征，应及时中止血液灌流治疗。

（二）贫血

对于尿毒症患者，血液灌流相较于血液透析会导致更多失血，可能诱发或加重贫血状况。积极对症治疗，监测患者的血红蛋白水平，如贫血无法纠正，应更换治疗方案。

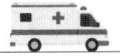

（三）吸附剂颗粒栓塞

治疗开始后，若患者出现逐渐加重的呼吸困难、胸闷、血压下降等症状，应考虑是否存在吸附剂颗粒栓塞。一旦出现此情况，必须立即停止治疗，并给予吸氧或高压氧治疗，同时配合相应的对症支持治疗。

（四）出凝血功能紊乱

使用活性炭进行血液灌流治疗时，活性炭可能会吸附大量凝血因子，如纤维蛋白原等，特别是在进行肝性脑病血液灌流治疗时，导致血小板聚集，引发严重凝血。血小板大量聚集并活化后，可释放大量活性物质，进而可能引起血压下降。治疗过程中应密切观察并及时处理。

（五）对药物的影响

活性炭能清除多种药物，包括抗生素和升压药。因此，在血液灌流治疗同时进行药物治疗时，应特别注意剂量的调整。

（六）低体温

常在冬季无加温装置的血液灌流治疗中发生。注意患者的保暖措施，建议采取加温装置。

（七）空气栓塞

空气栓塞主要由血液灌流治疗前体外循环体系中气体未完全排除、进行空气回血、治疗过程中血路连接不牢固或出现破损导致气体进入体内引起。患者可能出现突发呼吸困难、胸闷气短、咳嗽等症状，严重者可能出现发绀、血压下降，甚至昏迷。一旦确诊为空气栓塞，必须立即停止血液灌流治疗，吸入高浓度氧气，并按照空气栓塞抢救的诊治规范进行治疗。必要时可静脉应用地塞米松，严重者应及时进行高压氧治疗。

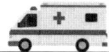

第二节　血液滤过

血液滤过（hemofiltration）是一种体外血液净化技术，通过特定的滤过装置，利用对流原理，将血液引入滤过器中，在滤过器内通过压力梯度的作用，将血浆中的水分及部分溶质（包括毒素、代谢废物等）滤出，同时补充置换液，以达到净化血液、清除体内有害物质的目的。该技术不仅适用于急性肾衰竭的治疗，还广泛应用于中毒患者的紧急救治中。与血液透析相比，血液滤过的并发症相对较少，安全性更高，而且可根据患者中毒类型和严重程度，调整滤过参数，实现个体化治疗。

一、作用

1. 高效清除毒物：能够迅速、有效地清除体内毒物，降低血中毒物浓度。

2. 保护器官功能：通过清除体内有害物质，减轻毒物对脏器的损害，保护重要器官功能。

二、适应证与禁忌证

（一）适应证

1. 急性农药中毒：对于急性农药中毒患者，特别是那些中毒症状严重、生命体征不稳定的患者，血液滤过可以迅速清除体内的农药成分，减轻中毒症状，提高患者的生存率。

2. 药物中毒：对于药物中毒患者，如镇静催眠药、抗抑郁药、阿片类药物中毒患者，血液滤过同样适用。它可以迅速降低血液中的药物浓度，减轻药物对机体的损害。

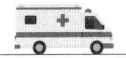

3. 其他类型中毒：除了农药和药物中毒，血液滤过还适用于其他类型的中毒，如重金属中毒、食物中毒等。这些中毒都可以通过血液滤过来迅速清除体内的有毒物质，减轻中毒症状。

（二）禁忌证

尽管血液滤过在中毒治疗中具有重要作用，但并非所有中毒患者都适合接受此治疗。以下情况应谨慎使用或视为禁忌证。

1. 严重出血倾向：患者存在难以控制的出血症状，可能会增加治疗过程中的风险。

2. 重症心脏疾病：如严重心肌疾病导致心力衰竭，这类患者可能无法耐受治疗过程中的血流动力学变化。

3. 血容量严重不足或血压过低：患者存在血容量严重不足或低血压症状，可能会增加治疗过程中的低血压风险。

血液滤过机见图 8-4。

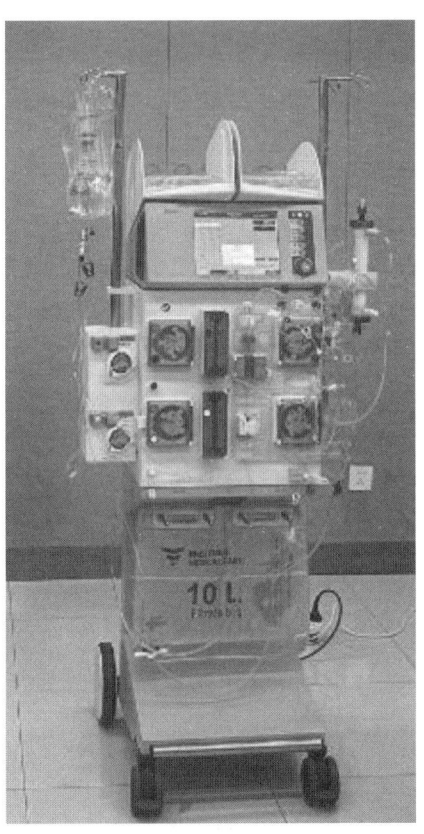

图 8-4　血液滤过机

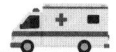

三、操作流程

血液滤过操作流程见表8-3、图8-5。

表8-3　血液滤过操作流程

流程	操作说明
核对与解释	1. 核对内容。 1）患者信息：在血液滤过开始前，医务人员需要仔细核对患者的姓名、年龄、性别、病历号等基本信息，确保治疗对象正确无误。 2）治疗处方：核对医生开具的治疗处方，包括治疗模式、置换液配方、抗凝剂种类及剂量等，确保治疗方案的准确性和个性化。 3）设备耗材：检查血液滤过机、血液滤过管路、血液滤过器、生理盐水、置换液等设备和耗材的完整性、有效期及兼容性，确保治疗过程中的安全性和可靠性。 2. 解释内容。 1）治疗原理：向患者及其家属解释血液滤过的原理，即利用对流原理清除体内多余水分和毒素，并补充与细胞外液成分相似的电解质溶液，以达到血液净化的目的。 2）治疗过程：详细解释血液滤过的治疗过程，包括置管、预冲、连接血滤管路、设置治疗参数、监测生命体征等步骤，让患者及其家属对治疗过程有清晰的认识
评估	1. 患者评估。 1）基本信息：评估患者的年龄、性别、体重、身高及基础疾病情况，了解患者是否适合进行血液滤过治疗。 2）生命体征：测量并记录患者的血压、脉搏、呼吸和体温，确保患者生命体征平稳。 3）凝血功能：评估患者的凝血功能，选择合适的抗凝药物和剂量，防止治疗过程中发生凝血或出血事件。 2. 血管通路评估。评估患者的血管通路情况，包括中心静脉导管是否通畅、有无感染或血肿等，确保血管通路能够满足治疗需求。 3. 设备与技术评估。 1）设备检查：确保血液滤过机完好无损，处于良好工作状态。 2）技术操作：评估医务人员的操作技术是否熟练，包括血管通路建立、预冲操作、置换液配制与输入、治疗参数设置与调整等
操作准备	1. 操作者准备：着装整齐，洗手，戴口罩、帽子。 2. 用物准备：血液滤过机、血液滤过器、血液滤过管路、安全导管（补液装置）、无菌治疗巾、生理盐水、一次性冲洗管、消毒物品、止血带、一次性手套、滤过液等。 3. 患者准备：患者称体重、测血压，向患者解释操作的目的、注意事项，指导患者取舒适体位

流程	操作说明
开机自检	1. 检查血液滤过机电源线连接是否正常。 2. 打开电源总开关。 3. 按照血液滤过机产品说明书要求完成全部自检程序，严禁简化或跳过自检步骤
血液滤过器和管路安装	1. 检查血液滤过器及管路有无破损，外包装是否完好，查看有效日期、型号，确保使用合格产品。 2. 按照无菌原则进行操作，戴一次性手套。 3. 根据体外循环血流方向依次安装管路，包括动脉端、血液滤过器、静脉端等
密闭式预冲	1. 启动血液滤过机血泵，设置流速为80~100mL/min，用生理盐水排净管路和血液滤过器膜内气体。生理盐水流向为动脉端→血液滤过器→静脉端，不得逆向预冲。 2. 将泵速调至200~300mL/min，连接置换液接头与血液滤过器旁路，排净血液滤过器膜外气体。 3. 根据体外循环血流方向密闭冲洗。 4. 生理盐水预冲量应严格按照血液滤过机说明书中的要求执行。若需要进行闭式循环或肝素生理盐水预冲，应在生理盐水预冲量达成后再进行。 5. 推荐预冲生理盐水直接流入废液收集袋中，废液收集袋应放于机器液体架上，不得低于操作者腰部以下
建立体外循环	1. 准备血管通路，进行中心静脉留置导管或动静脉内瘘穿刺连接。 2. 检查血管通路有无红肿、渗血、硬结等异常情况，并摸清血管走向和搏动。如是内瘘管要根据情况选择合适的穿刺点，用碘伏消毒穿刺部位，根据血管粗细和血流量要求等选择穿刺针。采用阶梯式、纽扣式等方法穿刺血管，先穿刺静脉，再穿刺动脉。动脉端穿刺点距动静脉内瘘口3cm以上，动静脉穿刺点距离10cm以上为宜。固定穿刺针后，根据医嘱推注首剂量肝素作为抗凝剂
血液透析滤过中监测	1. 体外循环建立后，立即测量血压、脉搏，询问患者自我感觉，并详细记录在血液滤过记录单上。 2. 依次查对体外循环管路系统各连接处和管路开口处，未使用管路开口应处于加帽密封和夹闭管夹双保险状态。 3. 根据医嘱查对机器治疗参数，双人查对后签字确认。 4. 血液滤过治疗过程中，每小时询问患者自我感觉，测量血压、脉搏，观察穿刺部位有无渗血、穿刺针有无脱出移位等异常情况，并正确记录

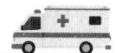

续表

流程	操作说明
密闭式回血下机	1. 调整血液流量至50~100mL/min。 2. 打开动脉端预冲侧管，用生理盐水将残留在动脉侧管内血液回输到动脉壶。 3. 关闭血泵，靠重力将动脉侧管近心侧血液回输入患者体内。 4. 夹闭动脉管路夹子和动脉穿刺针处夹子。 5. 打开血泵，用生理盐水全程回血。回血过程中可使用双手揉搓血液滤过器，但不得用手挤压静脉端管路。当生理盐水回输至静脉壶、安全夹自动关闭后停止回血。 6. 夹闭静脉管路夹子和静脉穿刺针处夹子，进行冲封管。 7. 如是内瘘管则需拔出动脉和静脉内瘘针，压迫穿刺部位2~3分钟止血
操作结束处理	1. 患者处理。 1）密切观察患者的生命体征，包括血压、心率、呼吸等，确保患者处于稳定状态。 2）检查穿刺部位有无出血、渗血或血肿，如有异常，及时处理。 2. 设备处理。 1）按照回血操作流程，将患者体内的血液顺利回输至体内，避免血液浪费和血栓形成。 2）回血结束后，关闭血滤机，卸除血液滤过器和管路等装置。后续对设备进行消毒维护。 3. 记录与登记。 1）准确记录血滤治疗的时间、置换液和滤出液量等关键信息。 2）记录患者治疗过程中的生命体征变化和异常情况。 3）填写血液滤过机使用登记手册，记录设备的使用情况、维护记录等信息

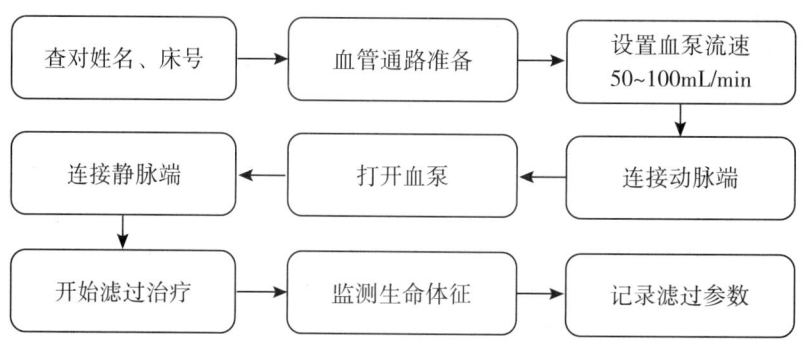

图8-5 血液滤过简要操作流程

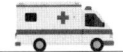

四、常见报警的处理

血液滤过常见报警原因及处理见表8-4。

表8-4 血液滤过常见报警原因及处理

报警项目	原因	处理
静脉压低报警	1. 危重患者血管条件差或低血压引起的低血流量。 2. 管路破损、血管痉挛或管路连接处不紧造成的漏血。 3. 因体位关系，穿刺针贴血管壁，造成血流达不到	1. 使患者安静，同时减慢血泵转速，调整位置再逐渐增加血泵速度。 2. 血压低引起的低血流量先灌注生理盐水、推高渗糖，如无效，可用升压药（如多巴胺、间羟胺等），有条件时可测中心静脉压来判断机体容量状况和心功能不全的情况。 3. 上机前应检查管路是否破损、漏气、管道连接处是否紧密，治疗过程中如管路破损，立即回血，保留动、静脉穿刺针，更换新的管路，重新冲洗管道再接上动、静脉端。 4. 血管痉挛时可用热水袋敷在此处，解除痉挛后再加大流量
静脉压高报警	1. 静脉管路不通畅，如脱水量过高使阻力增加、无肝素血透时引起的凝血、高血液黏稠症、高血红蛋白症、血液管路打折、体位不当管路压迫等。 2. 静脉穿刺部位肿胀	1. 针对静脉管路不通畅的原因，采取相应的处理措施，如调整脱水量、使用肝素抗凝、降低血液黏稠度等。 2. 检查管路是否打折或受压，理顺管路。静脉穿刺处部位肿胀，应立即停机，拔除穿刺针，重新穿刺。 3. 检查保护罩是否进水或血液，如果进水或血液用注射器推回。 4. 观察患者有无不适，如出冷汗、脉搏细速、动脉流量差及血压下降等超滤过多症状，一旦发现立即减少超滤量并按血液透析低血压并发症处理
动脉压低报警	1. 动脉端输液。 2. 动脉血流不足，患者血压下降	1. 检查动脉管路有无输液情况，如有则停止输液。 2. 检查患者血压，如血压下降则采取相应的升压措施。 3. 检查动脉管道是否打折或松动脱落，确保管道通畅

报警项目	原因	处理
空气报警	1. 动脉压低产生气泡。 2. 输碳酸氢钠、灌盐水时进入过多的空气。 3. 置换液用完，血滤器与管道处连接有空隙，管路破损造成漏气	1. 检查并排除气泡来源，如调整动脉压、停止输液等。 2. 及时更换置换液，确保血滤器与管道连接紧密无空隙。 3. 检查管路是否破损，如有则立即回血，更换新的管路
跨膜压高报警	1. 血滤器凝血。 2. 超滤量过多。 3. 动脉压力高。 4. 超滤液袋盛满	1. 更换滤器或管路。 2. 调高血流速或降低超滤量。 3. 检查并处理动脉压力高的原因。 4. 及时清空超滤液袋
漏血报警	1. 血滤器破膜。 2. 血滤器与各管道连接不紧，进入过多的空气。 3. 漏血探测器有脏物沉积或探测器故障	1. 立即停血泵、停超滤，更换整套管路及滤器。 2. 检查并紧固血滤器与各管道的连接处。 3. 清洁漏血探测器或更换故障的探测器
温度报警	1. 设置温度不当。 2. 置换液管路的开关未打开。 3. 置换液加热器的门未关	1. 根据室温调节温度，确保设置温度合理。 2. 检查并打开置换液管路的开关。 3. 关闭置换液加热器的门

五、并发症的预防及处理

血液滤过是一种高效的血液净化技术，广泛应用于治疗中毒、肾病等多种临床状况。尽管如此，在使用过程中，仍可能出现各种并发症，要求医务人员必须及时且准确地采取干预措施。

（一）低血压回血

低血压回血是血液滤过时常见的并发症之一。处理低血压回血时，可以采取以下措施。

1. 立即停止超滤：超滤过快或过多可能导致血容量急剧下降，引发低血压。因此，应立即停止超滤，避免进一步减少血容量。

2. 补充生理盐水：通过静脉输注生理盐水来迅速增加血容量，提升血压。生理盐水可以补充丢失的液体，恢复血管内的充盈压，改善血液循环。

3. 调整体位：将患者体位调整为头低足高位，有助于促进血液回流到心脏和大脑，增加重要器官的灌注，改善低血压症状。

4. 使用药物：在必要时，可以使用血管活性药物（如多巴胺等）来提升血压。这些药物能够直接作用于血管平滑肌，使其收缩，增加血管阻力，从而提高血压。

（二）肌肉痉挛

肌肉痉挛是血液滤过过程中常见的并发症。处理肌肉痉挛时，可以采取以下措施。

1. 调低超滤速度：超滤过多、过快是导致肌肉痉挛的常见原因。因此，应首先调低超滤速度、减少超滤量。

2. 补充生理盐水和高渗糖：通过静脉注射生理盐水或高渗糖溶液，可以缓解肌肉痉挛症状。这些溶液能够补充体内丢失的液体和能量，改善肌肉的营养状况。

3. 局部按摩：对痉挛的肌肉进行局部按摩，可以解除肌肉紧张，缓解疼痛。

4. 纠正低钙血症：对于平时有低钙血症的患者，应口服补钙药物。若在透析过程中出现了痉挛，且怀疑为低钙血症导致，可以推注葡萄糖酸钙。

（三）热原反应

热原反应指在血液滤过过程中，患者出现发热、寒战等全身性炎症反应。处理热原反应时，可以采取以下措施。

1. 检查置换液：应仔细检查置换液是否发生污染，寻找引起热原反应的原因。

2. 更换置换液：如果发现置换液受到污染，应立即更换新的、未受污染的置换液。

3. 抗感染治疗：在必要时，可以使用抗生素进行抗感染治疗，以消除体内的感染源。

（四）电解质平衡失调

电解质平衡失调是血液滤过过程中常见的并发症之一。处理电解质平衡失调时，可采取以下措施。

1. 补充电解质溶液：通过口服或静脉注射含有钠、钾等电解质的溶液来恢复体内电解质平衡。适用于轻度至中度的电解质平衡失调。

2. 纠正酸碱平衡失调：根据患者的具体情况选择适当的药物（如碳酸氢钠等）

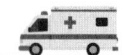

以纠正酸碱平衡失调。

3. 调整透析参数：如降低透析液的温度、调整透析液的成分等，以改善电解质平衡失调症状。

（五）血压降低

除了低血压回血，血压降低也是血液滤过过程中可能出现的并发症。处理血压降低时，可以采取与低血压回血相似的措施。

1. 停止超滤：避免进一步减少血容量。

2. 补充生理盐水：增加血容量，提升血压。

3. 调整透析参数：如降低透析液流量、减少超滤量等。

4. 使用药物：在必要时，可以使用升压药物（如多巴胺等）来提升血压。

（六）心律失常

心律失常是血液滤过过程中可能出现的严重并发症之一。预防心律失常时，可以采取以下措施。

1. 密切监测：在血液滤过过程中，应密切监测患者的心电图变化，及时发现心律失常的征兆。

2. 调整透析参数：如降低滤过液温度、减少血流速度等，以减轻对心脏的负担。

3. 使用抗心律失常药物：在必要时，可以使用抗心律失常药物进行预防性治疗。

（七）空气栓塞

空气栓塞是血液滤过过程中极为严重的并发症之一，可能导致患者死亡。预防空气栓塞时，可以采取以下措施。

1. 严格操作规范：在血液滤过过程中，应严格遵守操作规程，确保连接紧密、无泄漏。

2. 使用抗凝剂：抗凝剂能够保持血液在体外循环过程中的流动性，减少血栓形成和空气栓塞的风险。

3. 监测气泡：在血液滤过过程中，应使用气泡探测器等设备监测气泡的出现，及时发现并处理。

第三节　血液透析

血液透析（hemodialysis，HD）利用弥散和对流原理，清除血液中的代谢废物、有害物质及多余水分，是终末期肾病患者常用的肾替代治疗方法之一。它也常用于治疗药物或毒物中毒引发的肾损伤等问题。

一、作用

在中毒治疗中，血液透析的主要目的是迅速清除血液中的毒物，减轻中毒症状，降低死亡率。它特别适用于分子量小、水溶性高、与组织蛋白质结合率低的毒物，如镇静催眠药、三环类抗抑郁药、洋地黄类以及抗生素等。血液透析通过高效清除血液中的有害物质，可以有效缓解中毒引起的各种症状，帮助患者恢复健康。

二、适应证与禁忌证

（一）适应证

1. 急性药物中毒：血液透析在治疗急性药物中毒方面显示出较好的效果。一些心血管药物如洋地黄类、镇静催眠药、镇静剂、镇痛药，以及抗菌药物如青霉素、磺胺类等，在过量摄入后，可通过血液透析迅速从血液中清除，减少药物在体内的进一步吸收和分布，降低药物中毒的严重程度。

2. 重金属中毒：对于重金属中毒，血液透析同样有效。各种重金属，如砷、汞等，在摄入体内后，可通过血液透析快速清除，减少重金属在体内的蓄积，降低其对重要器官的损害。

3. 食物中毒：食用了被有毒有害物质污染的食物后可引起一系列急性中毒症

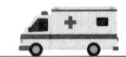

状。血液透析能够清除血液中的有毒有害物质，从而减轻食物中毒的症状。

4. 化学毒物中毒：对于醇类、抗生素和化学治疗剂等，血液透析能够迅速将其从血液中清除，减少其在体内的毒性作用。

（二）禁忌证

血液透析在中毒治疗方面虽然具有显著疗效，但也存在一些禁忌证。

1. 严重低血压或休克：患者血压过低或处于休克状态，进行血液透析可能会导致病情进一步恶化，甚至引发休克等严重并发症。因此，在这种情况下，应慎用血液透析治疗。

2. 严重出血倾向：如出血性鼠药中毒会引发患者血小板显著减少、凝血功能障碍等，血液透析可能会加重出血症状，增加治疗风险。对于这类患者，需要谨慎评估其出血风险，并采取相应的止血措施。

3. 严重心脑血管疾病：如急性心肌梗死、不稳定型心绞痛、严重脑血管意外等。

4. 未控制的严重感染：如败血症等，此时进行血液透析可能会导致感染扩散，加重病情。在感染得到控制之前，应避免进行血液透析治疗。

5. 精神障碍不能配合治疗：中毒患者通常有精神行为异常，或毒物导致患者出现精神行为异常的情况。血液透析治疗需要患者的积极配合，以确保治疗过程的顺利进行。对于精神障碍不能配合治疗的患者，血液透析治疗可能难以实现预期效果，甚至可能引发安全事故。因此，这类患者应谨慎选择血液透析治疗。

6. 无法建立血管通路：血液透析治疗需要建立有效的血管通路，以便将患者的血液引出体外进行透析。对于血管功能较差、无法建立有效血管通路的患者，血液透析治疗可能无法进行。

7. 其他禁忌证：除了上述禁忌证，还有一些相对禁忌证需要注意。例如，恶性肿瘤晚期患者、心功能不全或无法耐受体外循环的患者等，在进行血液透析治疗时需要谨慎评估其风险和收益。

血液透析机见图 8-6。

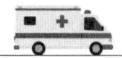

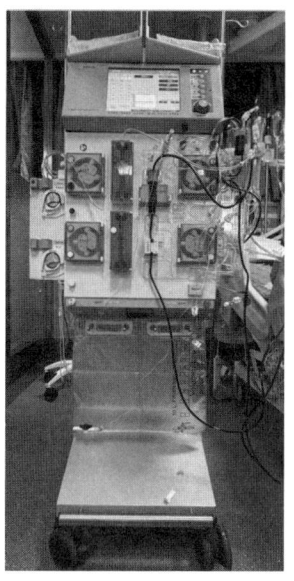

图 8-6　血液透析机

三、操作流程

血液透析操作流程见表 8-5、图 8-7。

表 8-5　血液透析操作流程

流程	操作说明
核对与解释	1. 核对患者的基本信息，如姓名、年龄、性别、透析史等，确保与医嘱一致。检查透析处方，包括透析时间、透析频率、透析器型号、血流量、透析液流量、超滤量等参数，确保设置正确。 2. 确认血液透析机、透析管路、中心静脉导管/穿刺针等设备、器材的完整性和无菌状态。 3. 解释内容。 1）治疗原理：阐述血液透析旨在维持中毒患者的体内环境稳定，减轻肾负担，促进肾功能恢复（适用于急性肾衰竭患者）或延缓病情进展（适用于慢性肾衰竭患者）。 2）治疗过程：介绍血液透析的整个流程，涵盖建立血管通路、连接透析管路、设定透析参数、启动透析治疗等关键步骤。解释透析过程中可能出现的异常状况及其应对措施，如低血压、肌肉痉挛等。 3）风险与注意事项： （1）向患者及其家属明确说明血液透析可能引发的风险，包括感染、出血、血栓形成等，并指导如何预防这些风险。 （2）强调透析治疗期间在饮食、运动、用药等方面的注意事项，确保患者能够充分配合治疗

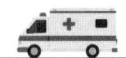

续表

流程	操作说明
评估	1. 患者评估。 1）生命体征：评估患者的全身及局部情况，包括生命体征（如血压、心率、呼吸）、体力状况、营养状态、心理状态等。 2）观察患者的皮肤情况，检查有无水肿、皮疹、出血点等。 3）评估患者的透析史、过敏史及用药史。 4）确认患者是否符合血液透析的适应证，如急性肾衰竭、慢性肾衰竭、药物或毒物中毒等。 2. 透析参数设置评估。 1）透析器与管路选择：根据患者的体重、病情及透析需求选择合适的透析器和管路。 2）血流量设置：根据患者的血管状况、透析器型号及透析目标设定合理的血流量。 3）透析液流量与成分：设定适宜的透析液流量，并根据患者的电解质和酸碱平衡情况调整透析液成分。 4）超滤量设定：根据患者的体重变化、水肿情况及透析目标设定合理的超滤量
操作准备	操作者准备：着装整齐，洗手，戴口罩、帽子。 用物准备：血液透析器、血液透析管路、穿刺针、无菌治疗巾、生理盐水、碘伏、棉签、止血带、一次性手套、透析液及透析液袋、肝素等抗凝剂。 患者准备：患者称体重、测血压，向患者解释操作的目的、注意事项，指导患者取舒适体位
开机自检	检查电源开关和连接，确保机器正常运行。按照要求进行机器自检查，包括各项参数的校准和测试
血液透析滤过器和管路安装	1. 按照无菌原则，根据体外循环的血流方向依次进行安装。 2. 启动透析机血泵，慢速开始，用生理盐水排净透析管路和透析器血（膜内）气体。 3. 生理盐水流向为动脉端→透析器→静脉端，不得逆向预冲。 4. 连接透析液接头与透析器旁路，排净透析器透析液室（膜外）气体
建立血管通路	以中心静脉置管、动静脉内瘘等建立长期或临时血管通路
肝素及连接	1. 根据医嘱从导管静脉端推注首剂量肝素（使用低分子量肝素作为抗凝剂时，应根据医嘱上机前静脉一次性注射）。 2. 连接体外循环，确保管路连接紧密、无渗漏
设置参数	根据医嘱设置治疗参数，包括血流量、透析液流量、超滤量等
回血与关机	1. 血液透析完成后，依次关闭液体平衡监护器、置换液泵及超滤泵。 2. 进行回血操作，确保血液完全回流至患者体内

续表

流程	操作说明
操作后处理	1. 嘱患者平卧 10~20 分钟，观察患者生命体征是否平稳，以及穿刺点有无出血。 2. 向患者交代注意事项，如避免剧烈运动、保持穿刺部位清洁干燥等。 3. 送患者离开血液净化中心，并告知下次透析时间

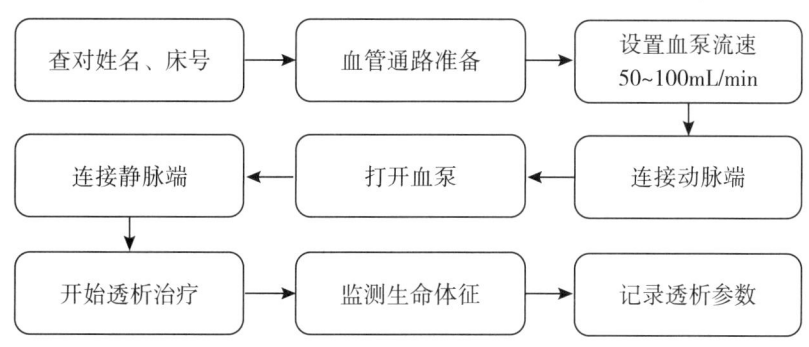

图 8-7　血液透析简要操作流程

四、注意事项

1. 透析期间，患者应控制体重增长，避免单次脱水过多导致血容量不足。

2. 饮食应控制含磷、含钾高的食物摄入，避免高钾血症等并发症的发生。

3. 患者应学会自行检查血管通路情况，保护血管通路免受损伤。

4. 如果透析过程中发生任何不适症状，及时和医生沟通，调整透析方案。

5. 透析过程中要保持无菌操作，避免感染的发生。定期监测患者体温、血常规等指标，及时发现并处理感染灶。

五、常见报警的处理

血液透析常见报警原因及处理见表 8-6。

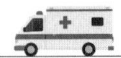

表8-6　血液透析常见报警原因及处理

报警项目	原因	处理
静脉压高报警	1. 静脉穿刺处血肿。 2. 静脉穿刺针有血块或脂肪粒堵塞，针尖抵触血管壁。 3. 静脉管路回路受阻扭曲折叠受压。 4. 透析开始时，静脉穿刺针及静脉管路夹子未打开。 5. 患者静脉通路出现狭窄、血管硬化及上腔静脉出现狭窄，患者侧卧位使静脉受压。 6. 患者血流量过高，而静脉血管过细、弹性欠佳等。 7. 患者处于高凝状态，静脉壶或以下管路出现凝血。 8. 动脉流量欠佳，无肝素透析或抗凝剂	1. 在穿刺前仔细选择血管，避开瘢痕、血肿。 2. 检查静脉穿刺针有无渗血或血肿。 3. 调整静脉针位置或针斜面，必要时重新穿刺。 4. 检查静脉管路有无扭曲、折叠或受压。 5. 检查穿刺针及管路夹子是否打开，叮嘱患者翻身时注意避免静脉受压。 6. 若怀疑患者静脉狭窄，可行血管造影或彩色多普勒超声检查。 7. 高凝患者注意抗凝剂量的使用及使用时间。 8. 用生理盐水冲洗静脉管路以辨别凝血阻塞部位。观察滤网内血液颜色有无变化有无血凝块，及时调整肝素用量。若滤网内颜色没有明显改变，无血凝块，可抽取少许生理盐水检查穿刺针有无堵塞。若滤网内有大块血凝块同时跨膜压正常，透析器颜色正常可立即更换静脉管路
静脉压低报警	1. 静脉管路与穿刺针连接不紧密或穿刺针脱出。 2. 动脉管路受压、扭曲、折叠。 3. 患者血管条件差或穿刺技术不熟练导致动脉流量不佳。 4. 血泵后血管路破裂。 5. 透析器出现凝血。 6. 静脉压力传感器故障，静脉压测定管路夹子未打开。 7. 保护罩破损或堵塞。 8. 保护罩进水或血液。 9. 患者突然大幅度血压降低	1. 检查管路与穿刺针连接是否紧密，穿刺针有无脱出。 2. 检查静脉压测定管路夹子是否打开，动脉管路有无扭曲、折叠、受压。 3. 若动脉流量不佳，可调整穿刺针，或者更换穿刺位置。 4. 若管路损坏则应立即更换。 5. 若透析器出现凝血，根据凝血情况决定是否更换透析器。 6. 上机前应检查静脉压保护罩有无异常，及时更换；如遇压力传感器故障，应立即通知维修人员。 7. 检查保护罩是否进水或血液，如果进水或血液，用注射器推回。 8. 观察患者有无不适，如出冷汗、脉搏细速、动脉流量差及血压下降等超滤过多症状，一旦发现立即减少超滤量并按血液透析低血压并发症处理

续表

报警项目	原因	处理
血泵前动脉压报警	1. 患者内瘘流量不足。 2. 穿刺针和血流量不匹配。 3. 体外循环管路、动脉管路、泵前管路出现打折、受压、破损、凝血。 4. 透析过程中输液输空。 5. 穿刺针发生位移、贴壁、外渗。 6. 血压下降。 7. 动脉穿刺针发生脱针	1. 查找内瘘流量不足原因。 2. 根据血流量选择合适的穿刺针型号。 3. 根据凝血情况选择下一步治疗。 4. 注意透析过程中输液，防止输空。 5. 查看动脉穿刺针，如有必要重新穿刺。 6. 透析过程中密切观察血压变化。 7. 检查穿刺针
空气报警	1. 血泵前管路破裂。 2. 动脉端管路与穿刺针衔接脱落或动脉针滑出血管外。 3. 输液口管路与输液器间夹子未夹紧。 4. 监测泵前动脉压时动脉压接口衔接不紧密，发生漏气。 5. 动脉流量差，产生大量气泡。 6. 空气监测异常，感应故障。 7. 气泡附着于静脉壶管壁上。 8. 静脉壶内液面过低	1. 关血泵，检查动脉管路有无上述情况。 2. 查明原因，立即更正后开血泵，降低血流量，弹击静脉管路，使气泡进入静脉壶内，将气泡弹出后将血流量调至正常值。 3. 上机前检查血路管有无破损。 4. 若在透析过程中发现管路有破损应立即关泵更换管路。 5. 检查感应器是否异常，及时纠正。 6. 调整静脉壶内液面高度，一般为整个静脉壶的2/3
漏血报警	1. 透析器破膜。 2. 透析液中有大量气体形成假报警。 3. 透析液管接口与透析器连接不紧密。 4. 透析器预冲时透析器血室外除气不良。 5. 漏血探测器异常故障	1. 可先肉眼观察透析器动脉端透析液出口处透析液颜色有无变红、血丝，如破膜，应立即更换透析器。 2. 观察空气及气泡产生位置。透析液进水管内大量气泡提示透析液除气不良。 3. 透析器预冲时除尽透析血室外气体。透析血室外预充时让液体从下往上流，即透析器动脉端在上且向左倾斜45°。 4. 如未见漏血、空气及气泡，则可能为漏血探测器有污物沉淀存在，及时更换血液透析机进行治疗，立刻请技术人员维修
消毒液短缺报警	1. 透析机消毒液缺少。 2. 进水管漏气。 3. 消毒时突然停水	1. 及时检查透析机消毒液是否缺少。 2. 检查透析机进水管是否完好。 3. 检查是否出现停水。 4. 重新消毒

报警项目	原因	处理
血液浓缩报警	单位时间超滤量过大	1. 检查脱水量是否设置正确。 2. 检查透析时间是否设置正确。 3. 上机前认真核对治疗数据
透析液温度及流量报警	1. 温度监控失灵导致透析液温度超过设定值。 2. 透析液流量控制系统故障，导致透析液流量不稳定。 3. 停水或透析用水水压不足	1. 检查透析供水是否充足。 2. 机器故障应及时通知技术人员维修

六、并发症的预防及处理

（一）症状性低血压

患者可能出现恶心、呕吐、胸闷、面色苍白、出汗，甚至短暂性意识丧失等症状。预防及处理措施如下：

1. 立即降低血流速度，帮助患者平躺，抬高床尾并提供吸氧。

2. 通过血液通路输注 50% 葡萄糖溶液 40~60mL 或 10% 氯化钾溶液 10mL，或输注生理盐水、碳酸氢钠、林格液或鲜血。

3. 密切监测血压变化，必要时使用升压药物，若血压持续不升，应考虑停止透析。

4. 对于不能耐受醋酸盐透析液的患者，应改用碳酸氢盐透析液。

（二）失衡综合征

轻度失衡综合征临床表现包括头痛、恶心、呕吐、血压升高，而重度失衡综合征可能表现为抽搐、昏迷等。预防及处理措施如下：

1. 初始几次透析时间应控制在 4 小时以内。

2. 避免过快的脱水速度。

3. 静脉注射 50% 葡萄糖溶液 40mL，或采用高钠、碳酸氢盐透析液。

4. 若出现失衡综合征，可静脉注射高渗糖、高渗钠，使用镇静剂。

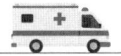

（三）致热原反应

致热原反应表现为发热、寒战，通常在透析开始后约 1 小时内发生。预防及处理措施如下：

1. 严格执行无菌操作，确保透析管道和透析器的消毒与冲洗，以及透析用水装置的定期处理。

2. 一旦出现致热原反应，应立即停止透析，给予异丙嗪 25mg 肌内注射、地塞米松 2~5mg 静脉注射，并注意保暖。

（四）出血

出血表现为牙龈出血、鼻出血、消化道出血，甚至颅内出血。预防及处理措施如下：

1. 透析过程中应密切关注患者的主诉。

2. 仔细观察患者状况，一旦发现出血应立即协助医生处理，必要时停止透析。

（五）透析器反应

透析器反应是在使用未经处理的透析器进行透析时出现的并发症，以胸痛、背痛、呼吸困难、皮肤瘙痒为主要症状，也称为首次使用综合征。透析器反应同样可能发生在透析器复用患者中，根据临床表现分为 A 型（高敏型）和 B 型（特异性）透析器反应。

1. A 型透析器反应：主要是一种快速的变态反应，通常在透析开始后的 5 分钟内发生，少数情况下可能延至 30 分钟。患者多表现为皮肤瘙痒、咳嗽、打喷嚏、流清水鼻涕、腹痛、腹泻，甚至呼吸困难、休克等。应立即停止透析，并遵医嘱进行抗过敏治疗。

2. B 型透析器反应：通常在透析开始后 20~60 分钟出现，症状通常较轻，多表现为胸痛和背痛。患者可遵医嘱进行鼻导管吸氧及对症处理，通常不需要终止透析。

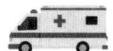

第四节　血浆置换

　　血浆置换（plasma exchange，PE）是一种清除血液中大分子物质的血液净化疗法。血浆置换是将血液引出至体外循环，通过膜式或离心式血浆分离方法，从全血中分离并弃除血浆，再补充等量新鲜冰冻血浆或白蛋白溶液，以此非选择性或选择性地清除血液中的致病因子（如自身抗体、免疫复合物、冷球蛋白、轻链蛋白、毒素等），并调节免疫系统、恢复细胞免疫及网状内皮细胞吞噬功能，从而达到治疗疾病的目的。

一、作用

1. 清除致病物质，如药物过量、食物中毒等与血浆蛋白结合的毒素。
2. 调节免疫系统。
3. 减轻因中毒引发的各种凝血因子异常。

二、适应证与禁忌证

（一）适应证

1. 中毒：适用范围广泛。

1）食物中毒，如毒蕈中毒。

2）急性药物中毒：与蛋白结合率高的抗抑郁药物、洋地黄药物中毒。

3）急性重金属中毒，如砷化氢中毒。

4）动物咬伤，如蛇咬伤、蜘蛛咬伤、蝎子蜇伤、蜂蜇伤引发的中毒等。

2. 肾病。

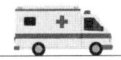

3. 自身免疫系统疾病。

4. 神经系统疾病。

5. 急慢性肝衰竭。

6. 家族性高胆固醇血症。

7. 甲状腺危象。

（二）禁忌证

无绝对禁忌证，相对禁忌证如下。

1. 对血浆、人血白蛋白、肝素、血浆分离器、血浆置换管路等有严重过敏史。

2. 药物难以纠正的全身循环衰竭。

3. 非稳定期的心肌梗死或缺血性脑卒中。

4. 颅内出血或重度脑水肿伴脑疝。

5. 存在精神障碍而不能很好配合治疗者。

血浆置换机见图 8-8。

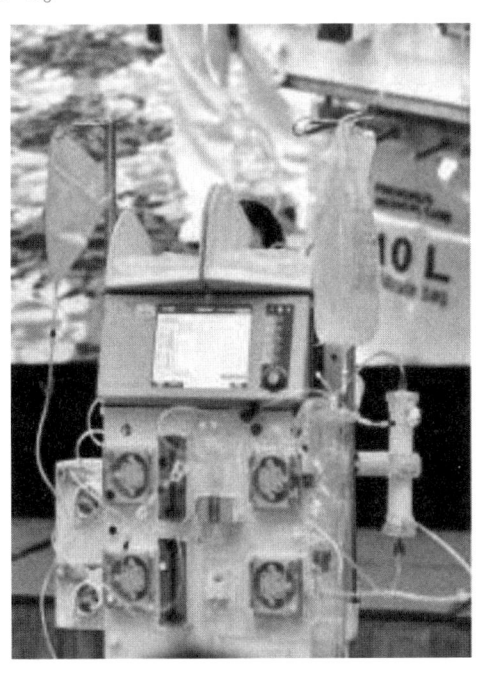

图 8-8 血浆置换机

三、操作流程

血浆置换操作流程见表 8-7、图 8-9。

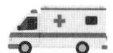

表 8-7　血浆置换操作流程

流程	操作要点
核对与解释	1. 核对患者姓名、床号、住院号，告知患者治疗的目的及此次操作的必要性。 2. 核对医嘱及医嘱执行单，按输血制度规范核查血制品。 3. 核对血浆置换所需的耗材：血浆分离器型号、检查外包装是否完好无破损，查看有效期及型号
评估	1. 环境评估：环境整洁，光线适宜。 2. 患者评估：评估患者的神志、配合程度、血管通路状况，测量生命体征并记录
操作准备	1. 物品准备： 1) 按照医嘱准备血浆分离机、血浆分离器、血浆成分分离器、专用管路，并核对其型号、有效日期。 2) 准备生理盐水、葡萄糖溶液、抗凝剂，配制含有抗凝剂的生理盐水，按照医嘱准备血制品或置换液，双人核查并签字。 3) 准备体外循环用的必需物品：穿刺针（必要时）、注射器、无菌治疗巾、生理盐水、碘伏和棉签等消毒物品、止血带、无菌纱布、无菌手套等，备医用污物桶（袋）、锐器盒。 4) 常规准备心电监护、血氧监测、地塞米松、肾上腺素等急救药品和器材。 2. 环境准备：环境整洁，宽敞明亮，血滤机上方无通风口。 3. 操作者准备：着装整洁，穿戴整齐，洗手，戴口罩、帽子。 4. 患者准备：协助患者取舒适卧位，平卧位最佳
上机	1. 检查机器：电源线连接是否正常，打开机器电源总开关，完成机器自检。 2. 检查血浆分离器及管路：有无破损，外包装是否完好；预充阶段将设备推至适当位置（避开通风口），固定脚轮锁。 1) 开机、自检、选择治疗模式（CVVH、CVVHD、MPS 等）。 2) 检查所有备用耗材有效期、包装是否完好。 3) 悬挂冲洗液至设备右侧输液杆。 4) 安装血浆滤过器（滤器没有血流方向之分）。 5) 安装 AVF 管路（开包装后注意拧紧接口、接好针头再安装，压力探测接口不需要拧太紧）。 6) 安装废液袋（废液袋推至秤杆最底部）。 7) 安装 S 管，连接置换液（将 T 形接头连接至 S 管再进行安装）。 8) 检查管路连接（检查所有接口与夹子）。 9) 调节冲洗容量（膜内预充 1000mL，超滤冲洗 500mL，回输容量 500mL）。 10) 开始膜内预充，排尽膜内空气。

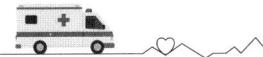
流程	操作要点
上机	11）膜内预冲完毕，开始膜外预冲，排尽膜外空气。 3. 根据病情设置血浆置换参数：如血浆置换目标量、各个泵的流速等。 4. 置换液的加温：血浆置换治疗中，患者因输入大量液体，如液体未经加温，输入后易致畏寒、寒战，故所备的血浆等置换液需经加温后输入，应干式加温。 5. 连接体外循环：下面以中心静脉导管为例。使用其他血管通路时，操作同血液透析。 1）准备治疗包、消毒物品和医用垃圾袋等。 2）颈静脉置管的患者头部应偏向对侧。打开伤口敷料，观察导管入口处皮肤有无红肿和渗出、导管固定情况等，消毒导管入口处皮肤后覆盖敷料。 3）打开导管敷料，分别消毒导管和导管夹子，固定导管。 4）打开治疗包，戴无菌手套，铺无菌治疗巾。 5）将导管放于无菌治疗巾上。 6）先检查导管夹子处于夹闭状态，再取下导管保护帽。 7）消毒导管接头，并避免导管接触非无菌表面，尽可能减少导管在空气中暴露的时间。 8）用注射器回抽导管内封管液，推注在纱布上检查是否有凝血块（推注时距纱布距离>10cm），回抽量为动、静脉管各2mL左右。如果导管回血不畅，应认真查找原因，严禁使用注射器用力推注导管腔。 9）根据医嘱从导管静脉端推注首剂量抗凝剂（肝素或低分子量肝素），连接体外循环，打开管路动脉夹及静脉夹，按"治疗"键。 10）固定管路，用治疗巾遮盖留置导管连接处。医疗废物放于医疗废物桶中。 6. 查对。 1）二次自我查对： （1）按照体外循环血流方向的顺序，依次检查体外循环管路系统各连接处和管路开口处，未使用的管路开口应使用保护帽并夹闭管夹。 （2）根据医嘱查对机器治疗参数。 （3）治疗开始后，应对机器控制面板和按键部位等高频接触部位进行消毒擦拭。 2）双人查对：由其他护士查对上述内容，并在治疗记录单上签字。 7. 血浆置换治疗：开始先全血自循环5~10分钟，观察无异常后再进入血浆分离程序。开始全血流速速度宜慢，观察2~5分钟，无反应后再以正常速度运行。通常血浆分离器的血流速度为80~150mL/min。 8. 密切观察患者生命体征：包括每30分钟测血压、心率、呼吸、脉搏，并询问患者有无不适。 9. 密切观察机器运行情况：包括全血流速、血浆流速、动脉压、静脉压、跨膜压变化等

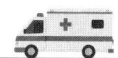

续表

流程	操作要点
下机	1. 准备生理盐水、无菌纱布、碘伏和棉签等消毒物品、无菌手套、无菌导管保护帽、注射器、封管液、胶布、消毒巾（擦拭机器用）等。 2. 停血泵，采用密闭式回血法回血。 3. 颈静脉置管患者头应偏向对侧。 4. 戴无菌手套，将已开包的导管保护帽放置在无菌敷料上；断开中心静脉导管动脉端与管路连接，固定导管动脉端。 5. 连接已抽吸生理盐水的注射器；打开导管夹，脉冲式推注生理盐水或预充式导管冲洗液，弹丸式推注封管液；关闭导管动脉端导管夹、连接导管保护帽。 6. 将管路动脉端与生理盐水连接。将血流速降至100mL/min以下，开启血泵回血。 7. 回血完毕后停止血泵，关闭管路及留置导管静脉端导管夹。 8. 断开中心静脉导管静脉端与管路连接，固定导管静脉端，打开导管夹；注射封管液；关闭导管夹、连接导管保护帽。 9. 用无菌敷料包扎中心静脉导管，辅助人员协助胶布固定；再次消毒导管皮肤入口周围皮肤，更换无菌敷料覆盖，胶布固定，并注明更换时间。 10. 根据机器提示步骤，卸下血浆分离器、管路及各液体袋。关闭电源，用酒精消毒擦拭机器，放置于设备间待用。 11. 观察患者的生命体征：记录病情变化及血浆置换治疗参数和结果
操作结束处理	管路丢入黄色垃圾筐内，医疗废物按规定处置。血浆分离机需用酒精或含氯消毒液擦拭消毒，按规定放置，以备下次使用。废弃的血浆袋用双层黄色垃圾袋包裹放入冷藏冰箱，30天后再废弃
效果评价	1. 程序正确，操作规范，无污染，动作熟练。 2. 上下机步骤正确。 3. 用物齐备，处理规范。 4. 护患沟通有效，体现人文关怀

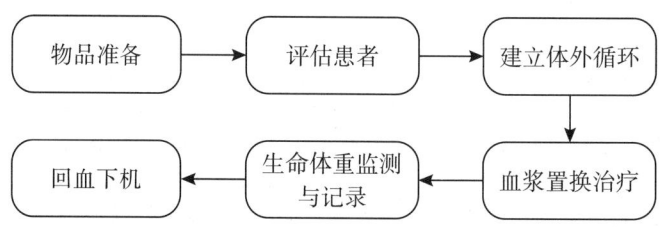

图8-9　血浆置换简要操作流程

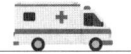

四、常见报警的处理

血浆置换常见报警原因及处理见表 8-8。

表 8-8 血浆置换常见报警原因及处理

报警项目	原因	处理
跨膜压报警	1. 超滤过高。 2. 静脉压过高。 3. 滤器凝血	1. 减少超滤。 2. 检查静脉通路阻力和滤器凝血状态。 3. 必要时冲洗滤器或更换整套管路和（或）滤器
静脉压报警（增高）	1. 血泵速度太快。 2. 导管或内瘘穿刺针移位。 3. 静脉壶凝血。 4. 技术故障	1. 降低血流速度。 2. 检查并调整穿刺针位置、静脉通路阻力和静脉壶凝血状态。 3. 检查压力传感器
静脉压报警（降低）	1. 血泵速过慢。 2. 导管或内瘘针未连接。 3. 压力传感器连接不紧密。 4. 患者体位过低，技术故障	1. 增加血流速度。 2. 检查穿刺针或导管。 3. 检查压力传感器。 4. 调高患者床位或调整静脉穿刺点
动脉压报警（增高）	1. 无血流，导管或穿刺针未连接。 2. 限值设定异常	1. 检查血流导管、穿刺针或导管是否连接 2. 重新设定限值
清除血流比高报警	总超滤比例>25%	降低置换液流量或增加血流量
空气报警	1. CRRT 治疗中，临时补液结束未及时关闭补液口。 2. 体外循环管路侧支在预冲的时候未夹闭或未准确夹闭，尾端清洁帽未旋紧，管路内因负压吸进空气。 3. 预冲不充分，或预冲的过程中不小心预充液走空。 4. 管路衔接问题，透析管路与深静脉导管或内瘘针连接处不紧密	1. 立即夹闭静脉血路管，停止血泵。 2. 采取左侧卧位，保持头胸低、脚高位。 3. 心肺支持，包括吸纯氧，采用面罩或气管插管。 4. 如空气量较多，有条件者可予右心房或右心室穿刺抽气

报警项目	原因	处理
漏血报警	1. 破膜。 2. 漏血探测器技术故障	1. 如果见废液中有血，立即夹闭CRRT管路静脉端，停泵，弃去体外循环中血液。 2. 更换新的管路和血滤器。 3. 密切检测患者生命体征、症状，一旦出现发热、溶血等表现，应采取相应措施。 4. 如果是漏血探测器中有空气而报警，非破膜漏血所致，则需要排除管路中空气
滤器或静脉壶凝血	1. 血流速度过慢。 2. 血红蛋白过高。 3. 超滤率过高。 4. 静脉壶中中输血或脂肪乳剂。 5. 使用了管路中补液壶（导致血液暴露于空气、壶内产生血液泡沫或血液发生湍流）	1. 轻度凝血，追加抗凝剂用量，调高血流速度。在治疗中仍应严密监测患者体外循环凝血变化情况，一旦凝血程度加重应立即回血，更换透析器和管路。 2. 重度凝血：直接丢弃体外液体

五、并发症的预防及处理

（一）过敏反应

过敏反应一般为大量输入异体血浆所致，表现为皮疹、皮肤瘙痒、畏寒、高热，严重者出现过敏性休克。

可在输入血浆前适量应用糖皮质激素预防过敏反应。

出现上述症状时减慢或停止血泵，停止输入可疑血浆或血浆成分，予以糖皮质激素、抗组胺类药物治疗，出现过敏性休克的按休克处理。

（二）低血压

低血压与置换液补充量不足、血管活性药物清除或过敏反应有关，根据不同的原因进行相应处理。

考虑置换液补充量不足者，应正确计算需要补充的血浆量，治疗开始时，减慢放血速度，阶梯式增加，逐渐至目标流量。对于治疗前已经有严重低蛋白血症患者，

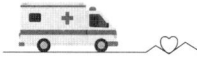

根据患者情况可酌情使用人血白蛋白、血浆，以提高血浆胶体渗透压，增加有效血容量，管路用生理盐水预充。考虑血管活性药物清除所致者，必要时适量使用血管活性药物。考虑过敏者按过敏处理。

（三）溶血

查明原因，予以纠正，特别注意所输注血浆的血型，停止输注可疑血浆；应严密监测血钾，避免发生高血钾等。

（四）重症感染

大量使用白蛋白置换液进行血浆置换，可导致体内出现免疫球蛋白和补体成分缺乏。高危患者可适量补充新鲜冰冻血浆或静脉注射大剂量免疫球蛋白。

（五）血行传播病毒感染

主要与输入血浆有关，患者有感染肝炎病毒和人类免疫缺陷病毒的潜在危险。

（六）出血倾向

出血倾向主要是因为血浆置换过程中血小板被破坏、抗凝药物过量，或大量使用白蛋白置换液置换血浆导致凝血因子缺乏。对于高危患者及短期内多次、大量置换者，必须补充适量新鲜冰冻血浆。

（七）脑水肿

由于新鲜冰冻血浆的胶体渗透压（20mmHg）低于体内血浆胶体渗透压（25～30mmHg），血浆置换治疗后水钠潴留可导致脑水肿发生。

发生脑水肿患者给予提高血浆胶体渗透压等对症处置。

（八）容量超负荷

治疗过程中如果回输量大于或者等于去除量，可能发生容量超负荷。发生后应立即中断治疗，必要时给予利尿剂以减少血容量。

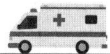

第五节　血浆胆红素吸附

血浆胆红素吸附技术通过血浆分离器将血浆与血细胞分离，随后让分离出的血浆通过一个特制的吸附柱。该吸附柱能够选择性地清除血浆中的胆红素以及部分胆汁酸。经过清除胆红素的血浆会重新与血细胞结合，并安全地回输至患者体内。

一、作用

1. 移除患者血液中的有害物质。

2. 降低因中毒导致的胆红素水平升高。

3. 提供生物活性物质，为肝细胞的再生创造条件和良好的外部环境。

二、适应证与禁忌证

（一）适应证

适用于急性药物或毒物引起的急性肝损伤、严重的高胆红素血症，以及严重的胆汁淤积性肝病等情况。

（二）禁忌证

血浆胆红素吸附治疗没有绝对的禁忌证，但相对禁忌证包括对血浆分离器、血浆成分分离器的膜或管道有已知过敏史的患者，以及那些患有严重出血、弥散性血管内凝血、颅内出血或重度脑水肿伴有脑疝、药物难以纠正的全身循环衰竭、非稳定性心脑梗死等情况的患者。

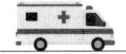

三、操作流程

血浆胆红素吸附操作流程见表8-9、图8-10。

表8-9 血浆胆红素吸附操作流程

流程	操作要点
核对与解释	1. 核对医嘱，两名护士共同持血液净化执行项目表与医嘱，核对床号、姓名、住院号、药名、浓度、剂量、用法、时间、血液净化治疗模式、血滤管路的规格型号、血滤滤器的规格型号。 2. 向患者解释操作目的、方法和注意事项，并指导患者配合。 3. 协助患者戴口罩，询问患者是否排净尿、便，告知患者即将开始治疗
评估	1. 患者评估。 1）评估患者的病情、治疗情况、心理及意识状态和合作程度。 2）评估导管情况：伤口敷料有无渗血、渗液、红肿，导管缝合处有无脱线，导管有无脱出（测量透析导管出口至管端保护帽的距离）。 3）评估患者生命体征：治疗过程中，要严密观察患者生命体征的变化。 2. 环境评估。安静整洁，宽敞明亮。 3. 仪器评估。仪器完好，可以正常使用
操作准备	1. 人员准备：仪表整洁，符合要求。洗手，戴口罩、帽子。 2. 物品准备：治疗车上层放置配制好的置换液、记录本、快速手消毒剂、治疗盘（安尔碘皮肤消毒液、无菌棉签、弯盘、砂轮、医用胶带）、无菌手套、无菌纱布、无菌治疗巾、一次性20mL注射器5支、一次性5mL注射器1支、抽有生理盐水的20mL注射器2支、一次性输血器、一次性血浆成分分离器、胆红素吸附柱（BS330-Ⅱ）、一次性血滤管路（根据血透机选择）、生理盐水3000mL、生理盐水500mL、抗凝药物（遵医嘱）、肝素帽、肝素钠注射液（12500U）。以上物品符合要求，均在有效期内。治疗车下层放置医疗废物桶、生活垃圾桶，锐器盒
核对检查	1. 再次核对床号、姓名、病历号和腕带（请患者自己说出床号和姓名）。 2. 核对血浆成分分离器的型号及胆红素吸附柱型号，包装完好无破损，在有效期内 3. 检查各种物品均在有效期内，物品外包装完好，无潮湿破损。 4. 核对药名、浓度、剂量、用法、时间正确；检查在有效期之内；无变色、沉淀、混浊、絮状物；瓶装药液瓶口无松动，瓶体无裂痕；袋装药液外包装密封完整，无渗漏

流程	操作要点
开机自检	1. 连接电源，打开电源开关，机器表面和秤上禁止放置任何物品。 2. 机器自动逐项通过自检，自检过程中，不可触碰机器或进行任何操作。 3. 机器自检完成后，自动进入选择治疗模式界面。 4. 机器通过自检后方可进行操作
选择治疗模式	遵医嘱选择治疗模式，常用连续性静脉-静脉血液滤过（continuous veno-venous hemofiltration，CVVH），关闭一体化枸橼酸抗凝模式（Ci-Ca anti-coagulation）
安装管路	进入管路安装界面，按照机器的提示顺序安装管路： 1. 3000mL预冲液体→动脉管路（红色）→动脉泵管→动脉压力传感器→滤器前压力传感器。 2. 静脉管路（蓝色）→静脉泵管→静脉壶→空气检测装置→静脉压力传感器→夹闭装置→连接溶液收集袋挂于高处。 3. 超滤管路（黄色）→超滤泵管→红外线漏血检测→超滤压力传感器→连接废液收集袋挂于秤上。 4. 置换液→置换液管路（绿色）→置换液泵管→加温器→温度监测。 5. 安装肝素注射器在肝素泵上，如不需要使用肝素，直接使用50mL注射器抽取50mL生理盐水即可。 6. 安装泵管部分时按照顺时针方向，不可反转。 7. 按颜色正确安装压力传感器。 8. 所有管路接头连接紧密，调节动静脉壶液面在正确位置（约壶体的2/3处）。 9. 打开血滤管路的所有卡夹，关闭与空气相通的夹子
安装分离器	血浆分离器置于滤器支架上，动脉端（红色端）在下或按照滤器血流箭头指向放置
连接	滤器动脉引血管路与滤器的红端连接，静脉回血管路与滤器的静脉端（蓝色端）连接或按照滤器血流箭头指向连接
连接预冲液体及抗凝药	1. 将配制好的1袋3000mL预冲液体挂于秤上，用安尔碘棉签消毒接头，与动脉管路（红色）连接，置换液管路（绿色）连接配套的空袋子。 2. 若患者需要使用抗凝药物，在动脉管路（红色）连接配置好的抗凝药物
再次核对管路安装	再次核对血滤管路的规格型号、血滤滤器的规格型号，并确认治疗模式、管路安装正确，管路连接紧密，血滤管路各卡夹打开，与空气相通的夹子关闭

流程	操作要点
预冲	启动预冲模式，机器自动进行预充并完成测试： 1. 检查血滤管路、滤器和小壶中应充满预冲液，无气泡；小壶液面接近滴液导管。 2. 若管路或滤器中有较多空气，可进入再冲洗界面，进行再次冲洗，变换滤器的位置，轻弹管路及静脉小壶，排尽气体（避免用力敲打滤器，以免破坏空心纤维）。 3. 暂停预充
预充胆红素吸附柱	1. 配置好的 500mL 预冲液体通过输血器连接胆红素吸附柱蓝色端。 2. 胆红素吸附柱红色端连接专用连接器。 3. 正确排尽吸附柱内空气后关闭连接管夹子
连接血浆分离器及胆红素吸附柱	两人合作，一人断开血浆分离器蓝色端，与专用连接管蓝色端相连，一人断开胆红素吸附柱与输血器，将胆红素吸附柱蓝色端与静脉管路连接。再次启动预充模式，排尽气体，检查动静脉壶液面正确
设定治疗参数	根据医嘱设定血流量、置换液速度、超滤速度、加温板温度
上机	1. 携用物推车及机器至床旁，核对床号、姓名、住院号和腕带（请患者自己说出床号和姓名）。 2. 协助患者取舒适卧位。 3. 戴无菌手套，打开包裹留置导管的纱布，将无菌治疗巾垫于导管下，取 2 块无菌纱布放于弯盘中备用。 4. 确认导管动脉端通畅。 1）检查连接管夹子处于夹闭状态，取下动脉导管肝素帽。 2）用安尔碘摩擦消毒导管动脉端接口及周围。 3）将 20mL 注射器与导管动脉端连接，打开导管动脉端（棕色）夹子，回抽导管内肝素及血液 2mL，关闭动脉夹（避免将封管的肝素钠注射液冲入体内）。 4）将回抽的肝素及血液均匀推注在备用的纱布上，观察无血凝块，连接抽有 20mL 生理盐水的注射器，打开动脉管路卡夹，脉冲式冲洗导管动脉端，观察冲洗通畅无阻力，冲毕，关闭动脉夹，保留注射器。 5）若回抽有血凝块，则需再抽 2mL 血液，再次推注在纱布上观察，如此重复 3 次仍有血凝块则报告医生，遵医嘱给予处理，禁止向导管腔推注（防止将血凝块推入患者血管内）。 5. 确认导管静脉端通畅（同动脉端）。 6. 连接患者。 1）关闭预冲液夹子和动脉管路卡夹，断开动脉管路（棕色）。 2）取下留置导管的动脉端（棕色）的注射器，用安尔碘消毒动脉端接口及周围。

流程	操作要点
上机	3) 将动脉管路（棕色）与导管的动脉端接头（红色）连接紧密，打开导管夹子和动脉管路卡夹。 4) 开启血泵，遵医嘱调节血流量。 5) 观察动脉端的压力（PA）范围在 $-150 \sim -50$ mmHg。 6) 当血引至静脉管路出口/机器检测到不透明液体时，停止血泵/血泵自动停止。 7) 关闭溶液收集袋夹子和静脉管路卡夹，取下静脉管路（蓝色）。 8) 取下留置导管静脉端（蓝色）的注射器，用安尔碘消毒导管动脉端接口及周围。 9) 将静脉管路（蓝色）与导管的静脉端接头（蓝色）连接紧密，打开导管夹子和静脉管路卡夹。 10) 脱手套，卫生手消毒。 11) 重新开启血泵，根据患者血压、心律，缓慢提升血流量至医嘱要求速度。 12) 当血泵正常运行 2~3 分钟后，进入治疗状态。 7. 观察机器运转情况。 1) 血泵、置换液泵和透析液泵的转动情况。 2) 监测压力在正常范围，及时发现患者或机器的异常情况并处理。 8. 固定管路。用无菌纱布包裹导管与血滤管路连接处，撤治疗巾置于治疗车下层，根据留置导管的位置固定，无打折，无扭曲，预留足够的长度。 9. 安置患者。协助患者取舒适体位，注意保暖，将呼叫器放置于患者随手可及处，告知患者保持穿刺侧肢体外展，避免屈曲，若自觉不适，及时通知护士，卫生手消毒，感谢患者配合。 10. 病情观察。随时巡视患者，每 30 分钟记录一次患者的生命体征，包括心率、血压、呼吸频率、指氧饱和度，询问患者有无不适。每 2 小时记录一次机器的运行情况，包括动脉压、静脉压、跨膜压等。如有问题，及时处理
下机	1. 洗手，戴口罩。 2. 核对医嘱。两名护士共同持执行项目表与医嘱，核对床号、姓名、住院号、药名、浓度、剂量、用法、时间，无误后在执行项目表上签字。 3. 解释并评估。至患者床旁，核对患者床号、姓名及过敏史，向患者解释操作目的并评估患者的病情、检查留置导管穿刺点情况、机器运转情况。 4. 准备并检查用物。回治疗室，准备并检查用物。 1) 检查各种物品在有效期内，物品外包装完好，无潮湿、破损。 2) 核对药名、浓度、剂量、用法、时间正确；检查在有效期之内；无变色、沉淀、混浊、絮状物；瓶装药液瓶口无松动，瓶体无裂痕；袋装药液外包装密封完整、无渗漏。

流程	操作要点
下机	5. 抽取封管药液。遵医嘱用 1 支一次性 5mL 注射器抽取 2mL 生理盐水+ 2mL 肝素钠溶液，2 支一次性 20mL 注射器分别抽取生理盐水 20mL，放入无菌治疗盘内。 6. 核对患者。推车携物至患者床旁，请患者说出床号、姓名及过敏史，护士复述其床号、姓名及过敏史，核对腕带信息；无法正常沟通的患者，双人核对腕带信息。 7. 准备回输液体。将生理盐水 500mL 挂于血透机的输液架上。 8. 消毒。戴无菌手套，将无菌治疗巾垫于留置导管下，打开包裹管路的纱布，用酒精棉片用力摩擦消毒留置导管和血滤管路连接处。 9. 结束治疗。 1）设置血透机模式，进入回血程序，调整血流量至 50mL/min。 2）结束血液净化治疗时，同时停止使用与血液净化治疗相关的抗凝药物和其他用药。 10. 断开动脉管路。先夹闭留置导管动脉端（红色）夹子和动脉管路（红色）的卡夹，断开动脉管路（红色），连接 20mL 注射器的针头，将其插入生理盐水 500mL 瓶塞，再打开导管动脉端夹子（红色）和动脉管路卡夹。 11. 开始回血。 1）开启血泵，生理盐水缓慢输入，将动脉引血管路中的血液会输入体内。 2）回输过程中不可敲打滤器、挤压静脉壶，避免滤器中的血栓脱落进入患者体内。 3）回血过程中，注意观察患者心率、血压，及时发现病情变化。 4）若出现回血不畅，考虑与血滤管路或滤器凝血有关，立即停止回血，直接封管。 12. 留置导管动脉端（红色）封管。 1）用酒精棉片多方位用力摩擦消毒导管动脉端接头及周围。 2）从无菌盘中取出抽有生理盐水 20mL 的注射器与留置导管动脉端接头连接旋紧，打开导管夹子，脉冲式冲洗管腔，直至管腔无残留血液，夹闭夹子，分离注射器，弃于医疗垃圾桶内。 3）从无菌盘中取出抽有肝素钠注射液的注射器与留置导管动脉端接头连接旋紧，打开导管夹子，脉冲式封管，肝素用量以导管的容积为准，夹闭夹子，分离注射器，放回无菌盘。 4）将肝素帽与留置导管动脉端接头连接旋紧。 13. 当机器感受到透明液体时，血泵自动停止。 14. 断开静脉管路。先夹闭留置导管静脉端夹子和静脉管路（蓝色）的卡夹，再断开静脉管路（棕色）。 15. 留置导管静脉端（蓝色）封管按照步骤 12 的方法行导管静脉端封管。 16. 固定。用无菌纱布包裹导管，用医用胶带固定，撤治疗巾，置于治疗车下层。

流程	操作要点
下机	17. 观察病情，测量血压、心率，询问患者的自我感受，及时发现病情变化。 18. 安置患者，协助患者取舒适体位，注意保暖，将呼叫器放于患者随手可及处，感谢患者配合，卫生手消毒。 19. 再次核对并告知患者。 1）告知患者，不可自行打开夹子及包裹导管的纱布。 2）若导管处有不适症状，及时通知护士。 20. 关机。退出治疗界面，将血滤管路和滤器拆除，置于医疗垃圾桶内，关闭电源开关，拔除电源
操作后处理	1. 整理用物：推车回处置室，用酒精擦拭消毒机器，洗手。 2. 观察并记录：观察患者的生命体征及回血后反应，在护理记录单上如实记录，如有异常情况，及时告知医生并协助处理
效果评价	1. 程序正确，操作规范，无污染，动作熟练。 2. 上下机步骤正确。 3. 护患沟通有效，体现人文关怀。 4. 用物齐备，处理规范

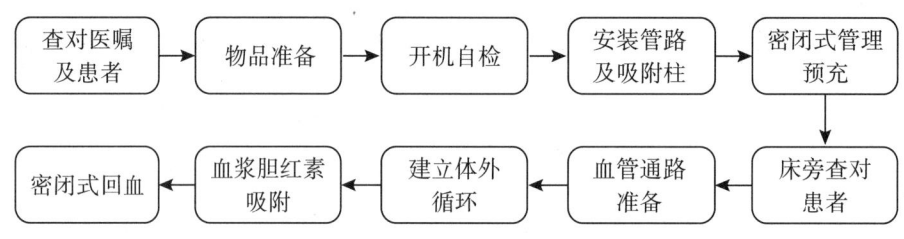

图 8-10　血浆胆红素吸附简要操作流程

四、常见报警的处理

血浆胆红素吸附常见报警运营及处理见表 8-10。

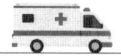

表 8-10　血浆胆红素吸附常见报警运营及处理

报警项目	原因	处理
漏血报警	1. 观察分离器是否破膜。 2. 如未发现漏血。 3. 漏血误报警	1. 按操作规定更换透析器。 2. 经两人确认后可按治疗键继续治疗。 3. 漏血报警传感器被污染，漏血传感器工作点漂移，漏血传感器进入较多空气。 4. 用化学方法（次氯酸钠）或人工清洁漏血传感器污染后，按透析机说明书重新校准漏血传感器，校准无效时应考虑漏血传感器损坏或电路故障
动/静脉压报警（低限）	1. 血路扭转。 2. 动脉端血管通路内是否有血凝块。 3. 血泵流速太高。 4. 动脉压力传感器（红色）进水	1. 检查患者导管的位置，置于功能位。 2. 及时回抽血凝块，如无法回抽，及时断开连接，下机。 3. 降低泵速。 4. 擦干传感器水渍
动/静脉压报警（高限）	血管通路不畅	调节管路位置；检查血液管路系统是否存在渗漏
空气监测报警	1. 静脉壶内的血液平面或静脉管路内有气泡。 2. 体外循环血液管路血泵前管路微漏、接头不严、透析器排气不充分	1. 立即夹闭管路。 2. 进行排气，根据原因进行处理。 3. 如是传感器接触问题，擦拭传感器或通知维修
跨膜压（TMP）报警	1. 跨膜压太低或超出报警范围：压力传感器（白色或黄色）进水。 2. 跨膜压太高或超出报警范围：回路导管、滤器或静脉壶凝血。 3. 血泵与超滤速度比>20%	1. 必要时及时更换。 2. 凝血需更换滤器和（或）管路系统。 3. 及时调整血泵与超滤速度比、及抗凝方式

五、并发症的预防及处理

（一）低血压

低血压与置换液补充量不足、血管活性药物清除或过敏反应有关，临床上应根

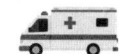

据不同的原因进行相应处理。

对于置换液补充量不足的情况，应正确计算所需补充的血浆量。治疗开始时，应减慢放血速度，并逐步增加至目标流量。对于治疗前已有严重低蛋白血症的患者，可根据患者情况酌情使用人血白蛋白或血浆，以提高血浆胶体渗透压、增加有效血容量。管路应使用生理盐水预充。若由血管活性药物清除引起，必要时适量使用血管活性药物。过敏反应者应按过敏处理。

（二）过敏反应

过敏反应主要由吸附剂生物不相容引起。临床症状通常在灌流治疗开始后 0.5 ~ 1.0 小时内出现，包括寒战、发热、胸闷、呼吸困难以及白细胞或血小板计数一过性下降（可低至灌流前的 30% ~ 40%）。

预防措施包括治疗前充分预冲各种滤器和管路，并检查吸附柱。

治疗过程中若出现过敏症状，应给予肾上腺糖皮质激素和（或）抗组胺药物、吸氧等对症支持治疗。必要时终止治疗，严重者出现休克时按过敏性休克处理。

（三）溶血

应查明原因并予以纠正，特别注意所输注血浆的血型，停止输注可疑血浆。如为滤器破膜，应及时更换。

（四）出血

出血多由抗凝剂过量引起，应对患者个性化使用抗凝剂。此外，血浆置换过程中血小板破坏、抗凝药物过量或大量使用白蛋白置换液置换血浆导致凝血因子缺乏也是出血的原因。

对于高危患者及短期内多次、大量置换者，必须补充适量新鲜冰冻血浆。

（五）凝血

凝血包括血浆分离器内凝血、血浆吸附柱内凝血和管路凝血，多与术前肝素使用量不足，患者处于高凝状态或伴有高脂血症有关。治疗开始 0.5 小时内的充分抗凝至关重要。术中密切观察跨膜压变化，调整肝素追加量。如跨膜压短时间内迅速升高，可临时追加肝素量。若出现滤器破膜，应立即更换。

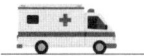

（六）穿刺局部血肿、气胸、腹膜后出血

肝衰竭患者凝血功能差，可酌情于治疗前输血浆、凝血酶原复合物等补充凝血因子。治疗中注意肝素用量。术中、术后要卧床休息，减少穿刺部位的活动，或局部止血。

（七）下肢静脉血栓形成

下肢静脉血栓形成是急性中毒患者在股静脉置管行血液净化治疗后的一种常见并发症，指在下肢深静脉内血液异常凝结，堵塞静脉管腔，导致静脉血液回流障碍。肺栓塞是深静脉血栓形成发展的最严重临床特征和体征，死亡率高达 9%～50%。有学者认为导致肺栓塞的栓子 80%～90% 来自下肢深静脉的血栓，较大的血栓可能使患者在几分钟内死亡。约 20% 的下肢静脉血栓可导致深静脉血栓后综合征（post-thrombotic syndrome，PTS），严重影响患者的预后，增加住院天数和死亡率。

主要预防措施包括加强肢体功能锻炼和使用抗凝药物。在患病期间，可以适当进行主动或被动活动，促进下肢血液循环，预防肌肉萎缩。使用抗凝药物时要注意观察药物的不良反应，如牙龈出血。如有不良反应，应及时告知医生，遵医嘱停药。

（八）空气栓塞

空气栓塞主要源于治疗前体外循环体系中气体未完全排除干净、进行空气回血，治疗过程中血路连接处不牢固或出现破损而导致气体进入体内。患者可表现为突发呼吸困难、胸闷气短、咳嗽，严重者表现为发绀、血压下降，甚至昏迷。

一旦空气栓塞诊断成立，必须立即停止灌流治疗，吸入高浓度氧气，并按空气栓塞抢救的诊治规范进行治疗。

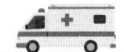

第六节　血浆吸附

血浆吸附（plasma adsorption，PA）是将血液自患者体内引出后进入血浆分离器，应用膜式分离技术，将血液中的有形成分（血细胞、血小板）与血浆分开，然后将有形成分输回患者体内，血浆再进入吸附器进行吸附，吸附后的血浆再回输至患者体内。

一、作用

1. 清除毒物。
2. 特异性或非特异性地清除血浆中的致病物质。

二、适应证

1. 中毒：适用于分子量大、脂溶性强、蛋白质结合率高的药物及毒物中毒。常见的有巴比妥类、地西泮类、抗抑郁药物、非甾体类抗炎药、除草剂（百草枯）、抗心律失常药物、地高辛、甲氨蝶呤及苯酚类化合物等。
2. 肝衰竭：因中毒引起的急性肝衰竭，尤其是合并高胆红素血症，适合血浆吸附治疗。
3. 炎症性疾病。
4. 器官移植排斥反应。

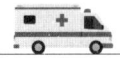

三、操作流程

（一）血浆吸附的设备与材料准备

血浆吸附需要具有"血浆吸附"模式的多功能血液净化设备。在缺少多功能血液净化设备时，应用普通血液净化设备也可以实现"血浆吸附"模式。血浆吸附治疗需要准备的材料包括血浆吸附专用管路、血浆分离器和吸附器。吸附器的选择取决于治疗目的。

（二）血浆吸附的参数设置

血浆吸附专用管路、血浆分离器及吸附器安装和预充完成后，在正式治疗之前需要进行参数设置。主要参数设置如下。

1. 治疗剂量：一般单次吸附治疗剂量为 2~3 倍血浆容量。血浆容量可以按照下述公式估计：

$$成人的血浆容量 = BV \times (1-HCT)$$

式中，血浆容量的单位为 mL；BV 为成人血容量，可按照 70mL/kg×体重（kg）计算；HCT 为血细胞比容。

2. 治疗时间：由血流量、血浆分离率决定，一般持续时间 3~8 小时，直至达到上述治疗剂量。

3. 血流量：治疗开始时血流量一般从 50~80mL/min 逐渐增加至 100~150mL/min。

4. 血浆分离率：初始设置为 25%~30%，随着跨膜压的变化进行调整。

5. 抗凝方案：普通肝素一般首剂 0.5~1.0mg/kg，追加剂量 10~20mg/h。低分子量肝素一般 60~80IU/kg，推荐在治疗前 20~30 分钟静脉注射，无需追加剂量。

（三）具体操作流程

血浆吸附操作流程见表 8-11、图 8-11。

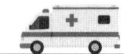

表 8-11　血浆吸附操作流程

流程	操作说明
核对、解释	1. 核对：核对医嘱、血浆吸附治疗记录单及患者身份。 2. 解释：告知患者操作目的、方法，治疗过程中可能会出现的不适，指导患者配合治疗
评估	1. 实验室检查结果评估：常规检查血常规、出凝血指标，血清白蛋白、血清球蛋白、血电解质（钠、钾、氯、钙、磷）、肝功能、肾功能、免疫指标、免疫功能（淋巴细胞亚群）及与原发病相关的指标等。 2. 患者评估：病情、年龄、体重、生命体征、治疗情况、适应证及禁忌证。 3. 通路评估：新置管患者重点评估局部的出血情况；既往置管患者重点评估管路的通畅性、导管固定的稳妥性，以及置管处或导管可能的感染情况。 4. 环境、机器设备状态评估
准备	1. 环境准备：保持室内清洁空气流通，室温控制在 22~25℃，相对湿度控制在 50%~60%。 2. 操作者准备：衣帽整洁、洗手、戴口罩，必要时戴手套。 3. 用物准备：多功能血液净化设备、血液净化管路、置换液管路、废液袋、P2 血浆滤过器、血浆成分吸附柱、置换液、3000mL 生理盐水 2 袋、透析型人工肾一次性血液回路导管 2 条、肝素 1 支、输液器 1 条。 4. 患者准备：生命体征平稳，无禁忌证，可配合治疗
操作过程	1. 使用一次性注射器（规格 2~5mL）抽取肝素注射液 12500U（100mg）。 2. 打开血浆成分吸附柱一侧保护帽，将保护帽置于无菌治疗巾内。去除针头，将抽取的肝素注射液直接注入血浆成分吸附柱内的保存液中。 3. 取出治疗巾中的保护帽，覆盖拧紧。 4. 将血浆成分吸附柱上下 180° 翻转摇匀（约 10 次）。 5. 再将血浆成分吸附柱放置于无菌治疗巾内，静置 20~30 分钟待用。 6. 使用生理盐水按血流方向排尽吸附器中空气。 7. 多功能血液净化设备接电源。 8. 打开电源开关及设备开关。 9. 自检：4 个秤未放置物品且无干扰，机器所有部件均未安装，自检过程中避免碰触 4 个秤。 10. 旋转 "OK" 键，选择 "Select new treatment?" 键后点击 "OK" 键，根据医嘱选择模式（CVVH），点击 "OK" 键选定模式。 11. 血浆滤过器放置在滤器夹持器上。 12. 打开血泵门（90°）、废液泵门（90°）、静脉壶盖门（90°）、光学探测器门、漏血探测器门。 13. 检查包装，打开后检查所有连接及保护帽是否紧密。 14. 固定静脉壶，安装血泵和废液泵管（将静脉端和动脉端悬挂在输液杆上，将血泵管头和废液泵管头卡入卡槽以后按住，同时按 "Start/Reset" 键，安装到位），将静脉端回路管路卡入光学探测器卡槽内（手动向右掰开阻流夹）、废液出口端管路卡入漏血探测器卡槽内。 15. 沿着血流方向安装（动脉段管路、滤器、静脉段管路）。

流程	操作说明
操作过程	16. 按照管路颜色标识，安装到相应位置（红色-动脉压监测器、白色-滤器前压监测器、蓝色-静脉压监测器、黄色-废液压监测器）。 17. 安装废液管路，连接废液袋，废液袋最好放在秤杆的最底部（废液出口端连接滤器上端）。 18. 安装置换液泵管（箭头朝外），安装加温囊（由下至上方便排气），连接血路管静脉壶 Y 形管接口处（预充时统一连接此处，方便排气。若医嘱是前置换，在预充结束后连接患者之前再手动转换至动脉壶前端戴蓝色小帽的侧管处）。 19. 按肝素泵▼键，推杆将下降至最底部，安装好肝素注射器，一直按住▲键，直到推杆与空针接触后用夹子夹住空针推杆并且延长管空气排尽。 20. 使用标配白色针头连接动脉管路与预冲液。 21. 使用标配针头连接置换液置于秤1、秤2。 22. 沿安装顺序依次检查，夹闭不用的侧管夹。旋转"OK"键至屏幕右下角出现"Set up？【OK】to confirm！"菜单时，点击"OK"键选定管路安装完毕。此时屏幕右下角将出现"Start priming？【OK】to confirm！"菜单，点击"OK"键开始预冲。血流速需<100mL/min。 23. 调整动脉壶液面（倒置动脉壶，等待液体填充至1/2～1/3处翻转动脉壶卡入卡槽），调整静脉壶液面（当预冲液进入静脉壶后，屏幕将会弹出"Treatment parameters"界面，此时旋转"OK"键至"Venous bubble catcher level"的"▲"，一直按住"▲"调节静脉壶液面至？处即可停止）。此时的"Treatment parameters"界面是一个参数调节界面，同时可以调整医嘱参数，也可以使用机器给到的默认参数，然后选择"All Treatment parameters entered？【OK】to confirm！"退出参数设置界面，进入膜内预冲界面。 24. 查看状态栏剩余预冲量及时间，排气完成后可由下至上轻拍滤器，此时可提高血泵速度至200～300mL/min。 25. 提高血泵速200～300mL/min，选择"Start UF rinse？【OK】to confirm！"，点击"OK"键选定开始膜外预冲。 26. 膜外预冲结束，断开废液管与废液袋连接处，将置换液管路与废液袋相连，废液袋连接双向接头，废液出口端连接吸附器入口。 27. 使用连接管使吸附器出口连接到静脉壶 Y 形接口。 28. 机器处于等待患者状态（屏幕右上角会出现"Waiting for patient"）。 29. 消毒、判断导管功能，连接患者，连接好后选择"Start connection？【OK】to confirm！"菜单，点击"OK"键。血流速100mL/min，待光学探测器探测到血液后，屏幕右下角显示"Start treatment？【OK】to confirm！"按"OK"键开始治疗。 30. 选择"End of treatment"，点击"OK"键。 31. 选择"Start disconnection？【OK】to confirm！"，按"OK"键。机器开始以100mL/min血流速度回血。

续表

流程	操作说明
操作过程	32. 当光学传感器发现透光时，血泵将停止，此时可以选择"Continue Re-infusion?"，按"OK"键继续回输。如果不再回输，可选择"Terminate Reinfusion?"，按按"OK"键结束回输。 33. 对血液净化导管回血端端口进行消毒、封管，无菌纱布包裹患者的血液净化导管，以避免污染。 34. 进入"View treatment paremeters?【OK】to confirm!"，按"OK"键进入治疗数据的记录。拆除管路。 35. 关闭面板电源、机器背后主电源，取插销。 36. 擦拭机器消毒

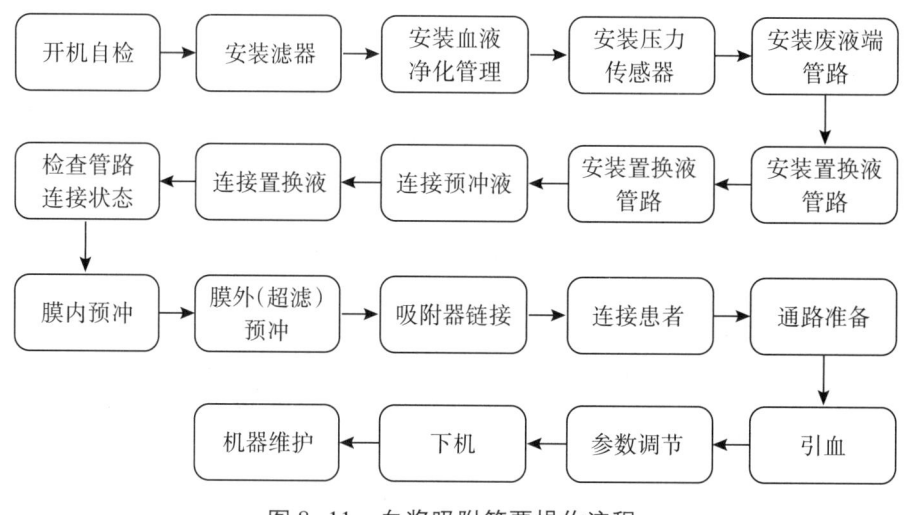

图 8-11　血浆吸附简要操作流程

（四）注意事项

1. 密切观察各种滤器情况，血浆颜色，注意有无溶血的发生，如有破膜应及时更换相应分离器。

2. 密切观察患者生命体征，包括每 30 分钟测血压、心率、呼吸、脉搏，询问患者有无不适。

3. 达到治疗量后，按照机器程序回输血液。

4. 观察并记录患者生命体征、病情变化、治疗参数、治疗过程及结果。

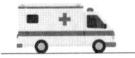

四、常见报警的处理

血浆吸附常见报警的原因及处理见表8-12。

表8-12　血浆吸附常见报警的原因及处理

报警项目	原因	处理
引血压低报警	1. 患者自身病理因素导致引血端血流不畅，如容量不足。 2. 置管位置不当导致引血端贴血管壁。 3. 引血端管路受压、弯折。 4. 动脉压压力传感器进水。 5. 报警线设置不当	1. 调整患者自身血流动力学状态，可适当下调血泵转速，降低血液净化治疗的流速。 2. 调整置管位置，解除管路压迫。可采用旋转导管尖端、适当减少导管置入深度、变换患者体位等方法来调整置管位置以免引血端贴壁。 3. 检查管路，解除管路打折、扭曲或动脉夹夹闭等梗阻因素，排除导管内血栓形成，并避免患者躁动或体位不当等因素。 4. 在血泵开动的情况下，旋松动脉压力传感器，使用注射器将液体推出管路，打开机器背板，观察传感器线路是否松脱。 5. 重新设置报警线
引血压高报警	1. 血泵前输入液体。 2. 血泵前管路渗漏。 3. 报警线设置不当	1. 停止血泵前输液或输血。 2. 确保管路连接紧密，如有渗漏，及时更换管路。 3. 重新设置报警线
回血压低报警	1. 滤器与回血压监测点之间的管路受压或扭曲等导致回血压测量点前血流不畅。 2. 外循环漏血，如管路破损、管路连接处不紧、穿刺导管滑脱等。 3. 压力报警范围设置不当	1. 解除管路受压、扭曲状态。 2. 上机前、治疗过程中均要密切关注管路是否破损、管道连接处是否紧密，如预充时即已发现管路破损，则应予以更换；如治疗过程中管路破损，应立即关闭引血端，回血后更换新管路。 3. 穿刺导管滑脱应立即停血泵，可予外循环管路自循环，重新置管成功后再继续治疗。 4. 调整压力报警范围

报警项目	原因	处理
回血压高报警	1. 回血压监测点后管路血流不畅、堵塞。 2. 导管位置不佳。 3. 穿刺置管部位肿胀	1. 清除血凝块或更换新管路，同时明确血凝块形成的原因，如患者血液黏稠、抗凝强度不足等，应对症调整抗凝治疗方案。 2. 管路弯折或受压，应予解除，同时注意调整体位及周围器械设备装置等的摆放。 3. 静脉穿刺血肿形成时应重新穿刺
跨膜压高报警	1. 血浆分离器被大分子致病物质堵塞。 2. 血泵与超滤速度比过大。 3. 报警线设置不当	1. 更换滤器。 2. 调高血流速度、降低置换速度或降低超滤速度。 3. 重新设置报警线
跨膜压低报警	1. 管路系统渗漏或滤器前管路打折阻塞。 2. 滤出液压力传感器或滤器前压力传感器进水。 3. 报警线设置不当	1. 确保管路系统连接紧密，无打折，无扭曲，有渗漏及时更换管路。 2. 在血泵转动情况下用止血钳夹闭取下传感器，连接注射器，松开止血钳，缓慢推出液体，重新连接传感器。 3. 重新设置报警线

五、并发症的预防及处理

（一）过敏反应

1. 临床表现：皮肤血管性水肿、荨麻疹、红斑，喉头水肿、支气管痉挛，血压降低、心率加快等休克表现，甚至呼吸心搏骤停致死。

2. 原因：滤器膜材质问题，生物相容性不良。

3. 处理措施：使用高度生物相容性的生物膜。抗过敏治疗，应用肾上腺素或地塞米松。出现休克表现时，积极抗休克治疗。

（二）溶血

1. 临床表现：在血液净化过程中突然出现畏寒、胸闷、胸部紧压感、呼吸困难、背部疼痛等。

2. 处理措施：查明原因，并予以纠正，如为血浆分离器破膜，及时更换。尤其需注意监测并控制跨膜压小于 100mmHg。

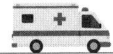

（三）出血、渗血、血肿

1. 临床表现：出血、穿刺部位疼痛、贫血及休克等。

2. 原因：置入中心静脉导管过程中误伤动脉和穿破静脉可致出血、动脉瘤及假性动脉瘤，如股静脉穿刺造成腹膜后血肿，首发症状可能是血压降低。患者自身因素如凝血功能异常、血小板减少、肝功能障碍等致皮下血肿和穿刺部位渗血。

3. 处理措施：提高穿刺技术，术前纠正凝血功能障碍，减少出血的发生。密切监测凝血功能的变化，及时调整肝素用量，避免 APTT 过度延长，对于有出血倾向的重症患者，可采取局部枸橼酸化等技术以减少出血的风险。密切注意患者血压等变化，注意患者穿刺部位体征变化。如穿刺部位出血，给予压迫止血，必要时应用止血药物、输注血制品等对症支持治疗。

（四）低血压

1. 临床表现：头晕、视物模糊、面色苍白、呕吐、心律失常，甚至休克。

2. 原因：自身病情发生变化导致血流动力学不稳定、过敏反应、出血。

3. 处理措施：减慢血流速度，补充容量，密切监测血压变化。如为出血，立即予止血，必要时输血。如为过敏反应，积极抗过敏治疗。

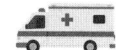

第七节　双重血浆分子吸附系统

　　双重血浆分子吸附系统（double plasma molecular adsorption system，DPMAS）是一种创新的人工肝支持系统。它融合了血浆置换与血浆吸附两种先进技术，能够有效清除血液中的有害物质，在治疗肝衰竭、肝性脑病、高胆红素血症等疾病方面发挥着至关重要的作用。

一、作用

　　通过清除体内的有害物质、补充必要的营养物质和调节内环境等手段，双重血浆分子吸附系统能有效改善患者的肝功能和病情。许多患者在接受双重血浆分子吸附治疗后，黄疸症状明显减轻，肝功能指标得到改善，生活质量得到提高。

二、适应证与禁忌证

（一）适应证

　　1. 适用于各种中毒导致的肝衰竭早期、中期患者。

　　2. 终末期肝病患者，包括肝移植术前等待肝源、肝移植术后出现排斥反应、移植肝无功能期的患者。

　　3. 中毒引发的严重胆汁淤积性肝病，以及各种因素引起的严重高胆红素血症患者。

　　4. 其他疾病：如合并严重肝损伤的脓毒症或多器官功能障碍综合征（multiple organ dysfunction syndrome，MODS）、急性中毒、难治性重症免疫性疾病、血栓性血小板减少性紫癜、重症肌无力等。

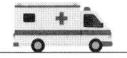

（二）相对禁忌证

1. 严重活动性出血或弥散性血管内凝血患者。

2. 对治疗过程中所用血制品或药品如血浆、肝素和鱼精蛋白等有严重过敏史的患者。

3. 血流动力学不稳定患者。

4. 心脑梗死非稳定期患者。

三、操作流程

双重血浆分子吸附操作流程见表 8-13、图 8-12。

表 8-13 双重血浆分子吸附操作流程

流程	操作说明
核对、解释	1. 核对内容。 1）核对患者：仔细核对患者身份及中毒信息。职业性中毒患者，询问职业史、工种、生产过程，接触的毒物种类、数量，中毒途径及其他人发病情况；生活性中毒患者，注意了解个人生活、精神状态，患者及家人常用药物和使用的杀虫剂等。 2）核对医嘱：确保治疗方案的准确性和适用性。 2. 解释内容。向患者及其家属详细说明操作的目的、方法，告知操作过程中需要配合的注意事项，以便提高患者的依从性
评估	1. 患者评估：评估患者是否处于肝衰竭早中期，凝血酶原活动度（PTA）是否介于 20%~40%，是否存在其他适应证及禁忌证，评估患者的生命体征及心理状态，确保患者及其家属了解双重血浆分子吸附治疗的风险和结果。 2. 设备评估：确保血液滤过机处于完好状态，开机自检无异常。 3. 血管通路评估：检查血管通路是否通畅，有无血栓，穿刺处有无渗血、红肿等
准备	1. 环境准备：环境整洁，宽敞明亮，血液滤过机上方无通风口。 2. 操作者准备：着装整洁，穿戴整齐，洗手、戴口罩、帽子。 3. 用物准备：兼容血液滤过机（图 8-13）、连续性血液净化管路、T 形连接管、废液袋、血液净化用管路、P2 血浆分离器、血浆胆红素吸附器（BS330）、灌流器（HA330-Ⅱ）、各种串联管路、灌流用管路、肝素、生理盐水、置换液、空针、手套等耗材，确保所有耗材均为一次性使用且在有效期内。床旁常规备心电监护仪、吸氧装置、吸痰装置等。 4. 患者准备：协助患者取舒适卧位（平卧位最佳）

流程	操作说明
预冲	1. 将设备推至适当位置（避开通风口），固定脚轮锁，连接电源。 2. 开机、自检、选择治疗模式，CVVH、CVVHD、MPS等均可。 3. 检查所有备用耗材有效期、包装是否完好。 4. 悬挂冲洗液至设备右侧输液杆。 5. 安装血浆滤过器（滤器没有血流方向之分）。 6. 安装AVF管路（开包装后注意拧紧接口、接好针头再安装，压力探测接口不需要拧太紧）。 7. 安装废液袋（废液袋推至秤杆最底部）。 8. 将T形接头连接至S管（即置换液管），安装S管，连接置换液。 9. 检查管路连接（检查所有接口与夹子）。 10. 调节冲洗容量（膜内预充1000mL、超滤冲洗500mL、回输容量500mL）。 11. 开始膜内预充，排尽膜内空气。 12. 膜内预冲完毕，开始膜外预冲，排尽膜外空气。 13. 对灌流器HA330-Ⅱ及胆红素吸附器BS330进行肝素化：灌流器HA330-Ⅱ及胆红素吸附器BS330内分别注入12500U普通肝素，上下摇匀后静置30分钟，使其充分肝素化。也可采用动态肝素化法：2袋3000mL的生理盐水内各加入12500U普通肝素，分别冲洗灌流器（HA330-Ⅱ）及胆红素吸附器（BS330）。 14. 肝素化完成后，对灌流器（HA330-Ⅱ）及胆红素吸附器（BS330）排气。首先排尽连接管内空气，使用1000mL生理盐水冲洗胆红素吸附器（BS330），排尽吸附柱内空气，再按血浆流经方向使用连接管串联胆红素吸附器（BS330）与灌流器（HA330-Ⅱ）［胆红素吸附器（BS330）在前，灌流器（HA330-Ⅱ）在后］，使用2000mL生理盐水冲洗胆红素吸附器（BS330）与灌流器（HA330-Ⅱ），排尽罐内空气及含有肝素的液体。 15. 排气完成后，连接胆红素吸附器（BS330）与灌流器（HA330-Ⅱ）（图8-14）。使用连接管连接血浆分离后的胆红素吸附器（BS330）与灌流器（HA330-Ⅱ）后连接静脉壶。血浆胆红素吸附器（BS330）前端连接管与AVF管路"废液泵"后端口连接，灌流器（HA330-Ⅱ）后端连接管与AVF管路静脉壶上端后稀释口连接，断开的置换液接头管与废液袋相连（图8-15）

续表

流程	操作说明
治疗	1. 连接出血端：将血管通路出血端与AVF出血端相连，缓慢引血（建议50 mL/min）。 2. 引血至静脉壶，光学探测器探测到血液后停泵。 3. 连接静脉端：将血管通路回血端与AVF管路回血端相连，进入治疗。 4. 治疗参数设置与监测。 1）设置报警界限：调节静脉压力报警界限、跨膜压报警界限及动脉压力报警界限。 2）设置分浆速度：缓慢分浆，设置分浆速度600mL/h。 3）调节参数：待患者生命体征稳定，缓慢上调血流速度至100~150mL/min，分浆速度600~1000mL/min，治疗血浆速度不大于血流速度的20%。 4）设置超滤率：将超滤率设置为0。 5）设置温度：设置温度在36~40℃。 5. 抗凝治疗：建议APTT控制在45~60秒或正常值的1.5~2.0倍，ACT为180~220秒。 6. 观察与调整：如跨膜压增高30mmHg左右，应及时给予相关处理，如跨膜压进行性升高，则密切观察有无溶血、破膜情况并及时结束治疗（跨膜压最高不可超过100mmHg）。 7. 监测与记录：治疗过程中密切观察患者病情变化及生命体征变化情况，及时调节治疗参数，实时监测并规范填写双重血浆分子吸附治疗单治疗记录
操作后处理	1. 回血浆：为减少对患者血浆的浪费，结束治疗前可将治疗血浆速度调至600mL/h，废液端接生理盐水进行回浆，但此操作应根据患者心肾功能情况酌情使用。 2. 回血：回血浆操作顺利完成后，在血滤管出血端侧支连接1000mL生理盐水，依靠重力回输前端血液。再夹闭前端管路，选择结束治疗，血泵启动，降低血流速度进行回血，使血滤管路里的血液回输至患者体内。光学探测器探测到生理盐水后停泵，断开患者，进行血管通路冲封管及换药护理。 3. 肝素中和：根据患者病情及凝血监测情况，治疗结束后可根据肝素抗凝剂的使用量按照1:1的鱼精蛋白进行肝素中和，预防出血等并发症。 4. 拆卸管路，关机，设备及物表清洁消毒，正确处理医疗垃圾，完善各类护理治疗记录
效果评价	1. 治疗前：准确评估适应证及禁忌证，选择正确的治疗模式。建立适宜的血管通路，保证治疗的顺利进行。 2. 治疗中：严格无菌操作，根据治疗模式正确安装体外循环管路，使灌流器（HA330-Ⅱ）及胆红素吸附器（BS330）充分肝素化及无空气存在。严密观察患者病情变化，密切监测血滤机各压力变化，及时处理报警，并做好相关记录。 3. 治疗后：正确护理血管通路及处理医疗垃圾，做好物表及环境消毒，避免交叉感染。评估治疗疗效，做好健康教育

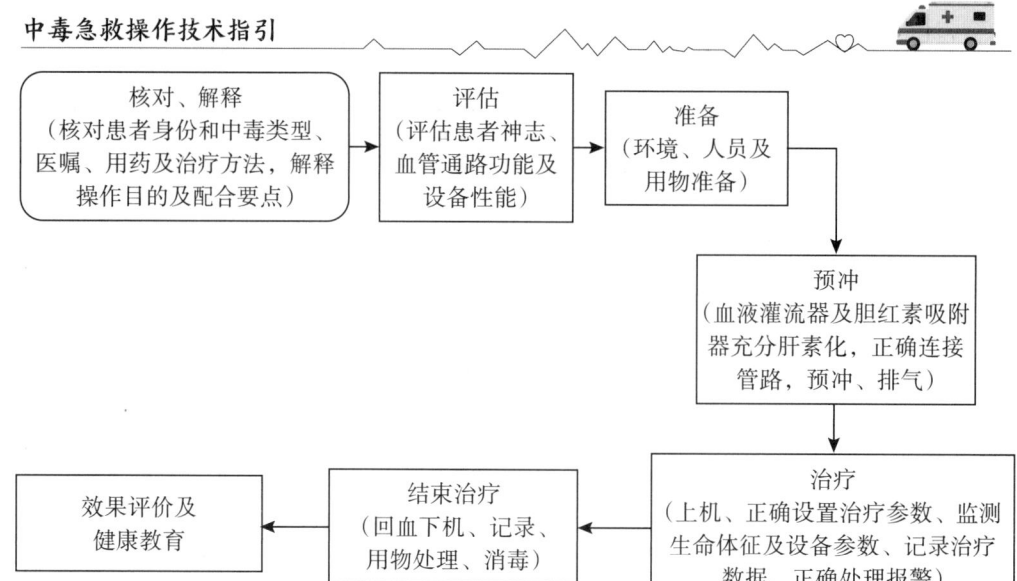

图 8-12　双重血浆分子吸附简要操作流程

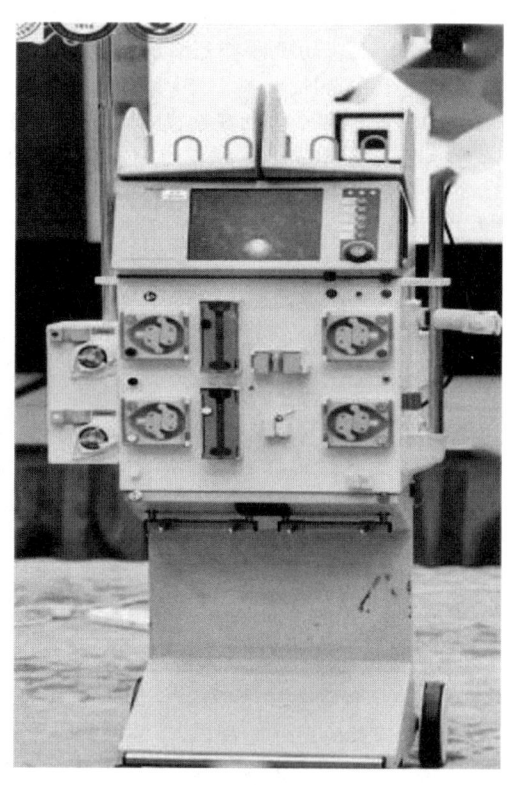

图 8-13　双重血浆分子吸附设备

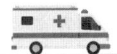

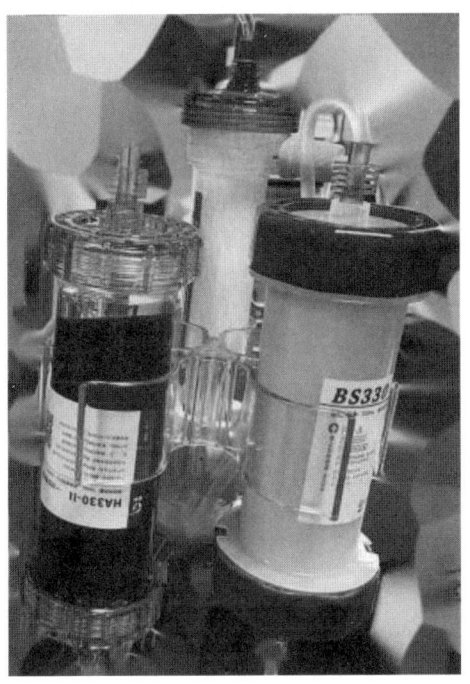

图 8-14　灌体连接

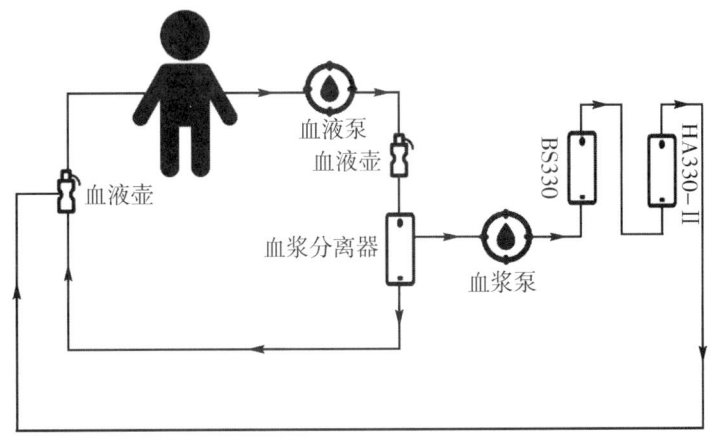

图 8-15　双重血浆分子吸附连接示意图

四、注意事项

1. 无菌操作：操作过程应严格按照无菌操作。

2. 灌流器及胆红素吸附器柱充分肝素化后，应排尽罐内空气及肝素液。

3. 遵医嘱用药及抗凝，治疗过程中注意监测患者的生命体征变化及设备参数变

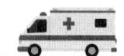

化，正确处理报警。

4. 患者心理支持：关注患者心理变化，及时给予疏导及心理支持，给予正确的健康教育。

五、常见报警的处理

双重血浆分子吸附系统常见报警原因及处理见表8-14。

表8-14　双重血浆分子吸附系统常见报警原因及处理

报警内容		报警原因	处理
高压报警	预冲阶段高压	在安装管路时误夹闭体外循环管路中的夹子；将泵管挤压入蠕动泵中，导致预充液不能顺利通过	检查管路，如有夹子误夹闭则打开夹子，如有扭曲打折则理顺管路
	动脉压高压	循环管路动脉端或血浆分离器发生堵塞，深静脉置管位置不当导致血液回流不畅	动脉端生理盐水快速冲管、追加抗凝剂，调整深静脉置管位置。若处理效果不理想，停止治疗、回血下机
	静脉压高压	循环管路静脉端发生堵塞，深静脉置管位置不当导致血液回流不畅	同动脉压高压报警处理
	跨膜压高压	血浆分离器发生堵塞	循环管路生理盐水快速冲管、追加抗凝剂。若处理效果不理想，停止治疗、回血下机
	二级膜入口压高压	二级膜（血浆成分分离器/吸附器/灌流器）发生堵塞	循环管路生理盐水快速冲管、追加抗凝剂。若处理效果不理想，可停止治疗、回血下机，也可视情况更换二级膜继续治疗
	滤前压高压	血流量太高、管路扭折、抗凝剂速度、滤器效能	根据滤器规格调整血流；检查管路连接；检查抗凝剂流量；检查滤器是否凝血，需更换滤器
低压报警	静脉压低压	体外循环低速运行、管路通畅度过高，静脉端脱管	缩短体外循环低速运行时间，检查是否存在脱管
	动脉压低压	患者血容量不足，体位或置管位置不当导致引血不畅	补液扩容、调整体位或置管位置
	滤前压高压	超滤率太高	降低超滤率

报警内容	报警原因	处理
血压断流报警	动脉端引血不畅	补液扩容或调整血管通路位置，保证血液连贯性
血浆断流报警	一级膜外液面过低，导致开启分浆泵后血浆不能通过二级膜前感应器	暂停报警的同时保持血浆持续分离，阻断血浆进入二级膜，开放二级膜入口测压处，待血浆进入血浆壶后，重新连接二级膜入口测压处，开放血浆进入二级膜通路，解除报警
静脉端空气监测器报警	补充液侧进入空气导致静脉壶液面过低；静脉壶发生不完全堵塞导致血液流动不连贯，静脉壶内有气泡	手动或使用机器自动装置调节静脉壶液面为2/3满，同时排出静脉管路内空气；适当追加抗凝剂
漏血报警	多因血浆分离器发生不完全堵塞导致压力增高、分浆比设置过高而发生破膜或患者自身红细胞脆性增加而发生溶血，也有少部分情况是因为患者胆红素水平过高发生误报警	首先区分是误报警还是破膜、溶血。发生破膜时观察破膜程度，不严重时可适当降低血泵速度、调低分浆比，若破膜无进一步加重或逐步缓解，可低速完成治疗；若破膜程度逐渐加重则停止治疗
未检测到血液报警	体外循环不充分，过早开启分浆泵或治疗泵	停止分浆泵或治疗泵，继续进行体外循环，待管路静脉端被血液充满时再开启分浆泵或治疗泵
断电报警	误操作或停电	如为误操作导致电源断离或松动，迅速连接电源即可解除报警；如为停电，可停止治疗、回血下机，或以生理盐水使血液回流至导管静脉端，保留体外循环管路，待断电解除后继续完成治疗
平衡报警	置换液袋或废液袋破裂漏液；接管处打折	检查各液体袋是否渗漏，如有，予以更换，检查接管处有无打折
高超滤血流比	总超滤率/血流量比>25%	减少补液流量或增加血流量

报警内容	报警原因	处理
置换液管路空气报警	补液管路有空气，补液袋空	及时更换补液袋
温度过高	液体流量不稳，调整量太大	减小设定值或液体流量改变设定每次最大 2℃
温度过低	液体流量不稳调整量太大	检查液体温度/减小液体流量，改变设定每次最大 2℃
平衡报警	未用换袋功能而换袋	确认原因，并启动治疗

六、并发症的预防及处理

（一）出血

出血可能由抗凝剂使用过量、血小板减少或凝血因子消耗过多等原因引起，表现为穿刺点出血、消化道出血、颅内出血等。预防及处理措施如下。

1. 调整抗凝剂用量：根据凝血功能检查结果，适时调整抗凝剂用量，避免抗凝过度。

2. 止血治疗：必要时给予止血药物，如凝血酶、维生素 K_1 等，或进行输血治疗。

3. 观察病情：密切观察患者生命体征及出血情况，及时处理出血并发症。

（二）凝血

凝血可能由体外循环建立导致的血液浓缩、抗凝剂使用不足或管路凝血等因素引起，表现为管路堵塞、滤器凝血等。预防及处理措施如下。

1. 加强抗凝：根据凝血功能检测结果，适时增加抗凝剂用量，保持管路畅通。

2. 更换管路：若管路堵塞严重，需及时更换管路，防止凝血加重。

3. 冲洗管路：定期使用生理盐水冲洗管路，防止血液浓缩及凝血发生。

（三）感染和败血症

感染可能因操作过程中无菌操作不规范、治疗器具污染、患者自身免疫力低下

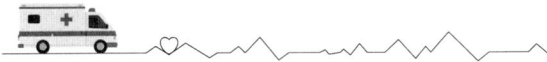

等原因引起，表现为发热、白细胞计数升高等。预防及处理措施如下。

1. 严格无菌操作：医务人员在操作过程中应严格遵守无菌原则，如正确洗手、穿戴防护用品等。

2. 治疗器具应经过严格的消毒和灭菌处理，确保其无菌状态。

3. 皮肤黏膜保护：在治疗前，对患者的皮肤进行彻底清洁和消毒，特别是穿刺部位。对于存在皮肤黏膜破损的患者，应给予适当的护理和保护，避免病原体入侵。

4. 加强病房管理：定期对病房进行环境消毒，包括地面、墙面、空气等。患者使用的物品应进行定期更换和消毒，以减少病房内病原体的数量。

（四）低血压

低血压是双重血浆分子吸附治疗中常见的并发症之一，尤其在重症肝病患者中更为常见。其发生原因与体外循环建立导致的有效血容量减少、再灌注不足有关。预防与处理措施如下。

1. 监测血压：治疗中实时监测患者收缩压，一旦出现低血压，立即暂停分浆泵，调慢血液泵流速。

2. 液体补充：静脉输注适量胶体溶液（如白蛋白、血浆、代血浆等）及平衡液，以恢复有效血容量。

3. 调整治疗参数：待血压回升至90mmHg以上，继续治疗，但需适当降低血液泵和分浆泵的流速。

（五）过敏反应

过敏反应可能由血浆吸附剂、抗凝剂或治疗过程中的其他药物引起，表现为皮疹、瘙痒、呼吸困难等。预防与处理措施如下。

1. 停药观察：立即停止疑似过敏药物的使用，观察症状是否缓解。

2. 抗过敏治疗：必要时给予抗过敏药物，如糖皮质激素、抗组胺药等。

3. 紧急处理：若出现严重过敏反应，如过敏性休克，应立即进行急救处理，包括肾上腺素注射、扩容、维持呼吸道通畅等。

（六）溶血

溶血可能由血浆分离器或吸附器凝血、管路连接不当或血液流速过快等引起，表现为血浆颜色异常（如茶色、浓茶色或淡粉色）、血红蛋白尿等。预防与处理措

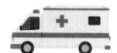

施如下。

1. 立即停止治疗：一旦发现溶血，应立即停止双重血浆分子吸附治疗。

2. 检查设备：检查血浆分离器、吸附器及管路连接是否完好，排除设备故障。

3. 对症支持治疗：给予补液、利尿、碱化尿液等处理，促进血红蛋白排出，防止肾功能损害。

（七）穿刺局部血肿

穿刺局部血肿可能由穿刺操作不当、患者凝血功能异常或按压不当等引起，表现为穿刺点肿胀、疼痛等。预防与处理措施如下。

1. 冷敷与热敷：早期24小时内给予冷敷，促进血管收缩，减少出血；24小时后给予热敷，促进血肿吸收。

2. 药物治疗：外用活血化瘀药物，如云南白药气雾剂，促进血肿消退。

3. 穿刺治疗：若血肿长期不吸收，可通过穿刺抽取脓液，并进行局部消毒处理。

（八）气胸及腹膜后出血

气胸及腹膜后出血为较少见的并发症，可能由穿刺操作不当或患者自身解剖结构异常等原因引起，表现为呼吸困难、胸痛、腹痛等。预防与处理措施如下。

1. 立即停止治疗：一旦发现气胸或腹膜后出血，应立即停止双重血浆分子吸附治疗，并进行相应检查。

2. 胸腔闭式引流：对于气胸患者，可行胸腔闭式引流术，排除胸腔内气体。

3. 止血与补液：对于腹膜后出血患者，需给予止血药物及补液治疗，必要时进行手术止血。

4. 密切观察：密切观察患者生命体征及病情变化，及时处理并发症。

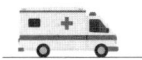

第八节 双膜血浆置换

双膜血浆置换（double filtration plasmapheresis，DFPP）是将患者血液通过血泵引出体外，经过血浆分离器分离出血浆和细胞成分，随后通过血浆成分分离器进一步分离出相对分子质量大于白蛋白的致病因子，处理后的血浆再回输至患者体内。

一、作用

1. 临床上常用于治疗由中毒引起的高脂血症。

2. 有选择性地清除血浆中的免疫复合物、抗原、抗体等致病因子，有助于调节免疫系统，恢复细胞免疫功能及网状内皮细胞的吞噬功能，从而缓解病情。

二、适应证与禁忌证

（一）适应证

1. 砷中毒：肝是砷作用的主要靶器官，也是砷代谢的场所。砷过量会导致肝损伤、脂质代谢异常、血脂谱紊乱，抑制胆固醇流出速度和脂蛋白脂肪酶活性，导致高密度脂蛋白胆固醇降低，从而促进胆固醇的反向转运。

2. 铅中毒：血铅水平升高是导致甲状腺功能减退和血脂异常的风险因素之一。慢性铅中毒可能引起甘油三酯水平升高，原因包括铅抑制了丘脑-垂体-甲状腺轴，损害甲状腺功能，导致甲状腺功能减退；铅还可能直接对甲状腺产生毒性作用，损害甲状腺细胞，抑制其分泌功能。甲状腺疾病是继发性高脂血症的常见原因。

3. 通过两次分离血浆，去除致病因子后，将处理过的血浆与有效成分混合后回输至患者体内，达到治疗目的。与常规治疗方法相比，双膜血浆置换能更快地降低

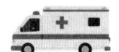

血清甘油三酯水平。

（二）相对禁忌证

对血浆分离器、血浆成分分离器的膜或管道有过敏史者，严重出血、弥散性血管内凝血、颅内出血或重度脑水肿伴脑疝、药物难以纠正的全身循环衰竭、非稳定性心脑梗死等。

三、操作流程

（一）设备及材料准备

双膜血浆置换需要使用具有双膜血浆置换模式的多功能血液净化设备进行操作。若无此类设备，可采用普通血液净化设备进行简易式双膜血浆置换（尽管临床上可以实现，但因不够规范，特别是血浆成分分离器的血浆入口压力过高且不能及时报警，存在潜在风险，因此不建议使用不具备双膜血浆置换功能的普通血液净化设备进行双膜血浆置换操作）。

除了设备，双膜血浆置换还需要准备双膜血浆置换专用管路、普通血浆分离器和血浆成分分离器。根据疾病种类及致病溶质的分子量，选择合适的血浆成分分离器。

（二）血管通路

双膜血浆置换通常采用中心静脉导管作为临时血管通路，以保证足够的血流速度，有利于治疗顺利进行。成人可选择 12F 的中心静脉导管，儿童则根据年龄和体重选择适当型号的中心静脉导管。穿刺部位可选择颈内静脉或股静脉。由于双膜血浆置换对血流速度的要求不如肾替代治疗那样高，因此也可使用外周静脉导管进行双膜血浆置换。但中心静脉导管较粗，血流速度大于外周静脉，因此治疗过程中白蛋白的丢失速度也较快，可能导致低血压或心率增快。

（三）参数设置

1. 血流速度：若血管通路为中心静脉导管，血流速度可设定为 100~150 mL/min；若是外周静脉，则根据引血压力调整，外周血管条件限制下，血流速度可能降至约

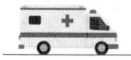

50mL/min。

2. 血浆分离速度：通常以血浆分离泵（FP）与血泵（BP）的运转速度之比表示，一般 FP/BP 为 20%～30%。

3. 弃浆速度：通常以弃浆泵（DP）与 FP 的运转速度之比表示，一般 DP/FP 为 10%～30%。

4. 置换液的速度：补液泵（RP）的运转速度一般与弃浆泵设置为相同数值，即 DP∶RP＝1∶1。置换液可以是外源性血浆、白蛋白或人工胶体。

5. 治疗时间：每次治疗持续 2～5 小时，取决于血流速度、血浆分离速度及弃浆速度。

6. 剂量：双膜血浆置换每次处理 4～10L 血浆，弃掉 0.5～1.0L 血浆，可以不输血浆或少量输血浆。

7. 抗凝：无凝血功能障碍者，先给予肝素负荷量 3000～5000IU 静推，随后给予维持量泵入。对于有出血风险的患者，可采用枸橼酸抗凝。

（四）具体操作流程

双膜血浆置换操作流程见表 8-15。

表 8-15　双膜血浆置换操作流程

流程	操作说明
核对、解释	1. 核对：核对医嘱、血液滤过治疗记录单及患者身份。 2. 解释：告知患者操作的目的、方法，治疗过程中可能会出现的不适，指导患者配合治疗
评估	1. 实验室检查结果评估：常规检查血常规、出凝血指标，血清白蛋白、血清球蛋白、血电解质（钠、钾、氯、钙、磷）、肝功能、肾功能、免疫指标、免疫功能（淋巴细胞亚群）及与原发病相关的指标等。 2. 评估患者病情、年龄、体重、生命体征、治疗情况、适应证及禁忌证。 3. 向患者及其家属交代病情，签署知情同意书。 4. 通路评估：新置管患者重点评估局部的出血情况，既往置管患者重点评估管路通畅性、导管固定的稳妥性及置管处或导管可能的感染情况。 5. 环境、机器设备状态评估

流程	操作说明
准备	1. 环境准备：保持室内清洁空气流通，室温控制在 22~25℃，相对湿度控制在 50%~60%。 2. 操作者准备：衣帽整洁、洗手、戴口罩，必要时戴手套。 3. 用物准备：多功能血液净化设备、血液净化管路、置换液管路、废液袋、血浆滤过器、膜型血浆成分分离器、置换液、生理盐水 3000mL、透析型人工肾一次性血液回路导管 2 条、普通输液器 1 条、输液泵。 4. 患者准备：生命体征平稳，无禁忌证，可配合治疗
操作过程	1. 多功能血液净化设备接电源。 2. 打开电源开关及机器开关。 3. 自检：4 个秤未放置物品且无干扰，机器所有部件均未安装，自检过程中避免碰触 4 个秤。 4. 旋转"OK"键选择"Select new treatment?"键后点击"OK"键选定，根据医嘱选择模式（CVVH），点击"OK"键选定模式。 5. 血浆滤过器放置在滤器夹持器上。 6. 打开血泵门（90°）、废液泵门（90°）、静脉壶盖门（90°）、光学探测器门、漏血探测器门。 7. 检查包装，打开后检查所有连接及保护帽紧密。 8. 固定静脉壶，安装血泵和废液泵管（将静脉端和动脉端悬挂在输液杆上，将血泵管头和废液泵管头卡入卡槽后按住，同时按"Start/Reset"键，安装到位），将静脉端回路管路卡入光学探测器卡槽内（手动向右掰开阻流夹）、废液出口端管路卡入漏血探测器卡槽内。 9. 沿着血流方向安装（动脉段管路、滤器、静脉段管路）。 10. 按照管路颜色标识，安装到相应位置（红色-动脉压监测器、白色-滤器前压监测器、蓝色-静脉压监测器、黄色-废液压监测器）。 11. 安装废液管路，连接废液袋，废液袋最好放在秤杆的最底部（废液出口端连滤器上端）。 12. 安装置换液泵管（箭头朝外），安装加温囊（由下至上方便排气），连接血路管静脉壶 Y 形管接口处（预充时统一连接此处，方便排气。若医嘱是前置换，在预充结束后连接患者之前再手动转换至动脉壶前端戴蓝色小帽的侧管处）（图 8-16）。 13. 按肝素泵▼键，推杆将下降至最底部，安装好肝素注射器，一直按住▲键，直到推杆与空针接触后用夹子夹住空针推杆并且延长管空气排尽。 14. 使用标配白色针头连接动脉管路与预冲液。 15. 使用标配针头连接置换液置于秤 1、秤 2（此时上方两个称均为置换液称，可同时放置置换液，并且不需要两边放置相同重量液体来保持平衡，可以将置换液都放置于一个称或者分别放置于两个称，若只放置一袋液体时需要把不用的一根管路卡在称后的一个管路夹上避免因此受到外力干扰影响称的平衡）。 16. 沿安装顺序依次检查，夹闭不用的侧管夹。

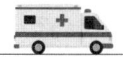
流程	操作说明
	17. 进入"System parameters"，选择"Default treatment setting"菜单，Rinse Volume 膜内预冲液量为 1000mL、UF Volume 超滤预冲液量为 2500mL、Reinfusion Volume 回输容量为 500mL，然后选择"All parameters entered?【OK】to confirm!"，退出参数设定。
	18. 旋转"OK"键至屏幕右下角出现"Set up?【OK】to confirm!"菜单时，点击"OK"键选定管路安装完毕。此时屏幕右下角将出现"Start priming?【OK】to confirm!"菜单，点击"OK"键开始预冲。血流速需< 100mL/min（图 8-17）。
	19. 调整动脉壶液面（倒置动脉壶，等待液体填充至 1/2~1/3 处翻转动脉壶卡入卡槽），调整静脉壶液面（当预冲液进入静脉壶后，屏幕将会弹出"Treatment parameters"界面，此时旋转"OK"键至"Venous bubble catcher level"的▲，一直按住▲调节静脉壶液面至? 处即可停止）。此时的"Treatment parameters"界面是一个参数调节界面，此时可以调整医嘱参数，也可以使用机器给到的默认参数，然后选择"All Treatment parameters entered?【OK】to confirm!"，退出参数设置界面，进入膜内预冲界面。
	20. 查看状态栏剩余预冲量及时间，排气完成后可由下至上轻拍滤器，此时可提高血泵速度至 200~300mL/min。
	21. 提高血泵速 200~300mL/min，选择"Start UF rinse?【OK】to confirm!"，点击"OK"键选定开始膜外预冲。
	22. 当预冲液体到达废液端与废液袋连接处时，按"STOP"键停泵，进行二级膜连接。
	23. 断开废液管与废液袋连接处，将置换液管路与废液袋相连，废液袋连接双向接头，废液出口端连接血浆入浆管并将压力监测器上的夹子关闭在根部。
	24. 开泵，对血浆入浆管进行排气，排尽后停泵。
	25. 血浆入浆管连接血浆成分分离器入口。
	26. 使用弃浆管连接血浆成分分离器出口，弃浆管另一端连接弃浆延长管，延长管连接弃浆收集袋。
	27. 将第一个转接头连接血浆成分分离器的下端旁路口，关闭夹子，拧紧小帽；将第二个转接头连接至血浆成分分离器的上端旁路口，转接头出口处再连接血浆回输管，连接结束后，检查所有夹子的开关状态。
	28. 夹闭血浆成分分离器上端旁路出口的转接头夹子，然后开泵，排出血浆成分分离器膜内保存液和管路内空气（此时注意弃浆延长管的墨菲氏滴壶液面保持在?）；当保存液和管路空气都排空后，打开血浆成分分离器上端旁路出口的转接头夹子，夹闭弃浆管的夹子，排尽膜外空气和血浆回输管空气，排尽后可打开弃浆管的夹子。
	29. 等待膜外预充结束后停泵，并检查所有夹子开关状态。
	30. 预冲完成，机器处于等待患者状态（屏幕右上角会出现"Waiting for patient"）。

续表

流程	操作说明
	31. 连接补浆管路，补充新鲜冰冻血浆，需要使用输液泵，补浆管入口连接静脉壶上的侧支。 32. 消毒、判断导管功能，连接患者，连接好后选择"Start connection?【OK】to confirm!"菜单，点击"OK"键。 33. 血流速 100mL/min，待光学探测器探测到血液后，屏幕右下角显示"Start treatment?【OK】to confirm!"，点击"OK"键开始治疗。 34. 调节参数。 35. 选择"End of treatment"，点击"OK"键。 36. 选择"Start disconnection?【OK】to confirm!"，点击"OK"键。机器开始以 100mL/min 血流速度回血。 37. 当光学传感器发现透光时，血泵将停止，此时可以选择"Continue Re-infusion?"，点击"OK"键继续回输。如果不再回输，可选择"Terminate Reinfusion?"，点击"OK"键结束回输。 38. 对血液净化导管回血端端口进行消毒、封管，用无菌纱布包裹患者的血液净化导管，以避免污染。 39. 进入"View treatment parameters?【OK】to confirm!"，点击"OK"键进入治疗数据的记录界面。拆除管路。 40. 关闭面板电源、机器背后主电源，取出插销。 41. 擦拭机器进行消毒

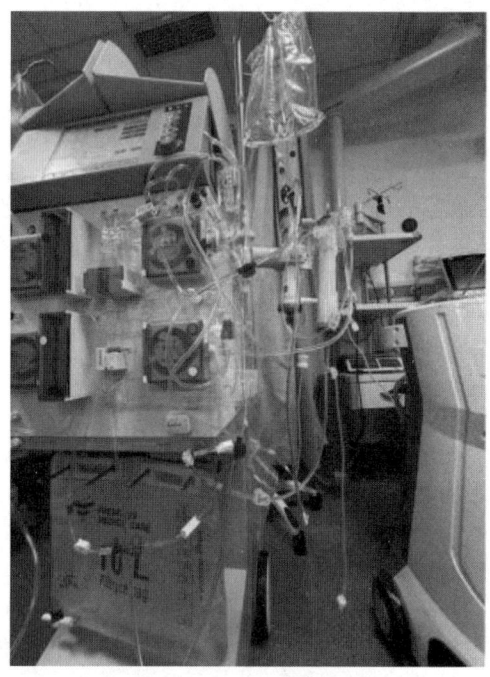

图 8-16　双膜血浆置换管路连接

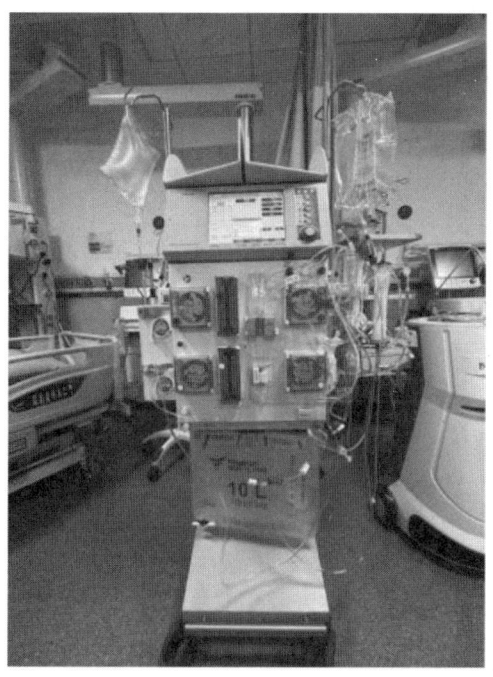

图 8-17　双膜血浆置换管路预冲

（五）注意事项

1. 容量平衡：确保血流速度设定在 50mL/min 以上。一级膜的滤过速度会根据患者的血细胞比容变化而有所不同，但不要超过 30%。二级膜的滤过量应为一级膜的 90%，剩余的 10% 应作为排出废液的量，需以等量或超量的置换液进行补充。

2. 过敏反应：在体外循环刚开始以及置换液首次进入体内时，可能会因过敏反应导致血压下降。预防措施包括在治疗开始时逐渐提高血流速度，并在一段时间后再开始滤过，同时缓慢增加滤过量，以避免急剧变化。

3. 体外抗凝：鉴于双膜血浆置换体外循环时间较长，抗凝剂的用量是否适宜应通过测定 ACT 来确定。使用肝素作为抗凝剂时，应调整其用量以确保 ACT 维持在 180~220 秒。此外，由于双膜血浆置换能够清除各种凝血因子，因此应在每次治疗时测定 ACT，并根据每次测定结果微调肝素用量。

4. 密切监测各种滤器状态、血浆颜色，并注意是否有溶血现象发生。一旦发现破膜，应立即更换相应的分离器。

5. 观察并记录患者的生命体征、病情变化、治疗参数、治疗过程及结果。

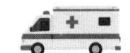

四、常见报警的处理

双膜血浆置换常见报警原因及处理见表8-16。

表8-16　双膜血浆置换常见报警原因及处理

报警项目	原因	处理
引血压低报警	1. 患者自身病理因素导致引血端血流不畅，如容量不足。 2. 置管位置不当导致引血端贴血管壁。 3. 引血端管路受压、弯折。 4. 动脉压压力传感器进水。 5. 报警线设置不当	1. 调整患者自身血流动力学状态，提高容量，可适当下调血泵转速。 2. 调整置管位置，解除管路压迫。 3. 检查管路，解除管路打折、扭曲或动脉夹夹闭等梗阻因素，排除导管内血栓形成，并避免患者躁动或体位不当因素。 4. 在血泵开动的情况下，旋松动脉压力传感器，使用注射器将液体推出管路，打开机器背板，观察传感器线路是否松脱。 5 重新设置报警限制
引血压高报警	1. 血泵前输入液体。 2. 血泵前管路渗漏。 3. 报警线设置不当	1. 停止血泵前输液或输血。 2. 确保管路连接紧密，如有渗漏，及时更换管路。 3. 重新设置报警线
回血压低报警	1. 滤器与回血压监测点之间的管路受压或扭曲等导致回血压测量点前血流不畅。 2. 外循环漏血，如管路破损、管路连接处不紧、穿刺导管滑脱等。 3. 压力报警范围设置不当	1. 解除管路受压、扭曲状态。 2. 管路破损进行更换。 3. 穿刺导管滑脱应立即停血泵，可予外循环管路自循环。 4. 调整压力报警范围
回血压高报警	血路不通畅阻塞	1. 如为血凝块堵塞，应清除血凝块或更换新管路，同时明确血凝块形成的原因，如患者血液黏稠、抗凝强度不足等，应对症调整抗凝治疗方案。 2. 如为管路弯折或受压，应予解除，同时注意调整体位及周围器械设备装置等的摆放。 3. 静脉穿刺血肿形成时应重新穿刺
跨模压高报警	1. 血浆分离器被大分子致病物质堵塞。 2. 血泵与超滤速度比过大。 3. 报警线设置不当	1. 更换滤器。 2. 调高血流速度或降低置换速度或降低超滤速度。 3. 重新设置报警线

报警项目	原因	处理
跨膜压低报警	1. 管路系统渗漏或滤器前管路打折阻塞。 2. 滤出液压力传感器或滤器前压力传感器进水。 3. 报警线设置不当	1. 确保管路系统连接紧密，无打折，无扭曲，如有渗漏及时更换管路。 2. 在血泵转动情况下用止血钳夹闭取下传感器，连接注射器，松开止血钳，缓慢推出液体，重新连接传感器。 3. 重新设置报警线

五、常见并发症预防及处理

（一）低血压

1. 原因：首先需考虑容量变化，重症患者本身可能血流动力学不稳定，双重滤过血浆置换过程中体外循环的容量较大，初始阶段可能导致容量变化，从而引发低血压。在治疗过程中，随着白蛋白的丢失增多，可能导致体内液体转移，引起低血容量。低血压的另一个成因可能是血膜反应或血浆过敏，可能伴有皮疹、皮肤瘙痒、畏寒、高热等症状。

2. 处理：初始阶段应逐渐增加血流速度，最好采用引血端和回血端管路同时连接到血管通路上的"双接"方式。在双膜血浆置换治疗过程中，注意补充足够的白蛋白或血浆。若怀疑血浆问题，立即停止输入并给予糖皮质激素、抗组胺类药物治疗；积极进行抗休克治疗，包括输液及使用血管活性药物。必要时暂停双膜血浆置换治疗，待循环稳定后更换血浆分离器和血浆成分分离器，再继续双膜血浆置换治疗。

（二）溶血

溶血是膜式血浆分离中较为常见的并发症。血浆分离器的跨膜压越高，溶血发生的可能性越大。因此，在治疗过程中应严格控制跨膜压低于100mmHg。可以通过降低血流速度或血浆分离速度来降低跨膜压。

（三）出血倾向

尽管单次治疗对凝血功能影响不大，但对于凝血功能已经存在明显障碍的重症

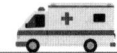

患者，或多次双膜血浆置换治疗后，患者可能会出现凝血功能明显减退，导致出血风险增加。因此，对于有高危出血倾向的患者，应谨慎决定双膜血浆置换的适应证和时机。如果治疗是必须的，应根据患者的凝血功能提前或同时补充适量新鲜冰冻血浆。

（四）感染

多次双膜血浆置换治疗，尤其是使用白蛋白作为置换液时，低免疫球蛋白血症可能会持续存在几周时间，如果在此期间同时使用免疫抑制剂，特别是在出现白细胞减少的情况下，感染的风险会显著增加。大剂量免疫球蛋白（100~400mg/kg）的静脉注射可能有助于控制感染。

由于双膜血浆置换可能仍需少量血浆输入，也可能发生血液传染病，但其发生概率较单纯血浆置换明显降低。

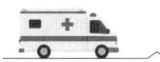

第九节　血液净化技术的管理流程

一、血液净化技术管理的目的

（一）确保患者安全

1. 血液净化技术涉及血液体外循环，任何微小的操作失误或器械污染都可能导致严重的感染。因此，感染防控是确保患者安全的首要任务。

2. 血液净化设备及耗材的质量控制和审核是确保患者安全的关键环节。所有设备及耗材在进入临床使用前，必须经过严格的质量检测和审核流程。医院应建立完善的质量管理体系，确保采购的血液净化设备及耗材符合国家及行业标准。同时，定期对库存耗材进行质量抽查，及时发现和处理不合格产品。

3. 不同患者的病情和身体状况各异，血液净化治疗方案也应因人而异。个体化管理不仅能提高治疗效果，还能有效降低并发症和不良反应的发生率。医院应根据患者的具体情况，制订个性化的治疗方案，并定期评估治疗效果，及时调整方案。个体化管理包括根据患者的肾功能、体液平衡、电解质水平等因素，制订合适的血液净化参数和频率。通过个体化管理，确保每位患者都能获得最适合的治疗方案，最大限度地提高治疗效果和患者的生活质量。

（二）提高治疗有效性

1. 血液净化技术是一项高度专业化的医疗技术，要求操作人员具备扎实的专业知识和熟练的操作技能。为了满足这一要求，医院应定期组织技术培训，不断提升医务人员的专业水平和操作技能，确保他们熟练掌握血液净化设备的操作流程及应急处理技巧。

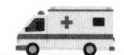

2. 建立多学科协作团队尤为重要，团队应包括肾内科、护理、感染控制和设备维护等专业人员，以便共同参与血液净化治疗的管理与决策。通过团队的协作与分工，能够整合各专业的优势，从而提高治疗的整体质量和安全性，确保患者得到最优质的医疗服务。

3. 血液净化设备的正常运转直接关系治疗的有效性，因此医院应建立完善的设备维护和校准制度。定期对设备进行全面检查、维护和校准，可以确保其始终处于最佳工作状态。

4. 建立设备故障应急预案，以便在设备出现故障时能够迅速、有效地处理，从而保障治疗的连续性和患者的安全。通过严格的设备管理措施，不仅能够延长设备的使用寿命，还能显著降低故障发生率，确保在治疗过程中设备始终保持高度可靠。

（三）优化资源配置

1. 血液净化治疗涉及大量设备及耗材，医院需要根据患者数量和治疗需求，科学制订设备及耗材的采购计划，确保供应充足。

2. 血液净化治疗成本高昂，医院需要在保障治疗质量的前提下加强成本控制，避免浪费。同时合理配置人力资源，提高医务人员的工作效率。通过精细化的成本管理，医院能够更好地平衡治疗效果与经济效益，实现资源的最优利用。

3. 医院应建立血液净化管理信息系统，实现设备及耗材的全流程信息化管理，涵盖采购、库存、使用、维护等各个环节。通过信息化手段，医院能够更加精准地掌握血液净化设备及耗材的使用情况，及时做出调整，避免人为错误和资源浪费。这样不仅能实现资源的优化配置，还能为患者提供更加高效、安全的治疗环境。

（四）确保遵循法规

1. 血液净化设备及耗材管理方面应建立严格的合规性审查机制，定期对血液净化治疗涉及的设备及耗材进行审查。这种审查不仅保证设备及耗材从采购到报废的每个环节都符合现行法律法规，还涵盖了对医务人员资质和操作规范的审核。合规性审查不仅能及时发现并解决潜在的法律风险，还能提升医院的整体管理水平和信誉度，确保患者在接受治疗时得到最高标准的护理和安全保障。

2. 医院应定期组织法律法规培训，特别是在血液净化治疗相关的法律法规方面，如《医疗器械监督管理条例》《消毒管理办法》等。系统化的培训不仅能提高医务人员的法律意识，还能让其在日常操作中严格遵守法律规定，从而保障患者的

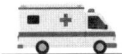

权益和治疗效果。

二、血液净化设备及耗材使用流程

血液净化设备及耗材使用流程见表8-17。

表8-17 血液净化设备及耗材使用流程

流程	操作要点
准备工作	1. 确认医嘱：详细阅读并确认医生开具的血液净化治疗医嘱，确保无误。 2. 准备物资：经两人核对后，在电脑上核销高资耗材后领取，包括血液净化机、透析液、血液管路、透析器、穿刺针、消毒物品、无菌手套、口罩、治疗巾等。 3. 检查设备：检查血液净化机、透析液和血液管路是否完好无损，确认透析液的种类和浓度符合医嘱要求。 4. 消毒：对操作台进行消毒，确保操作环境无菌
患者准备	1. 解释和知情同意：向患者详细解释血液净化的目的、过程、可能的不良反应及注意事项，取得患者的知情同意。 2. 评估患者：包括生命体征、体重、血压、血氧饱和度等。 3. 准备血管通路：如动静脉瘘或中心静脉导管，评估血管通路是否畅通
操作步骤	1. 消毒和铺巾：将无菌治疗巾铺在患者穿刺部位下方，对穿刺部位进行消毒。 2. 穿刺：根据血管通路的类型进行穿刺。例如，动静脉瘘通常采用双针穿刺，中心静脉导管则直接连接导管。 3. 连接血液管路：将穿刺针或导管连接到血液管路，确保连接紧密无漏气。 4. 预冲管路：用生理盐水或肝素盐水对血液管路进行预冲，排出管路内的空气。 5. 开机准备：将血液管路连接到血液净化机，设置血液净化参数，如血流量、透析液流量、透析时间和抗凝剂的使用等
启动治疗	1. 启动血液净化机：确认所有设置无误后，启动血液净化机开始治疗。 2. 监测患者：在治疗过程中密切监测患者的生命体征、血液净化机各项参数及血液回路情况，及时处理异常情况。 3. 调整参数：根据患者的反应和治疗需求，适时调整血液净化参数
治疗结束	1. 停止血液净化：治疗结束后，按照操作规程停止血液净化机。 2. 回血：将血液从透析器回输到患者体内，确保血液完全回输。 3. 拔针或封闭导管：根据血管通路类型进行拔针或封闭导管。 4. 消毒和包扎：对穿刺部位进行消毒，并妥善包扎，防止感染

流程	操作要点
记录和整理	1. 记录治疗过程：详细记录治疗过程中的各项参数、患者反应及处理措施。 2. 清理设备：将使用过的透析器、血液管路等进行分类处理，对血液净化机进行清洁和消毒。 3. 整理物资：整理和补充操作台物资，确保下次使用时准备工作充分

三、血液净化设备的消毒维护

（一）血液净化设备消毒维护的目的

1. 保障患者安全。血液净化设备与患者直接或间接接触，若消毒不彻底或维护不当，极易成为病原微生物传播的媒介，从而导致医院感染。因此，血液净化设备消毒维护的首要目的是保障患者安全，防止因设备污染引发的交叉感染和医源性感染。

2. 延长设备使用寿命。血液净化设备通常价格昂贵，并且其正常运转直接影响临床治疗效果，通过定期维护和保养，可以有效降低设备故障率，延长设备的使用寿命，降低医院的运营成本。

3. 确保治疗效果。血液净化设备消毒维护的目的之一是确保治疗的有效性，避免因设备问题影响患者的治疗效果。

4. 遵循法规与标准。血液净化设备的消毒维护必须严格遵循国家和行业的相关法规与标准。这些法规与标准对血液净化设备的消毒方法、频率和维护标准有明确的规定。

5. 提高工作效率，减少运营成本。血液净化设备的故障和感染事件不仅会增加患者的治疗风险，还会影响医院的正常运营，导致治疗延误和额外的经济负担。通过日常消毒维护，可以提前发现并解决设备潜在的问题，减少突发故障的发生，进而提高医院的工作效率，减少和降低因设备问题导致的治疗延误和额外成本。

6. 提升医院整体管理水平。血液净化设备的消毒维护管理是医院质量管理体系的重要组成部分。通过建立完善的设备管理制度，医院可以提高整体的管理水平，增强医务人员的责任意识和操作规范性。

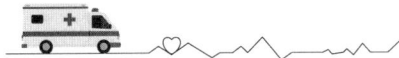

（二）血液净化设备消毒维护流程

血液净化设备消毒维护流程见表8-18。

表8-18　血液净化设备消毒维护流程

流程	操作要点
准备工作	1. 准备消毒清洁用品：消毒剂（如甲醛、过氧乙酸、次氯酸钠等）、清洁剂、无菌布巾、清洁纱布、手套、口罩、防护眼镜等。 2. 确认设备关闭：确保血液透析设备已关闭并拔掉电源，确保安全。 3. 穿戴个人防护：穿戴手套、口罩、防护眼镜等个人防护装备，减少交叉感染风险
表面消毒	使用消毒剂喷洒设备表面，用无菌布巾擦拭设备表面，具体顺序如下。 1. 擦拭屏幕、机器右侧表面旁路侧。如果消毒液浓度高、对屏幕有腐蚀性，可等待片刻后再用清洁纱布擦拭屏幕，减轻对屏幕的腐蚀作用。 2. 由上至下擦拭输液架、滤器夹。 3. 擦拭机器上部平面，以"M"字形由前到后擦拭。 4. 擦拭机器左侧表面。 5. 擦拭血泵、压力传感器、安全阀等部位。 6. 擦拭A液口、B液口、保护盖及管道。 7. 擦拭机器底座。 8. 将污染的抹布放于专用污染桶内，脱手套，洗手
内部消毒	1. 定期拆卸设备外壳，检查内部组件是否积尘、污垢或损坏。 2. 使用专用清洁工具或无菌布巾清洁内部组件，确保无残留物。 3. 使用适合的消毒剂对内部组件进行消毒，避免直接喷洒，防止液体进入电路。 4. 检查设备的各项功能是否正常，如显示屏、按键、传感器、泵等
透析液系统消毒	1. 根据血液净化设备的使用说明书，准备透析液系统消毒程序，选择合适的消毒剂（如热消毒、化学消毒等）。 2. 启动消毒程序，确保透析液系统中的所有管路和容器均被消毒剂覆盖。 3. 密切监测消毒过程，确保消毒剂浓度和温度符合要求，消毒时间充足
设备归位	1. 确保所有部件正确归位，固定牢固，避免松动或移位。 2. 连接电源，启动设备，检查各项功能是否正常运行
记录和报告	1. 详细记录每次消毒和维护的日期、时间、使用材料及方法。 2. 如果发现设备异常，立即报告负责人员并采取相应措施，如维修或更换部件

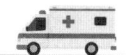

四、血液净化设备故障的应急处理流程

血液净化设备的正常运行直接关系患者的生命安全和治疗效果。因此，当血液净化设备发生故障时，必须迅速且规范地处理，以确保患者安全，并尽可能减少对治疗过程的影响。血液净化设备故障的应急处理流程见表8-19。

表8-19　血液净化设备故障的应急处理流程

流程	操作要点
故障识别	1. 密切关注设备的显示屏，检查是否有错误代码或警报信息。 2. 注意设备是否发出异常声音或振动，是否出现异味。 3. 监测患者生命体征，确认是否出现不适反应
立即停机	1. 立即按下设备上的紧急停机按钮，停止血液净化过程。 2. 断开设备电源，防止进一步故障或电击风险。
评估情况	1. 检查设备和相关管路是否有明显故障，如漏血、空气进入等。 2. 评估患者生命体征，确认患者是否安全。 3. 根据设备故障的性质和患者的反应，判断故障的严重程度
紧急处理	1. 如果患者出现不适或生命体征不稳定，立即采取急救措施，如心肺复苏、氧气吸入等。 2. 通知血透室主管医生和相关技术人员，报告故障情况和患者状况
备用设备准备	1. 立即启动备用设备，确保患者能够继续接受治疗。 2. 重新准备透析液、血液管路等耗材，进行消毒和预冲，确保无菌和无空气
故障排除	1. 参考设备的操作手册，进行初步故障排查，尝试解决问题。 2. 如果情况复杂或无法自行解决，尝试重启设备，观察是否恢复正常。 3. 如果重启无效，立即联系设备厂家或专业维修人员，寻求技术支持
记录和报告	1. 详细记录故障发生的时间、设备显示的错误代码、采取的应急措施等。 2. 向血透室主管或医院管理部门汇报故障情况，确保信息畅通

五、使用中的血液净化设备突然断电的应急处理流程

使用中的血液净化设备突然断电的应急处理流程见表8-20。

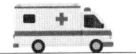

表 8-20　使用中的血液净化设备突然断电的应急处理流程

流程	操作要点
立即停机	1. 立即按下设备上的紧急停机按钮，停止血液净化过程。 2. 断开设备电源，防止进一步故障或电击风险
评估患者情况	1. 迅速检查患者血压、心率、呼吸等生命体征，确认患者是否稳定。 2. 观察患者是否出现胸痛、呼吸困难、意识不清等紧急情况
采取应急措施	1. 迅速开始回血操作，将血液缓慢回输至患者体内，避免空气进入。 2. 通知血液净化室主管医生和其他医务人员，报告断电情况和患者状况
检查设备和环境	1. 检查血液净化设备和其他相关设备是否因断电而受损。 2. 检查电源插座、线路和电源开关，确认是否有明显的故障点
备用设备准备	1. 确认备用设备是否处于良好工作状态，确保其可用。 2. 准备透析液、血液管路等耗材，进行消毒和预冲，确保无菌和无空气
恢复治疗	1. 将患者从故障设备转移到备用设备，确保血液回输和连接安全。 2. 持续血液净化治疗，密切监测患者生命体征和设备运行情况
记录和报告	1. 详细记录断电发生的具体时间、采取的应急措施、患者的反应等。 2. 向血液净化室主管或医院管理部门汇报断电情况，确保信息畅通

第九章
中毒症状的照护

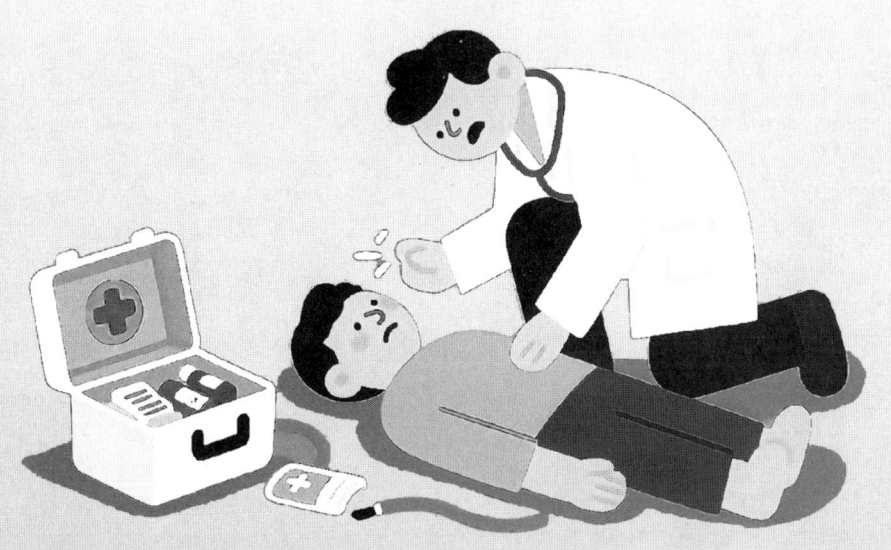

第一节　中枢神经系统损害症状的照护

一、概述

中枢神经系统由脑和脊髓组成，是人体神经系统的主体，负责接收、整合、加工和传出身体各个部位传入的信息并储存。中毒导致中枢神经系统受损时，患者会出现一系列的症状。

（一）头痛

1. 定义：头痛（headache）指头部任何区域感受到的疼痛或不适感，这种感觉可以表现为钝痛、刺痛、压迫感、跳痛等多种形式。头痛广泛发生于各年龄段，不仅影响患者的日常生活和工作能力，还可能导致情绪障碍和睡眠障碍。

2. 临床表现及伴随症状：表现为偏头痛、紧张性头痛、丛集性头痛等。中毒所致头痛的常见伴随症状如下。

1）恶心、呕吐：气体中毒引发的严重头痛会伴发恶心、呕吐；高血压性头痛、血管性头痛常见，前者持续，后者短暂。

2）眩晕：气体中毒伴随头晕症状较普遍，也多见于颅后窝病变，如小脑炎症、肿瘤及后循环缺血。

3）视力障碍：有极少的气体中毒会伴发视力障碍，颅内高压性头痛常伴视物模糊，血管性头痛伴视觉先兆（光点、暗点），眼源性头痛亦可有视力减退。

4）癫痫样发作：常见于口服药物中毒的患者，患者本身疾病也会引起头痛型癫痫、脑占位病变、脑寄生虫病、脑血管畸形。

5）精神症状：中毒伴发精神症状的较多，表现为精神行为异常、失眠、焦虑、

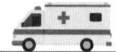

紧张，可伴有记忆、定向、计算、判断力明显减退及情感淡漠等。

（二）头晕

1. 定义：头晕是一种常见的脑部功能性障碍，也是临床常见的症状之一，常见于吸入性气体中毒。

2. 临床表现及伴随症状：表现为头晕、头胀、视物旋转、头重脚轻、脑内摇晃、视物模糊等。中毒所致头晕常见伴随症状如下。

1）眩晕：患者感到自身或周围环境在旋转、移动或摇晃，伴有不稳感或环境旋转感。眩晕主要发生在头部运动时。

2）平衡失调：患者站立不稳，可能向一侧倾倒或不能行走。

3）恶心与呕吐：毒素作用于胃肠黏膜时，会导致胃肠蠕动加快，从而引发呕吐反射。呕吐可能伴随腹泻，是机体为了排出有害物质的一种保护性反应。

4）其他症状：面色苍白、盗汗、视物模糊、耳鸣、耳聋、意识丧失、瞳孔散大等。其中，耳鸣和耳聋是中毒性眩晕的常见伴随症状。

（三）视力障碍

1. 定义：中毒引起的视力障碍指因有毒化学品或生物毒素进入体内，直接或间接损害眼部结构或神经系统，导致视觉功能受损，表现为视力下降、视野模糊等症状。这种视力障碍可能是暂时的，也可能是永久性的。

2. 临床表现及伴随症状：中毒引起的视力障碍，其症状可能因中毒物质的种类、剂量以及个体差异而有所不同。但通常，中毒性视力障碍会伴随以下一些典型症状。

1）视力明显下降：患者会感觉眼前的物体变得模糊不清，难以辨认细节。

2）视野缺损：可能出现视野中的部分区域无法看清，形成盲区。

3）色彩感知异常：中毒可能影响色彩辨别能力，导致色彩失真或无法准确感知颜色。

4）眼部不适：如眼部疼痛、发红、流泪、干涩等，这些都是眼部受到损害的直接表现。

5）伴随全身症状：根据中毒物质的不同，患者可能还会出现头痛、恶心、呕吐、皮疹、呼吸困难等全身症状。

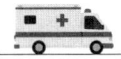

（四）吞咽无力

1. 定义：中毒引起的吞咽无力指摄入有毒物质或接触有毒环境，导致机体中毒，进而引发吞咽肌肉功能减弱或丧失，使得患者在进行吞咽动作时感到困难或无力。

2. 临床表现及伴随症状。

1）吞咽困难：患者在进行吞咽动作时感到困难或无力，食物容易卡在喉咙或食管中，需要更长时间才能完成吞咽动作。

2）口腔烧灼感：有毒物质对口腔黏膜造成刺激，引起口腔内神经反射性的烧灼感。

3）咽喉疼痛：毒素对喉部黏膜产生直接刺激作用，会引起局部炎症反应，导致咽喉疼痛。

4）呼吸困难：当有毒物质影响呼吸肌肉时，会导致呼吸功能障碍，出现呼吸急促、呼吸困难等症状。

5）其他伴随症状：根据中毒原因的不同，患者还可能伴随恶心、呕吐、腹痛、腹泻、肌肉无力、瞳孔散大、视物模糊等症状。

（五）意识障碍

1. 定义：意识障碍指人对外界环境刺激缺乏反应的一种精神状态。任何严重的中毒均可引起患者出现意识障碍。

2. 临床表现及伴随症状：嗜睡、昏睡、昏迷、谵妄等。

1）注意力缺损：患者注意力不集中，难以集中精神进行思考和活动。

2）行为改变：患者可能出现过度活跃、吵闹、易激惹等行为，也可能表现为行动受到抑制、淡漠、嗜睡等。

3）睡眠—觉醒周期改变：患者的睡眠常受到影响，可能出现夜间不眠、白天昏昏欲睡的情况。

4）感知及情感障碍：患者可能出现思维缓慢而混乱、叙述欠缺条理的情况。同时，他们的知觉可能会由于错误判断、错觉而受到歪曲，主要表现在视错觉和视幻觉。情感方面，患者可能表现出易激惹、焦虑、欣快或者抑郁等情绪。

5）记忆受损：患者可能出现短时记忆和回忆障碍，可有顺行性或逆行性遗忘。

6）中毒性谵妄的伴随症状因中毒物质的不同而有所差异。例如，吗啡、巴比

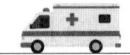

妥类、有机磷杀虫药中毒患者，出现谵妄的同时多伴呼吸缓慢、瞳孔缩小等症状；而颠茄类、酒精、氰化物等中毒患者，有谵妄的同时多伴有瞳孔散大等。

二、照护流程

中枢神经系统损害症状的照护技术流程见表9-1。

表9-1　中枢神经系统损害症状的照护技术流程

流程		操作与注意事项
初步评估与紧急处理	安全隔离	1. 立即将患者转移至安全区域，停止接触或摄入其他可能的有毒物质。 2. 确保现场安全，避免二次暴露。 3. 医务人员穿戴好防护装备，确保个人安全，不可盲目施救
	生命体征监测	检查意识，测量呼吸、脉搏、血压、体温等
	病史询问	1. 询问毒物暴露史、用药史、食物摄入史。 2. 识别可能的毒物暴露源
	紧急处理	1. 根据毒物种类，采取适当处理措施。 2. 保持呼吸道通畅，检查患者口腔、呼吸道是否有异物，必要时给予吸氧、气管切开或气管插管。 3. 必要时行心肺复苏术
详细评估与诊断	神经系统检查	1. 评估意识水平、瞳孔反应、肌力、肌张力。 2. 检查抽搐、瘫痪、言语不清等症状
	实验室检查	采集血液、尿液样本进行毒物检测，进行肝肾功能、电解质等生化检查
	影像学检查	根据需要，进行头部CT或MRI检查，评估脑部结构是否受损
制定治疗方案	解毒治疗	1. 选择合适的解毒剂，如活性炭、利尿剂。 2. 根据毒物种类和剂量调整治疗方案
	对症处理	1. 给予镇静药物和抗抑郁药物等药物治疗，帮助患者缓解精神症状，如焦虑、幻觉、妄想等。 2. 药物选择应谨慎，避免过度治疗引起不必要的不良反应
	特殊治疗	血液净化，如血液灌流、血浆置换、CRRT等
	对症支持治疗	1. 维持生命体征稳定，纠正水、电解质平衡失调。 2. 保护肝肾功能，预防并发症。 3. 保持充足睡眠，避免过度劳累。 4. 将患者安置在安静、舒适的环境中，避免外界刺激，减少噪声和干扰，有助于患者恢复

流程		操作与注意事项
监测与随访	生命体征监测	定期记录生命体征数据，评估治疗效果
	病情变化观察	1. 密切观察意识状态，记录病情变化。 2. 注意观察是否出现新的症状或并发症
	随访与康复	对中毒严重患者进行长期随访，提供康复指导和支持

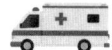

第二节　胃肠道症状的照护

一、概述

毒物可引起胃肠道刺激症状，包括恶心、呕吐、腹痛和腹泻，多为急性中毒的典型早期表现。症状的严重程度与毒物的性质、剂量、接触时间及个体的敏感性密切相关，并可能迅速发展为电解质失衡、休克等全身性中毒反应。部分毒物还可导致消化道出血，甚至危及生命。

（一）恶心

1. 定义：恶心是一种胃内不适感，可诱发呕吐冲动，常作为呕吐的前兆出现。恶心是一个普遍存在的症状，可以独立出现，也可伴随其他临床表现，具体情况复杂多样。中毒引起的恶心常见于食物中毒、口服农药中毒、刺激性气体中毒等情况。

2. 临床表现及伴随症状：恶心是一种主观感受，通常描述为胃部不适、有呕吐冲动但未必实际呕吐。它是多种疾病或状况的常见症状，可能与其他临床表现同时出现。

1）上腹部不适：中毒可能导致上腹部（通常是胃的区域）出现压迫感、饱胀感或疼痛。

2）食欲减退：恶心可能导致对食物失去兴趣。

3）唾液分泌增多：常见于有机磷农药中毒。

4）频繁吞咽：为了缓解恶心，人体可能会不自觉地频繁吞咽。

5）头晕或眩晕：在某些情况下，恶心可能伴随头晕或眩晕感，头晕指患者感到头重脚轻、头脑不清晰，常伴有乏力、视物模糊等症状。

6）出汗、皮肤苍白：恶心时，人体可能会出汗，尤其在有机磷农药中毒时，

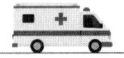

全身皮肤可能湿冷。

7）心率、呼吸频率改变：恶心时，身体可能会经历应激反应，导致心率、呼吸频率变化。

8）腹痛：口服药物中毒通常伴随腹痛，由于中毒物质刺激胃肠道黏膜引起疼痛。

（二）呕吐

1. 定义：呕吐是指胃或部分小肠内容物反流入食管，经口吐出的一种反射动作，伴有腹肌强烈痉挛性收缩。

2. 临床表现及伴随症状。

1）消化系统症状：摄入不洁或有毒物质后引发呕吐，伴随其他消化道症状如腹痛、腹泻等，严重时可能导致脓血便。

2）全身不适表现：食物中毒未及时治疗时，可能侵犯局部神经组织，呕吐伴随发热、头晕、乏力等现象，严重时可能导致电解质平衡失调，进而出现抽搐昏迷。

（三）腹痛、腹泻

1. 定义：腹痛和腹泻是两种常见的消化系统症状，可能单独出现，也可能同时发生。

1）腹痛：俗称肚子痛，指剑突以下、耻骨联合以上的区域发生的疼痛。摄入中毒物质刺激或腐蚀胃肠道，会引发腹痛。

2）腹泻：排便次数增多，粪便稀薄，可能带有黏液、脓血或未消化的食物。腹泻通常由肠道感染、消化不良、食物中毒等引起。重度腹泻可能导致严重的电解质平衡失调和脱水，甚至危及生命。

2. 临床表现及伴随症状。

1）发热：提示存在炎症或感染，常见于食物中毒诱发的急性胆囊炎、胰腺炎等疾病。

2）腹部不适：常伴有腹胀或肠鸣音亢进等症状。这些症状由食物中毒导致肠道蠕动加快或肠道炎症引起。

3）黄疸：提示肝胆胰疾病，常见于中毒导致的其他脏器受损，如急性肝炎、胆囊炎等。

4）脱水：严重时，由于大量水分和电解质的丢失，患者可能出现脱水症状，

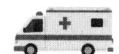

如口干、口渴、皮肤弹性下降和尿量减少等。

5）电解质平衡失调：腹痛、腹泻导致电解质（如钠、钾和氯）丢失，进而引发电解质平衡失调，表现为无力、头晕和心律不齐等症状。

（四）消化道出血

1. 定义：某些有毒物质，如强酸、强碱、酒精等，具有腐蚀性或刺激性，可直接损伤消化道黏膜。这些物质进入消化道后与黏膜表面接触，导致黏膜上皮细胞的变性、坏死和脱落，进而引发黏膜下血管的破裂和出血。

2. 临床表现及伴随症状。

1）呕血：上消化道出血时，血液可能经口腔呕出，血液可能呈鲜红色或暗红色，并可能含有血块。

2）黑便：下消化道出血时，血液可能随粪便排出，血液呈鲜红色或暗红色。患者可能出现黑便症状，即粪便呈黑色或柏油样。

3）腹痛：消化道出血后，患者可能出现腹部疼痛症状，疼痛可能呈间歇性或持续性。

4）乏力：由于消化道出血导致营养吸收不良，患者可能出现乏力、情绪低落等症状。

5）全身症状：大量出血可能导致失血性周围循环衰竭，患者出现头晕、心悸、乏力、晕厥甚至休克等症状。

二、照护流程

（一）胃肠道刺激症状的照护流程

1. 评估与观察。

1）确定中毒原因：根据周围环境、物品以及患者或家属的描述，迅速识别中毒原因，如食物中毒、药物中毒或化学品中毒。

2）评估患者意识状态：确认患者是否清醒并能够配合治疗。

2. 脱离中毒环境。

1）停止摄入可疑物质：怀疑食物中毒时，立即停止食用可疑食物，并保留剩余食物以供检查。

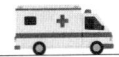

2）远离毒源：若为化学品或气体中毒，迅速将患者转移到空气流通的开阔地带，避免进一步接触毒物。

3. 保持呼吸道通畅。确保患者呼吸道无阻塞，防止呕吐物或分泌物造成窒息。

4. 消化道处理。

1）催吐：中毒后1~2小时内且患者意识清醒时，可尝试催吐。方法包括用手指按压舌根或饮用温盐水刺激呕吐。但对昏迷、惊厥、吞入腐蚀性物质或有食管静脉曲张的患者，禁止催吐。

2）洗胃：对于口服药物中毒者，应尽快洗胃以清除胃内残留药物。通过口服或胃管注入清水等方式清洗胃部，并密切监测患者的生命体征。

3）导泻：意识清醒的患者可口服导泻剂，意识不清者则需灌肠导泻，以清除肠道残留药物。

5. 药物治疗。

1）解毒与对症治疗：根据中毒类型和症状，遵医嘱使用解毒剂及对症药物，如呕吐严重者可使用甲氧氯胺注射液等止吐药物。

2）维持水电解质平衡：大量呕吐可能导致水和电解质平衡失调，应及时通过口服或静脉补液，并遵医嘱使用胃肠道保护药物，同时观察疗效和不良反应。

3）用药指导：向患者及其家属说明药物的用法、用量及注意事项。

6. 护理。

1）体位调整：恶心和呕吐时，指导患者侧身、弯腰；休息时侧卧位靠近床沿，以防呕吐物误吸。

2）饮食护理：呕吐后用盐水清洁肠胃，随后进食易消化的流质食物，少量多餐，避免油腻和辛辣食物。

3）环境护理：保持环境整洁、空气清新，并及时清理消毒呕吐物。

4）心理护理：安抚患者情绪，解释恶心和呕吐的原因及治疗方法，告知用药事项，以提高患者的依从性。

5）健康指导：向患者及其家属提供有关中毒引发恶心的护理知识和注意事项。

7. 病情观察。

1）监测生命体征：密切监测体温、脉搏、呼吸、血压等，一旦发现异常立即报告并处理。

2）症状记录：观察并记录恶心发作的时间、频率、程度及伴随症状，准确记录出入量、呕吐物性状等，为治疗和护理提供依据。

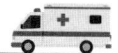

（二）消化道出血的照护流程

1. 评估与观察。

1）确定中毒原因：依据周围环境、物品以及患者或家属的陈述，迅速识别中毒类型，例如食物中毒、药物中毒或其他化学品中毒。

2）评估患者意识状态：明确患者是否清醒，能否配合后续处理。

2. 脱离中毒环境。

1）停止摄入毒物：怀疑食物中毒时，立即停止食用可疑食物，并保留剩余食物以供检查。

2）远离毒源：若为化学品或气体中毒，迅速将患者转移到空气流通的开阔地带，防止继续接触毒物。

3. 畅通呼吸道。确保患者呼吸道顺畅，避免呕吐物或分泌物造成堵塞。

4. 应急处理。

1）消化道出血患者严禁洗胃与催吐，重点在于保护胃肠道、减轻出血。

2）禁食禁水：立即停止患者摄入任何食物与水，减少对消化道的刺激与损伤。

3）建立静脉通道：迅速建立静脉通路，用于输液、给药和补充血容量。根据出血量和生命体征，遵医嘱给予适量的生理盐水、葡萄糖溶液或胶体溶液，并监测尿量、血压、心率，适时调整补液量与速度。

4）输血治疗：针对大量出血、止血效果不佳及暂时无法手术止血的患者，考虑输血以补充红细胞，纠正贫血和失血性休克。

5）止血治疗。

（1）药物止血：给予白眉蛇毒、垂体后叶激素、云南白药胶囊等止血药物，同时使用奥美拉唑、泮托拉唑等抑酸药物保护消化道黏膜。

（2）内镜止血：急诊时通过胃镜或肠镜确定出血部位，并运用电凝、激光、三腔双囊管压迫等内镜下止血技术进行止血。

5. 解毒治疗：根据中毒原因和毒物种类，采取相应的解毒剂或措施。

6. 营养支持：由于患者需禁食禁水，需通过静脉途径提供营养以维持机体所需。

7. 护理。

1）体位护理。

（1）呕血时体位：指导患者呕吐时取侧卧位或平卧位头偏向一侧，防止血凝块堵塞呼吸道。

（2）休息时体位：建议患者休息时侧卧位并靠近床沿，方便呕吐，防止误吸。

2）环境护理。

（1）保持整洁：确保环境干净、空气清新，温度适宜，减少对患者的刺激。

（2）及时清理：患者呕血或便血后，迅速清理排出物并消毒，维持环境与患者的舒适度。

3）心理护理。患者出现呕血、便血时，及时安抚情绪，缓解紧张焦虑，增强治疗信心。

4）健康教育：向患者及其家属解释出血原因、治疗方法，告知药物用法与注意事项，提升治疗依从性。

5）健康指导：为患者及其家属提供有关中毒引发消化道出血的护理知识与注意事项，指导缓解症状的正确方法。

8. 病情监测与记录。

1）持续观察：密切留意患者病情变化，一旦发现出血量增加、大量呕血或便血等异常，及时报告医生并处理。

2）详细记录：准确记录患者出入量（尿量、呕血量、便血量等）、生命体征及病情变化，为治疗和护理提供依据。

三、注意事项

1. 食物中毒的处理：若为食物中毒，询问共同进餐者是否有类似症状。一旦确定为群体事件，医务人员需立即通知疾控中心等卫生主管部门。

2. 规范使用药物：使用胃肠道保护药物或其他药物时，严格按照医嘱剂量执行，避免药物相互作用及不良反应。

3. 自我防护：在救治过程中，医务人员必须严格遵守个人防护标准。面对化学品或气体中毒时，切勿盲目施救，应做好防护后再采取行动。初步处理后，尽快将中毒者转移到安全地带，以防再次中毒。

4. 患者心理关怀：在护理期间，关注患者的焦虑情绪，及时给予安抚和心理支持，帮助患者稳定情绪，提高配合度。

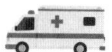

第三节 呼吸系统症状的照护

一、概述

毒物可通过吸入、血液循环等多种途径对呼吸系统造成损害，导致呼吸道及肺功能障碍。损害程度受毒物种类、浓度、暴露时长及个体敏感性等因素影响。

（一）咳嗽

不同毒物中毒引发的咳嗽症状具有各自的特点。

1. 氯气中毒：常见于工业生产和化学品泄漏。轻度暴露时表现为频繁干咳，伴有喉咙灼痛、咽部异物感和声音嘶哑；中重度中毒时，由于呼吸道分泌物增多，干咳转为湿咳，痰液可能呈泡沫状或带血丝，严重时可出现喉头或支气管痉挛，导致剧烈咳嗽和窒息感。

2. 光气中毒：多见于化工事故或军事领域。初期表现为轻度刺激性干咳，伴有咽部瘙痒、声音沙哑和胸闷，具有 4~24 小时的延迟性，之后咳嗽症状突然加重，出现明显湿咳、泡沫样痰，提示急性肺水肿，重度中毒可引发顽固性咳嗽和急性呼吸窘迫综合征。

3. 氨气中毒：常见于化肥生产意外事件、冷库制冷剂泄漏及清洁剂误用。轻度中毒以持续性干咳为主，伴有喉咙刺痛、声音嘶哑和眼部刺激感；中度中毒时，呼吸道分泌物增加，咳嗽转为湿咳，痰液呈黄色或绿色；重度中毒时，呼吸道严重水肿痉挛，咳嗽频繁且无法缓解，危及生命。

4. 二氧化硫中毒：常见于矿山开采、硫酸生产及火山喷发。轻度中毒表现为持续性干咳，伴咽部刺痛和呼吸不适；中重度中毒转为湿咳，痰液可能带血，伴有胸闷、呼吸急促和哮鸣音，严重时因呼吸道痉挛和肺水肿出现急性呼吸衰竭，咳嗽剧烈难缓解。

5. 硫化氢中毒：多发生于污水处理、沼气生产及石化工业。轻度中毒表现为持续性干咳，伴喉咙灼痛和异物感；重度中毒时，因黏膜坏死和分泌物堆积，患者由干咳变为湿咳，痰液可能呈血性，伴有明显胸闷和呼吸困难。

6. 百草枯中毒：以急性肺损伤和纤维化为主要表现。早期干咳，伴咽部瘙痒和胸部压迫感；中毒加重后转为湿咳，痰液呈泡沫状或血性，重度中毒会出现顽固性咳嗽和呼吸衰竭。

7. 甲醛中毒：暴露初期为持续性干咳，伴喉咙瘙痒和眼部刺激症状；长期低浓度接触可发展为慢性支气管炎，表现为间歇性湿咳，晨起痰液增多。

8. 挥发性有机化合物（如苯、甲苯、二甲苯）中毒：常见于化工生产和涂料使用。轻度中毒多为干咳，咽部有异物感；长期接触可能发展为慢性支气管炎，出现晨起湿咳和黄绿色痰液。

（二）胸闷和呼吸困难

不同类型毒物中毒引发的胸闷及呼吸困难表现各异。

1. 吸入性毒物中毒。

1）氯气中毒：工业场景常见，刺激性强。轻度中毒出现胸部压迫感、喉咙灼痛；中重度中毒会致呼吸道黏膜水肿，引发呼吸困难、窒息。高浓度氯气中毒可迅速引发急性肺水肿，出现急促呼吸、发绀、咳粉红色泡沫样痰。

2）氨气中毒：氨气无色、刺鼻、碱性强。损伤呼吸道黏膜，引发喉咙与胸部灼烧感，进而导致胸闷、呼吸急促，高浓度可诱发喉头水肿，造成吸气性呼吸困难。

3）光气中毒：光气为高毒窒息性气体，中毒症状有延迟性。早期发生轻微胸闷，接触后4~6小时因肺泡基底膜受损，出现严重呼吸困难与咳泡沫样痰现象。

2. 血液毒物中毒。

1）一氧化碳中毒：一氧化碳无色无味。轻度中毒时表现为胸闷、心悸、呼吸稍急促；重度中毒因组织缺氧，会出现明显呼吸困难、头晕、意识不清，严重者可昏迷甚至死亡。

2）亚硝酸盐中毒：亚硝酸盐使血红蛋白变为高铁血红蛋白，失去携氧能力，患者表现为剧烈胸闷、口唇发紫、呼吸急促，血氧饱和度大幅下降。

3. 神经毒物中毒。

1）巴比妥类药物中毒：神经系统抑制剂，导致呼吸频率与深度显著降低，患

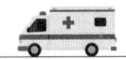

者感觉胸部沉重、乏力，呼吸浅慢，甚至间歇性呼吸暂停，易引发低氧血症等严重后果。

2）氰化物中毒：中毒后几分钟内，患者剧烈胸闷、呼吸急促，虽血氧饱和度正常，但组织严重缺氧，可快速发展为低血压、意识模糊甚至心搏呼吸骤停。

3）有机磷类农药或神经毒气中毒：作用于呼吸中枢或外周神经，引发呼吸急促、胸闷，伴有大量痰液阻塞呼吸道。

4. 其他中毒。

1）汞蒸气中毒：吸入后可导致急性肺水肿与化学性肺炎，患者胸闷加剧，伴有剧烈咳嗽、咳泡沫样痰。

2）放射性物质中毒：如吸入铀或钍，早期可能仅轻微胸闷，随着肺组织辐射损伤积累，可发展为急性呼吸窘迫综合征。

（三）肺水肿

不同毒物引发的中毒表现各有特征。

1. 吸入性毒物中毒：氯气等刺激性强，暴露后先出现上呼吸道及眼部刺激症状，如喉咙痛、流泪等，随后因毒物腐蚀呼吸道黏膜，引发进行性呼吸困难与胸闷。

2. 药物中毒：阿司匹林中毒有呼吸困难、咳粉红泡沫样痰及头痛等全身症状；博来霉素中毒引发的肺水肿进展缓慢，伴有干咳、乏力与低氧血症。

3. 生物毒素中毒：毒蛇、昆虫毒液中毒，局部皮肤肿痛且有全身反应，急性发作肺水肿，出现呼吸困难、咯血和低氧血症。

4. 有机溶剂及农药中毒：接触苯、敌敌畏等后，患者可急性发作胸闷、呼吸困难、剧烈咳嗽，常伴中枢神经系统症状，严重时可快速发展为急性肺损伤或呼吸衰竭。

5. 环境毒素中毒：烟雾、粉尘等所致肺水肿起病慢，表现为反复咳嗽、胸闷，长期接触可致慢性病变；高浓度氧中毒会出现干咳、胸痛及呼吸困难等。

二、照护流程

下面以肺水肿为例，呼吸系统症状的照护流程见表 9-2。

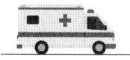

表9-2　呼吸系统症状的照护流程

流程	操作与注意事项
核对与解释	1. 患者信息核对：确认患者身份，记录中毒毒物种类、暴露时间与剂量，以及肺水肿出现和发展情况。 2. 病情解释：向患者及其家属说明毒物致肺泡或心脏受损引发肺水肿的机制，告知照护目标是改善氧合、控制积液与病情，指导患者及其家属配合照护操作。 3. 心理安抚：对有濒死感、严重焦虑的患者给予心理支持，通过安抚与教授放松技巧缓解患者的紧张与恐惧
病情评估	1. 呼吸症状评估：通过观察患者端坐呼吸、呼吸急促、咳粉红色泡沫样痰、吸气性哮鸣音及湿啰音等症状，判断肺水肿程度，记录呼吸频率（>25次/分钟提示呼吸窘迫）、胸廓运动与双肺听诊情况。 2. 生命体征监测：实时监测血氧饱和度、心率、血压及中心静脉压（若有），留意低血压（<90/60mmHg）、血氧饱和度<85%等危急指标，提示可能发展为急性呼吸衰竭。 3. 毒物特性分析：依据毒物特性，如光气致延迟性肺水肿、硫化氢的直接肺毒性、一氧化碳引发的低氧性肺损伤，分析肺水肿机制，使照护计划与之适配
环境准备	1. 空气优化：保持病房通风，必要时用负压病房，防止毒物残留与污染扩散。 2. 湿度调节：用加湿器使室内相对湿度维持在40%~60%，减轻干燥空气对呼吸道的刺激，避免湿度过高加重分泌物积聚。 3. 体位调整：帮患者取端坐位或30°~60°半卧位，降低膈肌压迫、减少肺充血。若患者无法端坐，改为侧卧位保障患侧肺通气，每次调整后重新评估呼吸与氧合情况
保持呼吸道通畅	1. 吸痰操作：肺水肿患者多有大量泡沫样痰，易阻塞呼吸道。采用无菌吸痰管，成人负压调至100~150mmHg，轻柔插管防损伤。每次吸痰10~15秒，间隔1~2分钟，留意血氧饱和度变化。 2. 雾化治疗：用布地奈德、沙丁胺醇雾化，缓解支气管痉挛、湿润黏膜助排痰。指导患者缓慢深呼吸，使药物均匀分布
氧疗管理	1. 氧疗策略：根据患者氧合水平和呼吸困难程度选择氧疗方式。轻度肺水肿患者可采用鼻导管吸氧（2~6L/min）；中重度低氧患者需面罩吸氧（6~10L/min），若氧疗无法维持血氧饱和度≥90%，应迅速启动无创或有创机械通气支持。 2. 高流量氧疗：对重症患者，采用高流量鼻氧治疗（30~60L/min，氧浓度50%~60%），减轻呼吸功耗并改善肺泡通气。观察是否有呼吸频率下降、血氧饱和度上升等治疗效果，调整氧流量和氧浓度以满足需求

流程	操作与注意事项
用药干预	1. 利尿剂：静脉注射呋塞米，减少肺内积液，首剂 20~40mg，依患者反应调整剂量。密切监测尿量（目标为每小时≥30L），防止过度利尿导致低血压或电解质平衡失调。 2. 血管扩张剂：高血压或左心负荷大的患者，用硝普钠或硝酸甘油，降低后负荷缓解肺水肿。严控滴速，避免低血压或反射性心动过速。 3. 糖皮质激素：毒物致严重肺泡炎症或喉头水肿，静脉注射甲泼尼龙 40~60mg，抑制炎症和血管渗透性，观察对呼吸状况的改善效果
动态监测	1. 呼吸音听诊：每2小时评估双肺湿啰音分布和音量变化，观察是否有新增肺部病变的迹象。 2. 血氧水平监测：使用脉搏血氧仪连续监测血氧饱和度，确保其≥90%；在严重肺水肿患者中，若血氧饱和度持续下降且合并代谢性酸中毒，需进一步调整氧疗策略或增加通气支持。 3. 循环状态评估：每小时监测血压、心率和中心静脉压，观察利尿剂和血管扩张剂的效果。警惕低血压、心动过缓或心动过速等并发症
心理护理与健康教育	1. 心理支持：缓解患者对胸闷、呼吸困难和痰液无法排出的恐惧感，指导其配合照护操作，避免过度紧张导致呼吸紊乱。 2. 生活管理指导：教育患者避免再次接触毒物环境，戒烟限酒，保持室内空气清洁和适宜湿度。 3. 症状监测与复查：告知患者及其家属注意肺水肿的复发信号（如夜间气促、泡沫样痰增多），出现异常及时就医。定期复查肺功能，确保病情长期稳定
评价与调整	1. 症状评估：观察呼吸困难是否缓解，肺部湿啰音是否减少，咳出泡沫样痰的频率是否降低。记录患者的血氧饱和度和生命体征是否逐渐稳定。 2. 患者反馈与照护方案调整：通过询问患者主观感受，结合客观数据，评估护理措施的效果。如症状持续或加重，需重新评估毒物作用机制，调整治疗方案
长期康复计划	为患者制订康复计划，包括呼吸功能训练和预防措施，降低复发风险，提高生活质量

三、注意事项

1. 环境控制：保持护理区域空气清新，避免患者接触残余毒物或刺激性气体，必要时使用空气净化装置。适度调节湿度（40%~60%），防止环境过干或过湿对肺水肿患者造成额外负担。

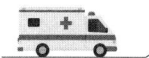

2. 体位管理：如果患者可以接受的话，始终保持患者取端坐位或高半卧位，降低膈肌压力和静脉回流，减轻肺充血及呼吸困难。定期调整体位，防止肺不张及分泌物积聚。

3. 个体化用药管理：根据中毒类型及肺水肿严重程度合理使用利尿剂、血管扩张剂及糖皮质激素，严格遵循医嘱调整剂量，避免过量用药导致低血压、电解质平衡失调或药物不良反应。

4. 动态监测与并发症防控：每小时监测患者生命体征及呼吸功能，注意有无新增湿啰音、严重低氧血症、代谢性酸中毒或尿量减少等指标。警惕心源性肺水肿、肺部感染及急性呼吸窘迫综合征的发生，及时采取应对措施。

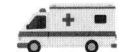

第四节 皮肤症状的照护

一、概述

毒物经直接接触、吸入或全身吸收等途径，可导致皮肤或皮下组织发生异常反应。中毒的皮肤症状表现形式多样，与毒物的性质、接触方式、剂量及个体的敏感性紧密相关。

（一）红疹、红斑

1. 定义：红疹、红斑是中毒患者常见的皮肤反应，由毒物对血管、皮下组织和免疫系统的影响引起。毒物刺激免疫系统，导致炎症细胞释放组胺等介质，增加血管通透性，引起皮肤发红和肿胀。血管功能的变化，如扩张或收缩失调，也会导致红疹、红斑。

2. 临床表现及伴随症状。

1）红疹：表现为局限性或弥漫性的皮肤颜色和质地改变，形态多样，可为点状、斑状、丘疹状或斑丘疹状，有时融合成片。例如，重金属（如铅、砷）中毒时，毒物通过血流到达皮肤，刺激毛细血管内皮细胞，导致局部充血和炎症，形成边界清晰的红疹。某些化学毒物（如苯、甲苯）中毒常伴有全身性红疹，起初局限于暴露部位，随后因毒物扩散波及其他区域。

2）红斑：表现为局部皮肤弥漫性潮红，常伴温度升高、触痛或压痛。例如，有机磷中毒患者常在四肢末端和面部出现红斑，伴明显灼热感。红斑的颜色和形态在不同毒物作用下具有特异性，砷中毒导致的红斑常呈"地图样"分布，而磺胺类药物中毒可能引发"环形"或"靶形"红斑。

3）严重反应：在中毒引起的严重反应中，红疹、红斑可能伴随脱屑、渗液或

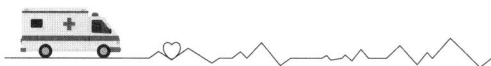

水疱，这是皮肤屏障受损和炎症加剧的表现。例如，氟化氢或强酸接触皮肤时，可导致表皮细胞坏死脱落，形成渗液性红斑，伴显著灼痛感和继发感染风险。某些重金属中毒（如汞、铬）常导致暴露部位皮肤脱屑和水疱形成，反映了毒物对皮肤深层组织的直接损害。化学毒物中毒后的"火焰状"红斑边界清晰，提示局部作用；药物过敏反应常表现为弥散性红斑，边界模糊且伴全身瘙痒。

4）主观症状：红疹、红斑常伴瘙痒、触痛或烧灼感等主观症状。毒物激活皮肤感觉神经末梢，增强其对外界刺激的敏感性，引发不适。例如，砷中毒和苯中毒患者常伴剧烈瘙痒，严重者因抓挠致皮肤破溃感染。组胺释放是主要原因，促炎细胞因子（如白介素、肿瘤坏死因子）也可加重反应，加深患者痛苦。

5）全身症状：中毒患者的红疹、红斑还可能伴全身症状，如发热、乏力、关节疼痛或淋巴结肿大。这些症状是毒物引发全身免疫应答的结果。例如，药物中毒患者可能出现药疹伴发热和全身不适，而苯中毒或有机溶剂中毒常伴淋巴结肿大。这些全身症状表明毒物不仅作用于皮肤局部，还通过血液和淋巴系统影响全身免疫调节，引发系统性炎症反应。

3. 病理特征：在病理学检查中，中毒引起的红疹、红斑常表现为表皮和真皮的病理性改变。显微镜下可见表皮角质层剥脱，真皮浅层毛细血管扩张，伴大量炎症细胞浸润，尤其是嗜酸性粒细胞、淋巴细胞和中性粒细胞。某些情况下，红斑区域可能出现局灶性出血或纤维素样坏死，提示血管壁严重损伤和微循环障碍。通过病理学检查结合中毒史和临床表现，可明确毒物作用机制，为制定治疗方案提供依据。

（二）皮肤感觉异常

1. 定义：皮肤感觉异常是中毒患者常见的神经系统症状，由毒物对周围神经和中枢神经系统的损害引起，共同导致皮肤麻木、刺痛、烧灼感等异常感觉。

2. 临床表现及伴随症状。

1）麻木：常见于重金属（如铅、汞、砷）的慢性或急性暴露。麻木常表现为对触觉、温度觉或痛觉的敏感度降低甚至丧失，典型分布模式为"手套-袜子样"对称性分布，反映了毒物对远端神经纤维的优先损害。麻木程度可能随暴露剂量增加而加重，且常在夜间或休息时更为明显。

2）刺痛和针刺感：常见于有机磷农药中毒和神经毒素中毒（如蝎毒、蛇毒），表现为阵发性发作，尖锐、难以忍受的痛感。

3）烧灼感：常见于化学毒物（如苯、甲苯）和某些药物过量中毒，表现为皮

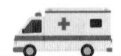

肤表面像被火烧或电击般的剧烈疼痛。这类症状可能持续数小时至数天，严重影响患者生活质量。

4）感觉过敏：感觉过敏是中毒引起的皮肤感觉异常中较为特殊的表现，表现为正常触觉或温度刺激产生过度强烈的痛觉反应，甚至在无明显刺激时也可能感到疼痛。感觉过敏可能是某些神经毒素、化学溶剂和药物通过长期作用于中枢神经系统，

3. 体征：在体格检查中，中毒引发的皮肤感觉异常可表现为对称性或局部性神经病变特征。重金属中毒（如铅或砷）患者常表现为远端四肢的对称性感觉丧失，尤其是手指和足趾。局部暴露毒物（如氟化氢、强碱）则可能导致暴露部位的烧灼感和刺痛。这些感觉异常往往随毒物暴露的延续或加重而恶化，早期干预显得尤为重要。

（三）水疱

1. 定义：中毒引起的水疱指毒物通过直接或间接作用导致皮肤或黏膜出现含液体的囊状结构。中毒性水疱常见于化学毒物（如强酸、强碱、氟化氢）、某些药物过量、重金属中毒（如砷、铅）以及某些神经毒素的暴露后，其形态和分布与毒物的性质及作用机制密切相关。

2. 临床表现及伴随症状。

1）水疱的形成：表现为局部红肿，随后出现含清亮或血性液体的水疱，边界清晰，常伴有灼烧感或疼痛。严重时，水疱可能破裂，导致表皮剥脱和渗液增加，增加继发感染的风险。中毒性水疱通常首先出现在毒物直接接触的皮肤部位。化学毒物（如强酸、强碱、氟化氢）接触后，水疱迅速形成。

2）水疱的面积和数量：水疱的面积和数量与毒物暴露的浓度和面积成正比。低浓度暴露通常引起散在的小水疱，直径几毫米至 1cm，液体为浆液，水疱壁薄易破。高浓度或大面积暴露时，水疱直径可能为数厘米，内容物为血性液体，水疱壁厚且不易破裂，伴有明显的紧绷感和触痛。

3）水疱的分布模式：水疱的分布模式具有特异性。例如，砷中毒引起的水疱常呈对称性分布，多见于四肢远端或暴露部位，伴有脱屑和色素沉着。苯或甲苯中毒时，水疱分布呈线性或片状。药物过敏综合征（如抗生素过敏）可能导致全身性水疱，伴随弥散性红斑或丘疹。

4）水疱内容物的性质：水疱内容物的性质提示毒物的类型及其作用机制。浆

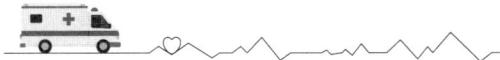

液性水疱多见于轻度中毒，液体透明或微黄，损伤局限于表皮层。血性水疱提示毛细血管壁受损，红细胞外渗，常见于重金属中毒。混浊或脓性内容物可能提示继发感染。

5）伴随症状：中毒引起的水疱常伴有其他皮肤和全身症状，如红肿、脱屑、瘙痒和疼痛。局部皮肤温度升高是炎症反应的表现。严重中毒时，水疱可能迅速扩大或融合成大疱，表皮剥脱，形成糜烂面，导致体液丢失和感染风险增加。

二、照护流程

下面以水疱为例，皮肤症状的照护流程见表9-3。

表9-3 皮肤症状的照护流程

流程	操作与注意事项
核对与解释	1. 患者信息核对：确认患者身份，掌握中毒类型，包括毒物种类（化学毒物、重金属、药物过量等）、暴露途径（皮肤接触、吸入、口服）、剂量与时间，记录水疱出现时间、分布范围及伴随症状。 2. 病情解释：向患者及其家属说明中毒性水疱的发生机制、发展情况，阐述照护目标为控制感染、缓解症状、促进愈合。 3. 心理支持：安抚患者因水疱破裂或疼痛产生的紧张情绪，通过讲解照护措施及效果，增强其配合度，减轻不安
病情评估	1. 水疱特征评估：观察水疱大小、分布，判断内容物性质（浆液性、血性、脓性），记录有无周围皮肤红肿、渗液、脱屑、色素沉着。 2. 皮肤状态监测：轻触水疱周边皮肤，检查压痛、皮温，留意破损水疱的感染迹象（红肿加剧、脓性分泌物、异味）。 3. 系统性反应监控：观察有无发热、乏力、淋巴结肿大等全身症状，监测生命体征（体温、心率、血压）与实验室指标（血常规、C反应蛋白），评估毒物对全身的影响
环境准备	1. 护理环境：保持清洁通风，避免患者接触化学品、毒物残留，预防二次污染。 2. 温湿度调节：室内相对湿度调至40%~60%，必要时降低室温，减轻水疱局部灼热感。 3. 调整患者体位：依水疱位置调整患者体位，减少局部受压，避免衣物、床品摩擦挤压水疱，降低破裂与继发感染风险

流程	操作与注意事项
操作准备	1. 防护措施：佩戴无菌手套，穿防护服，避免在操作过程中直接接触患者水疱区域，尤其是化学毒物中毒的患者，防止二次暴露。 2. 用物准备：备齐生理盐水、无菌纱布、局部抗感染药物（如莫匹罗星软膏）、糖皮质激素软膏、保湿修复剂以及必要的急救药物（如抗组胺药或糖皮质激素注射液），确保设备如吸氧装置、吸痰器处于随时可用状态。 3. 患者告知：向患者说明即将进行的护理操作（如水疱清创、涂抹药物），缓解其紧张情绪，并明确护理的必要性和益处
局部护理	1. 未破小张力水疱：保持完整，防外力摩擦、压迫。以无菌纱布轻覆，降低破裂、感染风险。 2. 大张力或濒破水疱：无菌环境下，用无菌注射器抽液，防表皮撕裂。操作后涂抗生素软膏，覆无菌敷料。 3. 破损水疱：用生理盐水清洗破裂处及周边皮肤，除渗液、死皮，涂抗感染软膏（如红霉素），保持干燥。若有脓性分泌物，及时送检做细菌培养。 4. 灼热红肿水疱：以温湿纱布湿敷，每次 15~20 分钟，每天 2~3 次，缓解炎症与疼痛
用药管理	1. 局部用药：依水疱性质、炎症程度选药。浆液性水疱用保湿修复剂保护皮肤屏障，血性、感染性水疱用抗菌药或糖皮质激素软膏控炎、抗感染。 2. 全身用药：必要时口服或静脉注射抗组胺药（如氯雷他定）止痒、抗过敏；感染明显者先经验性用抗生素，依细菌培养结果调整；炎症重或有全身反应者，短期用糖皮质激素（如甲泼尼龙）抑制全身炎症。 3. 疼痛管理：水疱疼痛显著，可口服非甾体抗炎药（如布洛芬），或局部涂含利多卡因的镇痛软膏，动态评估疼痛缓解效果
动态监测与调整	1. 症状监控：每 4 小时查看水疱，记录大小、内容物颜色、周围皮肤状态，关注红肿、渗液及感染症状变化。 2. 全身反应评估：密切监测生命体征、白细胞计数、C 反应蛋白、炎症因子水平，评估全身毒物影响。 3. 照护计划调整：依患者症状调整护理措施，如感染风险增加就增加局部换药频次或换抗感染药；症状无改善则及时与医生沟通调整治疗方案
健康教育与心理护理	1. 健康教育：向患者及其家属说明中毒性水疱的原因、恢复过程，指导皮肤护理，告知避免用刺激性清洁剂、避免接触过敏原，保持环境湿度与皮肤清洁，降低继发感染风险。 2. 自我护理指导：教会患者在家保护水疱区，正确用外用药、换敷料。对破损水疱，强调无菌操作及每天护理次数。 3. 心理支持：针对患者因外观改变、疼痛产生的焦虑，给予情感支持，正面引导鼓励患者，增强其康复信心，缓解心理压力

续表

流程	操作与注意事项
护理效果评价	1. 局部评估：查看水疱大小、液体量，关注周围皮肤红肿、渗液及破损水疱愈合情况，是否发生感染。 2. 全身评价：检查生命体征、炎症指标，评估全身反应是否缓解。 3. 反馈与调整：与患者沟通护理效果、健康指导执行情况，依反馈优化照护计划

三、注意事项

1. 个性化照护方案：针对患者中毒类型、病情严重程度及水疱特征，制订个性化照护计划。例如，对于重金属中毒引起的水疱，重点在于防止感染扩散；而对于化学毒物导致的水疱，则需特别关注皮肤屏障的修复工作。

2. 冷敷管理：冷敷有助于缓解水疱区的红肿和灼热感，但每次冷敷时间应限制在 20 分钟内，以防止长时间低温导致的皮肤冻伤或局部血液循环问题；冷敷的频率应根据患者的耐受程度进行调整。

3. 规范使用药物：在局部使用抗生素软膏、抗组胺药物或糖皮质激素时，必须遵循医生的剂量和频次指导，避免长期或大面积使用导致的皮肤萎缩、色素沉着或全身性不良反应。如有需要，可根据症状的变化适时调整药物种类。

4. 保护性护理与无菌操作：尽量保持未破裂水疱的完整性，防止外力作用导致水疱破裂；在处理已破裂的水疱时，必须严格执行无菌操作规程，以避免继发性感染。

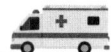

第五节　泌尿系统症状的照护

一、概述

中毒可能导致泌尿系统出现多种病理变化，具体变化取决于毒物的种类及它们对泌尿器官的影响。毒物可能损害肾小球、肾小管等关键部位，临床表现包括尿液异常（如少尿、蛋白尿、血尿）、高钾血症、水肿、腰痛等症状，这些都与肾功能受损及电解质和酸碱平衡失调有关。及时识别和治疗这些症状对于减轻肾损伤和改善预后至关重要。

（一）尿液异常

1. 少尿：成人每天尿量少于400~500mL，或每小时尿量少于0.5mL/kg。

2. 蛋白尿：尿液中出现异常量的蛋白质，其浓度超出正常参考范围。

3. 血尿：尿液中含有红细胞，尿液可能呈现粉红色、红色或棕色。

（二）高钾血症

1. 神经-肌肉系统症状：早期症状包括四肢乏力、肌肉轻微麻木或刺痛感（如手足发麻）。这些症状可能发展为对称性迟缓性瘫痪。在严重情况下，呼吸肌麻痹可能导致呼吸困难甚至呼吸衰竭。

2. 心血管系统症状：心电图异常，如出现严重心律失常，包括室性心动过速、心室颤动或心搏骤停。血压异常，高钾血症可能导致低血压，尤其是当伴有心泵功能障碍时。

3. 消化系统症状：常见症状包括腹胀、恶心、呕吐，严重者可能出现肠麻痹，表现为肠蠕动减少或完全停止。

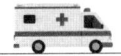

4. 代谢性症状：

1）代谢性酸中毒。中毒引起的高钾血症常伴随代谢性酸中毒（如甲醇、乙二醇中毒），患者可能表现为深快呼吸（代偿性呼吸性碱中毒）。

2）脱水或水肿。某些毒物中毒（如重金属、肾毒性药物）引起的急性肾损伤伴高钾血症时，可能出现相关体液平衡失调表现。

5. 中枢神经系统症状：

1）意识障碍。中毒患者可能因高钾血症引起神经系统功能紊乱，表现为嗜睡、意识模糊，严重时发展为昏迷。

2）惊厥。在极端情况下，高钾血症可能引发癫痫样惊厥活动。

（三）水肿

中毒导致的肾损伤引起水钠潴留，出现局部（如眼睑、脚踝）或全身性水肿，下肢水肿较为常见。

（四）腰痛

中毒引发的急性肾衰竭可能导致严重腰痛，伴随尿量剧减、高血压、电解质平衡失调、代谢性酸中毒，由于毒素积聚、水肿和炎症反应的加重，疼痛会进一步加剧。

二、照护流程

泌尿系统症状的照护流程见表9-4。

表9-4　泌尿系统症状的照护流程

流程	操作说明
核对、解释	核对：核查患者身份，查阅病历，掌握中毒类型、暴露时间及临床表现等病史。 解释：告知患者及其家属护理配合要点，减轻其焦虑，提高依从性
评估	病情评估：监测生命体征，观察尿液情况，询问尿频、尿急、尿痛、腹痛等症状，了解疼痛部位、性质与程度。 中毒评估：确认中毒物质、时间、剂量及接触途径

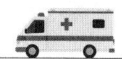

续表

流程	操作说明
准备	环境准备：保证护理环境整洁。 操作者准备：洗手，佩戴手套、N95 口罩等防护装备，备好急救设备，熟悉护理与急救流程。 用物准备：准备急救设备与药品。 患者准备：协助患者取半卧位等舒适体位，取得其理解与同意，给予心理支持
操作过程	初步处理：移除毒源，如脱去污染衣物、冲洗皮肤，保持呼吸道通畅，必要时吸氧。 症状缓解：依医嘱采取止血措施，使用利尿剂促进毒素排出，给予解毒剂。 监测和支持：监测生命体征、尿液（定期查尿常规，观察尿色与尿量变化）及肾功能。 心理支持：缓解患者紧张焦虑，开展健康教育，告知中毒注意事项与预防措施

三、注意事项

1. 及时脱离中毒环境，做好个人防护，避免二次污染。

2. 避免患者自行用药。

3. 确保器械和药物安全，防止额外伤害。

4. 密切观察病情，发现异常及时报告医生。

5. 给予心理支持，帮助患者配合治疗。

6. 向患者及其家属普及中毒预防知识。

7. 详细记录护理观察结果与处理措施。

8. 与医疗团队成员密切沟通，保障治疗方案有效实施。

第十章
中毒急救中突发事件的处理流程及应急管理

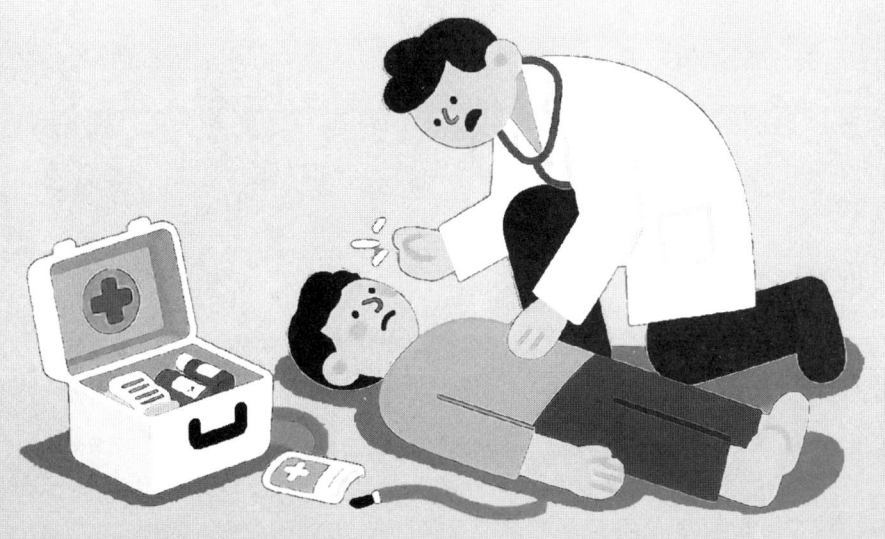

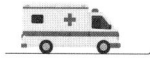

第一节　中毒急救中突发事件的处理流程

一、心搏骤停的抢救流程

根据中毒的种类、程度和机体反应不同，中毒的临床表现和后果也有所不同。部分毒物或药物可导致心搏骤停或其他心脏相关急危重症的恶性结局。

心搏骤停指心脏的电活动突然丧失，心脏无法有效泵血，进而导致血液循环停止的临床紧急状态。此时，心脏不能提供足够的氧气和营养给身体的各个器官，尤其是大脑，若不及时处理，会导致机体器官的不可逆损害，最终可能导致死亡。

中毒急救中心搏骤停的抢救都需要迅速启动心肺复苏等急救措施，具体抢救流程如表 10-1 所示。

表 10-1　中毒急救中心搏骤停抢救流程

流程	操作说明
现场评估与安全	确保现场安全，避免自身受到二次伤害。迅速评估患者意识、呼吸与循环
呼叫紧急救援	立即启动应急救援系统，通知专业医疗团队（图 10-1）
心肺复苏	1. 意识与呼吸检查：确认患者是否意识丧失、无呼吸或异常呼吸。 2. 进行胸外按压（图 10-2）：以每分钟 100~120 次的速度进行胸外按压，深度 5~6cm。按压与通气比例为 30：2（成人）。 3. 开放呼吸道（图 10-3）：采取仰头抬颌法（或者使用救生器具）开放呼吸道。 4. 人工呼吸：进行人工呼吸或使用球囊面罩通气（图 10-4）

流程	操作说明
除颤	如有自动体外除颤仪（AED），按照设备提示进行除颤
确认中毒类型	询问病史、目击者，尽量确认中毒物质
针对性治疗	1. 解毒剂：根据中毒物质选择相应的解毒剂。 2. 体外清除：如适用，考虑血液净化治疗
病情监测	1. 进行心电监护，监测心率及心律变化。 2. 根据心电图变化及血流动力学状态，进行必要的药物治疗。 3. 进行静脉输液，维持血流动力学稳定，监测血压和血氧饱和度。 4. 监测电解质及代谢状态
重症监护	如情况危重，考虑转入ICU进行进一步观察和管理
护理与心理支持	加强护理、心理支持和健康教育，防止复发与再伤害

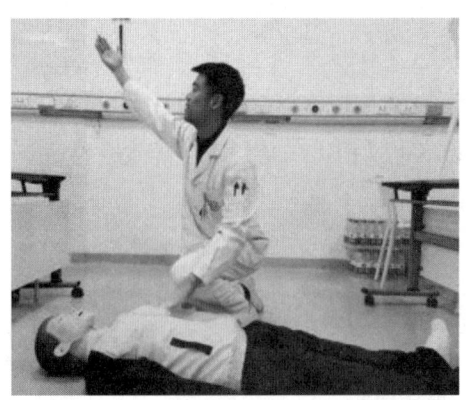

图 10-1　呼救

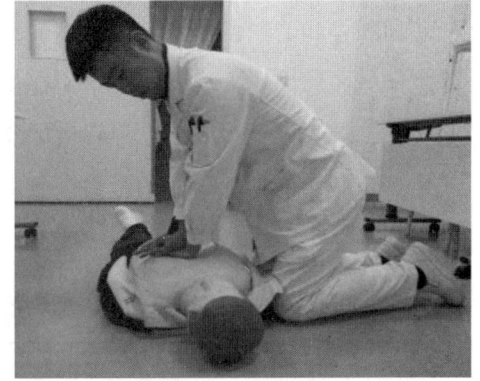

图 10-2　胸外按压

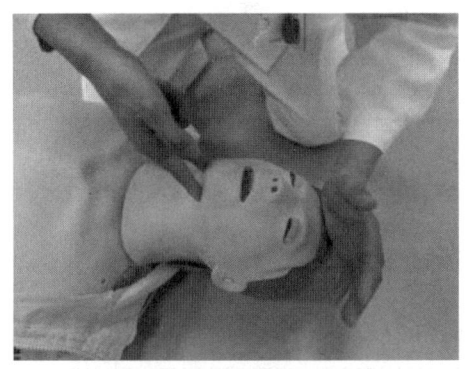

图 10-3　开放呼吸道

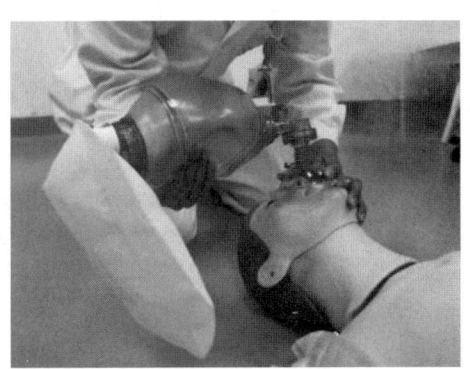

图 10-4　球囊辅助通气

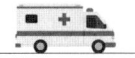

上述为中毒所致心搏骤停的一般抢救流程，各步骤需根据具体情况灵活调整，并遵循医护团队的指示。心搏骤停若未能在短时间内得到有效抢救，往往会导致不可逆的脑损伤，甚至死亡。因此，迅速识别并采取紧急救治措施至关重要。

二、意识障碍的处理流程

意识障碍指个体在对外界环境和内心状态的感知、理解、反应等方面出现异常。具体来说，意识障碍包括意识的清晰度、内容、觉察能力和注意力的不同程度的改变，可能表现为意识的模糊、混乱、昏迷、嗜睡、定向力障碍等。

诊断中毒引发的意识障碍需要详细的病史询问、体格检查、实验室检查和影像学检查等。治疗通常根据病因进行针对性治疗，如脱离中毒环境、调整药物、治疗基础疾病、维持生命体征等。中毒急救中意识障碍的处理流程见表10-2。

表10-2　中毒急救中意识障碍的护理流程

流程	操作说明
呼叫紧急救援	迅速拨打急救电话，通知专业医疗团队
呼吸道管理	1. 保护呼吸道：若意识障碍者有呕吐或反流风险，需将其置于侧卧位。 2. 保持呼吸道通畅：备好吸痰装置，如必要，使用呼吸道支持设备（如鼻咽通气道、口咽通气道）
心肺复苏（如需）	如果患者无呼吸或心率，立即开始心肺复苏
评估与确认中毒来源	询问病史：尽量了解中毒发生的情况，包括药物、化学品或其他可能的毒素
解毒与对症处理	根据确定的中毒类型，采取相应解毒措施：一氧化碳中毒给予高浓度氧气（高压氧治疗），阿片类中毒给予纳洛酮，有机磷中毒给予阿托品，其他毒物依据中毒类型给予特异性解毒剂
监测与对症支持治疗	1. 生命体征监测：持续监测患者的心率、血压、呼吸频率及氧饱和度。 2. 静脉输液：必要时给予静脉输液以维持血流动力学稳定
实验室检查	进行血液及尿液检查，以确认中毒物质及可能的代谢异常
重症监护	若患者意识障碍严重，考虑立即转入重症监护或相应的治疗单位

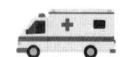

流程	操作说明
护理与心理支持	对患者进行全方位护理，给予心理支持，以及对家属进行教育和安慰

三、医务人员暴露于中毒环境的处理流程

高浓度氯气、硫化氢等有害气体中毒，以及某些危险化学品的中毒事件，可能导致现场救援人员或初步处理的医务人员遭受二次中毒。因此，确保救援人员的安全防护是至关重要的首要任务。

应当派遣经过专业训练的救援队伍，并尽量减少参与救援的人员数量，同时确保救援人员穿戴适当的防护装备，以保障现场救援工作的安全和有序。鉴于在接诊刺激性气体中毒或危险化学品中毒患者时，通常无法立即确定具体气体或化学品的种类，因此，在条件允许的情况下，应对中毒患者进行洗消处理，或将其安置在通风良好的区域或隔离区进行处置。接诊医务人员也必须采取严格的个人防护措施，建议使用活性炭面罩等防护设备，以防二次中毒的发生。对于受到高浓度刺激性气体或危险化学品污染的人员、设备和场地，应进行统一的洗消或消毒处理，以防止危害或污染的进一步扩散。

医务人员在暴露于中毒环境时，应采取的处理措施见表 10-3。

表 10-3　医务人员暴露于中毒环境的处理流程

流程	操作说明
立即撤离	尽量迅速脱离中毒环境，避免进一步暴露
呼叫求助	联系医疗机构或紧急救援团队，告知情况
自我保护	使用适当的个人防护装备（如口罩、手套、防护眼镜等），避免进一步接触毒物
洗净暴露部位	用大量流水彻底冲洗暴露部位，尽量去除残留的毒物
监测症状	注意任何中毒症状的出现，如头晕、恶心、呼吸困难等
及时就医	即使没有明显症状，也应尽快到医院进行专业评估和处理

流程	操作说明
记录事件	详细记录暴露情况、时间、地点及采取的措施，以便后续调查和分析
培训与预防	定期参加相关培训，提高对中毒情况的识别和应对能力。遇到特定的化学品或毒物，遵循相关应急操作规程

医务人员暴露于中毒环境的应急管理重在预防，预防原则为消除事故隐患，早期发现和预防现场中毒。制定严格的卫生安全制度和操作规程，建立事故预案和应急救援体制；加强职业安全培训，提高中毒预防、自救互救的水平；改进设备，加强暴露人员的防护。采取以上措施减少救援人员中毒事件发生。

四、安置胃管致消化道穿孔或出血的处理流程

当安置胃管操作过程中或安置后出现疑似消化道穿孔或出血的情况，迅速启动应急措施，并根据医嘱进行后续处理。安置胃管致消化道穿孔或出血的处理流程见表 10-4。

表 10-4 安置胃管致消化道穿孔或出血的处理流程

流程	操作说明
停止操作	停止胃管的插入或操作，以避免进一步伤害
评估	1. 观察症状：注意患者是否出现腹痛、呕血、黑便（便血）、脉搏加快、血压下降等表现。 2. 生命体征监测：严密监测生命体征，记录心率、血压、呼吸频率等
通知医生	立即通知值班医生，告知情况，安排进一步的检查与治疗
急救准备	准备好吸痰装置，保持呼吸道通畅，予吸氧、建立静脉通道，准备好急救设备，如输液、止血药物等
安抚患者	安抚患者，使患者保持镇定与安静，减轻紧张情绪
辅助检查	可能需要进行腹部 X 线或 CT、胃镜等检查，以确定有无穿孔或出血及其具体位置和程度

流程	操作说明
制定治疗方案	1. 手术选择：根据检查结果，可能需要手术修复穿孔或止血。 2. 保守治疗：如果情况允许，可能采用药物治疗和观察
术后护理	1. 护理监测：术后对患者进行密切监测，观察生命体征变化及并发症的发生。 2. 营养支持：在情况稳定后，根据医生建议考虑启动营养支持
记录	抢救结束后，如实记录抢救及处理经过。上报科主任及护士长，按流程上报医院不良事件登记表

五、灌肠致肠穿孔或出血的处理流程

在灌肠操作过程中或操作后出现疑似肠穿孔或出血的情况，应迅速响应，立即采取紧急处理，灌肠致肠穿孔或出血的处理流程见表10-5。

表10-5　灌肠致肠穿孔或出血的处理流程

流程	操作说明
停止操作	停止灌肠，避免继续加重损伤
评估	1. 观察症状：注意患者是否出现腹痛、呕血、便血、腹部膨隆等表现。 2. 生命体征监测：记录患者心率、血压、呼吸频率等
通知医生	立即联系值班医生，报告情况，并安排进一步诊治
急救准备	准备输液等相关设备，吸氧、建立静脉通道，准备好急救药品，如输液、止血药物等
安抚患者	安抚患者，使患者保持镇定与安静，减轻紧张情绪
辅助检查	根据情况可能需要进行影像学检查（腹部X光或CT）、肠镜检查，以确定有无穿孔或出血及其具体位置和程度
制定治疗方案	1. 观察与保守治疗：根据病情稳定程度，可能采用观察、补液、抗生素等保守治疗措施。 2. 手术治疗：如检查证实存在肠穿孔或大量出血，需及时进行手术修复

流程	操作说明
术后护理	1. 密切监测：术后对患者进行全面监测，观察生命体征变化及并发症。 2. 营养支持：在患者恢复后，逐步考虑启动肠道营养支持
记录	抢救结束后，如实记录抢救及处理经过。上报科主任及护士长，按流程上报医院不良事件登记表

六、洗胃致误吸、出血、急性胃扩张的处理流程

洗胃过程中若发生误吸、出血或急性胃扩张，务必迅速采取相应措施，保护患者安全。洗胃致误吸、出血、急性胃扩张的处理流程见表 10-6。

表 10-6　洗胃致误吸、出血、急性胃扩张的处理流程

流程	操作说明
停止操作	立即停止洗胃操作，避免情况进一步恶化
评估	1. 观察症状：检查患者是否出现呼吸困难、咳嗽、呕吐、胸痛等表现。 2. 生命体征监测：监测心率、血压、呼吸频率，记录变化
纠正误吸	1. 体位：将患者置于侧卧位，以帮助减轻误吸物质对呼吸道的影响。 2. 清理呼吸道：必要时使用吸引装置吸引呼吸道内容物，保持呼吸道通畅
通知医生	立即通知值班医生，告知情况，并根据指示进行进一步救治
急救措施	1. 氧气支持：如出现缺氧，给予氧气支持，监测血氧饱和度。如患者出现呼吸困难，及时进行辅助通气。 2. 建立静脉通路：根据患者的状况，迅速建立静脉通路。 3. 药物治疗：必要时根据医嘱给予解痉药或其他药物以减轻症状
评估胃扩张	观察腹部是否膨胀、压痛等反应
安抚患者	安抚患者，使患者保持镇定与安静，减轻紧张情绪
辅助检查	进行必要的影像学检查（如腹部 X 线、CT 检查），评估胃部扩张情况或呼吸道误吸后肺部情况

流程	操作说明
后续处理	1. 确定治疗方案：根据检查结果，确定是否需要胃管引流或胃肠减压以减轻胃扩张，是否需要行纤维支气管镜以清除或清洗呼吸道。 2. 术后护理：如需手术，进行术后护理与监测，观察生命体征
记录	抢救结束后，如实记录抢救及处理经过。上报科主任及护士长，按流程上报医院不良事件登记表

七、血液净化抗凝不当致脑出血、消化道出血、皮下出血的处理流程

血液净化过程中，如果出现抗凝不当导致的并发症，如脑出血、消化道出血和皮下出血，务必迅速采取相应措施，保护患者安全。血液净化抗凝不当致脑出血、消化道出血、皮下出血的处理流程见表10-7。

表 10-7　血液净化抗凝不当致脑出血、消化道出血、皮下出血的处理流程

流程	操作说明
评估病情	1. 症状评估：关注出血症状的严重程度，包括意识状态、腹痛、血便或黑便、皮肤淤血等。 2. 体征监测：测量生命体征（心率、血压、呼吸频率）和进行神经系统评估
通知医生	立即通知值班医生，告知情况，并根据指示进行进一步救治
停止抗凝治疗	根据情况立即停用抗凝药物，如肝素或其他抗凝剂
实施相应的急救措施	1. 局部止血：对于皮下出血可采取局部加压包扎等方法。 2. 液体管理：维持静脉通道，补充液体以稳定血流动力学。 3. 给予止血药物：给予氨基己酸或其他止血药物、拮抗抗凝剂等
辅助检查	进行 CT 或 MRI 检查，确定出血的部位和范围（尤其是脑出血）
处理出血	1. 脑出血：视出血量和患者的神经状态，可能需要外科干预。 2. 消化道出血：行胃镜或肠镜检查，必要时进行内镜下止血操作。 3. 皮下出血：密切观察，若大量出血可考虑输血

流程	操作说明
对症支持治疗	补充血容量，监测电解质平衡，给予所需的对症支持治疗及护理
调整抗凝方案	依据患者情况，调整抗凝方案，选择合适的抗凝药物和剂量
密切监测	加强对患者的监测，包括生化、凝血等检验指标，监测生命体征，以防止再次发生并发症
记录	抢救结束后，如实记录抢救及处理经过。上报科主任及护士长，按流程上报医院不良事件登记表

八、安置胃管误入呼吸道、颅内的处理流程

安置胃管时发生误入呼吸道或颅内的情况，必须迅速采取有效的处理措施。安置胃管误入呼吸道、颅内的处理流程见表10-8。

表10-8　安置胃管误入呼吸道、颅内的处理流程

流程	操作说明
停止操作	停止胃管置入操作，保持患者安静，防止进一步损伤
评估	1. 观察症状：是否出现呼吸困难、咳嗽、呛咳，意识变化、头痛、呕吐。 2. 请求急救：如果患者表现出严重的呼吸困难或意识不清，立即呼叫急救
确认误入部位	1. 听诊器确认：用听诊器听取胸部，判断呼吸音是否正常。 2. 影像学检查确认：如果条件允许，进行X线或CT检查，确认误入位置
处理措施	1. 误入呼吸道的处理。 1）呼吸道管理：进行适当的呼吸道管理，如清除阻塞物、进行插管等。 2）氧气支持：根据需要给予氧气支持，监测氧饱和度及生命体征。 2. 误入颅内的处理。 1）神经外科介入：迅速咨询神经外科，进行评估以决定后续治疗方案。 2）影像学评估：尽快进行CT或MRI检查，确定胃管位置及潜在的损伤

流程	操作说明
监测与后续处理	1. 生命体征监测：监测心率、呼吸、血氧饱和度及血压，注意变化。 2. 心理支持：提供适当的心理支持，安抚患者及其家属
记录与总结	1. 详细记录事件经过，包括胃管插入的时间、操作步骤及发生误入的时间。 2. 总结经验教训，分析事件原因，改进培训及操作流程，以避免类似事件再次发生

九、血管通路非计划性拔管的处理流程

血管通路（如中心静脉导管、周围静脉导管、动脉导管等）发生非计划性拔管时，需迅速有效地处理，以保护患者安全。血管通路非计划性拔管的处理流程见表10-9。

表10-9　血管通路非计划性拔管的处理流程

流程	操作说明
评估	1. 观察出血、疼痛、静脉血栓形成的迹象。 2. 监测患者生命体征（心率、血压、呼吸）是否稳定
控制出血	1. 压迫止血：若出现出血，使用清洁的纱布或绷带对拔管处进行直接压迫。 2. 抬高肢体：如果可能，将相应肢体抬高，辅助止血
插管评估	1. 评估需要：根据患者病情及医嘱，判断是否需要重新置入血管通路。 2. 选定位置：如果需要重新置管，选择适当的位置（可选择另一侧或其他部位）
重新插管	1. 无菌操作：严格遵循无菌技术，避免感染风险。 2. 插管监测：插管过程中密切观察患者反应，确保导管正确放置
监测与后续处理	1. 观察并发症征象：注意出血、血肿、感染、气胸等并发症的征象。 2. 对症支持治疗：根据需要进行生命体征监测及其他对症支持治疗
记录与总结	1. 详细记录事件经过，包括拔管的时间、事件经过及处理措施。 2. 分析事件原因，制订改进措施，以防止类似事件再次发生

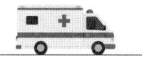

十、血液净化耗材拆封错误的处理流程

血液净化耗材指在血液净化治疗（如血液滤过、血浆置换等）过程中使用的各类消耗性物品。这些耗材在血液净化治疗过程中起到至关重要的作用，能够帮助清除体内的毒素、废物及调节水电解质平衡等。常见的血液净化耗材包括透析器、透析管、血液滤过器、血浆交换耗材、灌流器等。在进行血液净化治疗时，如果发现耗材拆封错误，必须及时采取恰当的应急措施，以确保患者的安全，避免因污染而导致感染或其他不良反应。血液净化耗材拆封错误的处理流程见表10-10。

表10-10　血液净化耗材拆封错误的处理流程

流程	操作说明
停止使用	一旦发现拆封错误，立即停止使用该耗材，防止进一步使用
评估耗材情况	耗材保证一人一用，如果耗材包装完好无损，且拆封时未发生任何污染，可考虑是否能继续使用，但必须仔细检查并注明开封有效期。如果耗材已拆封并且存在污染（如包装破损、环境污染等），必须立即丢弃并更换为新的合格耗材。特别是对于透析、灌流器等具有吸附功能或长期接触患者血液的耗材，任何形式的污染都不允许使用。 核对所使用的耗材名称、批号和有效期，以确定是否合规
评估患者安全	1. 确保患者的血液净化治疗没有受到影响，确保新的耗材和治疗设备没有引入新的安全隐患。 2. 观察患者是否有不良反应或感染的迹象，如体温升高、局部红肿、疼痛等。如有异常，应及时进行对症处理
更换耗材	1. 换下已拆封错误的耗材后，立刻准备并安装新的合格耗材。确保新耗材的包装完好、未过期，并严格按照使用说明进行操作。 2. 进行必要的血液通路准备工作，确保血液净化治疗设备和患者的血管通路无误，减少交叉感染的风险
处理拆封的耗材	根据医院或科室的相关政策，分类处理拆封的耗材
记录事件	1. 详细记录：在处理过程中，应详细记录错误发生的原因、时间、处理措施以及使用的新耗材信息。保持清晰的记录，有助于后续的质量管理和病历追踪。 2. 填写事件报告：向医院的相关部门（如护理、质量控制、供应链等）报告此类事件，以便进行进一步的审查和改进。 3. 如果医院有相关的事件报告制度，须按要求填写报告

流程	操作说明
通知相关人员	向相关医务人员和管理人员汇报事件,确保团队知晓并采取必要的预防措施
加强操作培训和质量控制	1. 总结经验:团队讨论此次错误发生的原因,分析并总结经验教训。 2. 加强培训:对操作人员进行定期培训,强调血液净化耗材的正确拆封、使用和储存方法,避免类似错误发生。 3. 质量控制:定期进行质量控制检查,确保血液净化耗材的质量符合标准
跟踪和监测	1. 对患者进行监测:若患者已接受了错误拆封耗材的某种影响,需密切监测患者的反应以及生命体征。 2. 制订应对措施:准备必要的支持措施,以应对可能的并发症

拆封错误的血液净化耗材不应继续使用,必须立即停止使用并更换为新的合格耗材。要对相关设备和环境进行清洁消毒,确保患者的治疗安全。最重要的是,要加强操作流程的培训与管理,减少类似错误的发生。

第二节　突发公共卫生事件的应急管理

一、突发公共卫生事件的概念

突发公共卫生事件指那些突然发生且可能对公众健康和社会稳定造成重大影响的卫生相关事件。这类事件通常具有不可预测性、突发性和危害性，需要迅速动员资源并采取紧急措施来应对和控制。

二、突发公共卫生事件的特征

1. 突发性：事件在毫无预警的情况下迅速发生，需紧急应对。
2. 公共性：事件的影响广泛，可能涉及大量的人群和较大的地理范围。
3. 严重性：对公众健康、社会秩序、经济等各方面可能产生重大危害或影响。
4. 紧急性：需要及时采取措施以控制局势，减轻或消除其危害。

三、突发公共卫生事件的常见类型

（一）传染病疫情

传染病疫情是突发公共卫生事件中最为典型和常见的类型之一。它通常是由病原体（如病毒、细菌、寄生虫等）通过人际传播、动物传播或环境传播引起的。传染病疫情具有高度的传播性和扩散性，可能在短时间内导致大量人群感染和患病。

历史上，瘟疫、霍乱等传染病曾经对人类社会造成了巨大的影响，近年来的新

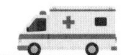

型冠状病毒感染（COVID-19）疫情更是全球范围内的一次重大公共卫生危机。传染病疫情的突发性和传播速度往往超出预期，可能在短时间内从一个地区迅速蔓延至多个国家和地区，甚至全球。传染病疫情的严重性不仅体现在高感染率和高致病率上，还包括对社会秩序、经济和日常生活的广泛影响。

传染病疫情的公共性使其成为突发公共卫生事件中最受关注的类型。疫情暴发往往涉及广泛的人群，可能波及社会的各个层面，包括健康、经济、教育、交通等。疫情的控制不仅需要医疗卫生系统的努力，还需要政府、企业和公众的密切配合。防控传染病疫情的关键在于早期发现、快速反应和有效隔离，避免疫情的进一步扩散。疫苗接种、公共卫生教育和个人防护措施也是控制疫情的重要手段。

（二）食品安全事件

食品安全事件是由于食物受到有毒有害物质污染或处理不当引发的集体性中毒或疾病事件。随着食品工业的发展和全球供应链的复杂化，食品安全问题成为突发公共卫生事件中的一个重要领域。食品安全事件不仅威胁公众的健康，还会引发社会恐慌和经济损失，甚至可能影响国家间的贸易关系。食品安全事件的原因多种多样，常见的有化学污染、生物污染和物理污染。

化学污染包括食品中残留的农药、重金属、食品添加剂过量使用等。生物污染则包括食品在加工、储存或运输过程中被致病性微生物污染，如沙门氏菌、大肠杆菌等，导致食源性疾病的暴发。物理污染指食品中混入异物，如金属碎片、玻璃等，可能导致消费者健康损害。

食品安全事件的公共性体现在其对大量人群的影响上，尤其是在集体用餐、学校、医院等场所，食品安全问题可能导致大量人员同时出现中毒症状。食品安全事件的严重性不仅表现为中毒和健康损害，还可能导致社会信任的崩塌。例如，食品安全事件往往引发消费者对整个食品行业的不信任，进而影响市场经济。

食品安全事件的紧急性要求在事件发生的早期阶段采取迅速、果断的措施，防止有毒食品继续流通，控制事态发展。这包括召回问题食品、关闭污染源、追查责任人等。食品安全事件也反映了食品监管体系的重要性，只有通过严格的监管和有效的执行，才能防止类似事件的再次发生。

（三）职业卫生事件

职业卫生事件指在工业、农业、建筑等工作环境中，由于职业暴露引发的疾病或健康损害。这类事件通常与工作人员的工作条件、环境中的有害物质或不安全的操作流程有关。职业卫生事件的典型例子包括职业性中毒、职业性尘肺病、职业性噪声性听力损伤等。这类事件不仅影响工作人员的健康，还可能导致生产效率下降、企业形象受损，甚至引发法律诉讼和经济赔偿问题。

职业卫生事件的发生通常与长期接触某些有害物质或恶劣的工作环境有关。例如，长期暴露于高浓度的有毒化学品、粉尘、辐射等环境中，可能导致慢性中毒、呼吸系统疾病、癌症等严重健康问题。职业性中毒事件多见于化工厂、金属冶炼厂等高危行业，而职业性尘肺病则常发生在煤矿、石材加工等粉尘较多的工种中。农业生产中的农药暴露、建筑工地的噪声污染也都是职业卫生事件的常见诱因。

职业卫生事件的公共性体现在其对工作人员群体和相关社区的广泛影响上。例如，一旦发生职业性中毒事件，往往不仅影响直接接触的工作人员，还可能通过环境传播或产品污染波及更广泛的人群。职业卫生事件的严重性体现在健康损害的长期性和不可逆性上，如职业性尘肺病一旦发生，往往无法治愈，患者需要终身治疗和护理。职业卫生事件还可能导致工作人员丧失劳动能力，影响家庭收入，甚至引发社会不安。职业卫生事件的紧急性体现在需要迅速识别和控制有害因素，避免进一步暴露和健康损害。

（四）环境污染事件

环境污染事件指由自然或人为因素导致的环境污染事故，可能对人类健康、生态系统和社会经济造成严重影响。这类事件包括化工厂泄漏、核电站事故、空气污染、水源污染等，通常具有广泛的影响范围和长期的环境后果。

环境污染事件的突发性和不可预见性使其成为突发公共卫生事件中最具挑战性的类型之一。化学品泄漏、爆炸、核辐射等事件往往在短时间内产生大量有毒物质，污染空气、水源和土壤，严重威胁周边居民的健康和安全。由于环境污染事件的影响范围广，且污染物在环境中可能长期存在，事件的处理和恢复往往需要多年甚至几十年的时间。例如，切尔诺贝利核电站事故导致的大量放射性物质扩散，至今仍对周边地区的生态环境和居民健康造成持续影响。事件发生后，受影响的不仅仅是污染源附近的居民，污染物可能通过大气、水流等途径扩散至更广泛的区域，甚至跨国界扩散。环境污染事件还可能对食品安全、工业生产、旅游业等多个行业造成连锁反应，进一步加剧社会和经济的不稳定。

环境污染事件的严重性主要表现在健康危害和环境破坏上。健康危害包括急性

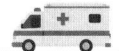

中毒、癌症、呼吸系统疾病等，尤其是在化学品或辐射泄漏事故中，暴露人群可能面临长期的健康风险。环境破坏方面，污染物可能导致水源枯竭、土地荒漠化、生物多样性丧失等，严重影响生态平衡和农业生产。

环境污染事件的紧急性要求在事件发生后迅速采取控制措施，如封锁污染区域、疏散居民、处理泄漏物质等。由于环境污染的持续性，事件的应对往往需要长时间的监测和治理，确保污染物不再对环境和公众健康造成威胁。

（五）自然灾害引发的突发公共卫生事件

自然灾害引发的突发公共卫生事件指在自然灾害（如地震、洪水、台风等）发生后，因环境变化和基础设施破坏导致的次生公共卫生问题。这类事件的典型例子包括灾后的传染病暴发、水源污染、卫生条件恶化等。

自然灾害往往破坏基础设施，使得正常的卫生服务中断，进而引发公共卫生危机。例如，2004 年印度洋海啸后，灾区面临着严重的饮用水短缺、卫生设施损毁和传染病风险。自然灾害引发的突发公共卫生事件具有高度的突发性和不可预测性。地震、洪水、台风等自然灾害通常在短时间内对广泛区域造成毁灭性的破坏，导致大量人员伤亡和无家可归。这种突发性使得受灾地区的公共卫生系统在灾害发生后面临极大的压力，难以在短时间内恢复正常运作。

自然灾害引发的突发公共卫生事件的公共性体现在灾害对整个社区、城市甚至国家的影响上。灾害发生后，受灾地区可能出现大规模的人口流动，临时安置点的卫生条件往往难以保障，容易导致传染病的传播。灾害后的水源污染和食品供应中断也可能引发集体性中毒和营养不良问题。这些公共卫生问题不仅影响灾区居民的健康，还可能对整个社会的安全和稳定产生连锁反应。

自然灾害引发的突发公共卫生事件的严重性主要表现在健康损害、基础设施破坏和经济损失上。灾害可能导致大面积的人员受伤和死亡，传染病暴发进一步加剧了健康危机。灾后基础设施的破坏可能导致长期的卫生服务中断，使得公共卫生问题难以在短期内解决。经济损失方面，自然灾害通常会导致生产力下降、基础设施重建成本高昂，严重影响地区经济发展。

自然灾害引发的突发公共卫生事件的紧急性体现在需要迅速开展救援行动、恢复基本卫生服务和防止次生灾害发生。

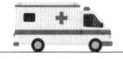

四、突发公共卫生事件的处理流程

突发公共卫生事件的处理流程见表10-11。

表 10-11　突发公共卫生事件的处理流程

流程		要点
预防为主	宣传和教育	1. 通过各种渠道，如电视、广播、社交媒体、社区讲座等，广泛宣传公共卫生知识。内容包括如何预防传染病、保持健康的生活方式、注意个人卫生等。 2. 让公众熟悉突发事件中的应急措施，如拨打紧急电话、识别传染病症状等，使其在危急时刻能够迅速得到帮助
	组织应急演练	社区、学校、企业等应定期组织应急演练，模拟突发事件的场景，提高居民的应急反应能力。进行防疫演练，包括疏散流程、紧急医疗救护等，让公众更好理解应急预案，并在真实事件发生时做到不慌不乱、从容应对
应急处理	建立预警机制	1. 应用大数据和人工智能。通过建立实时数据监测系统，可以迅速捕捉和分析疫情动态，跟踪传染病的流行趋势。 2. 医疗机构可以与公共卫生部门共享疫情数据。 3. 迅速开展风险评估，风险评估应包括对事件的严重性、传播速度、潜在影响范围等方面的综合分析
	应急响应机制	1. 突发事件发生后，根据事件的性质、规模和影响，迅速启动相应的应急预案。 2. 成立专门的指挥机构，协调各方资源。指挥机构的主要任务是制订应对策略，调动人员和物资，并实时评估事件的发展情况，以便做出及时调整。 3. 及时准确的信息发布可以有效稳定社会情绪，避免恐慌（专门的信息发布渠道，由权威部门定期公布事件进展、应对措施和公众注意事项）
	现场处置	1. 快速识别突发公共事件的类型。 2. 根据公共事件的类型制订相应的措施，确保防控措施的有效性和针对性。 3. 如传染性疾病要注意环境的消毒、人员的隔离等院感相关处理
恢复重建阶段	调整和优化	1. 受影响的人群提供心理健康支持：开设心理热线、提供心理咨询服务，帮助居民缓解情绪，恢复心理健康。 2. 全面评估事件对经济的损失，并制定相应的补救措施。 3. 回顾应急预案的执行情况、资源调配的效率、信息发布的及时性等，总结成功经验，同时识别出处理中的不足之处

参考文献

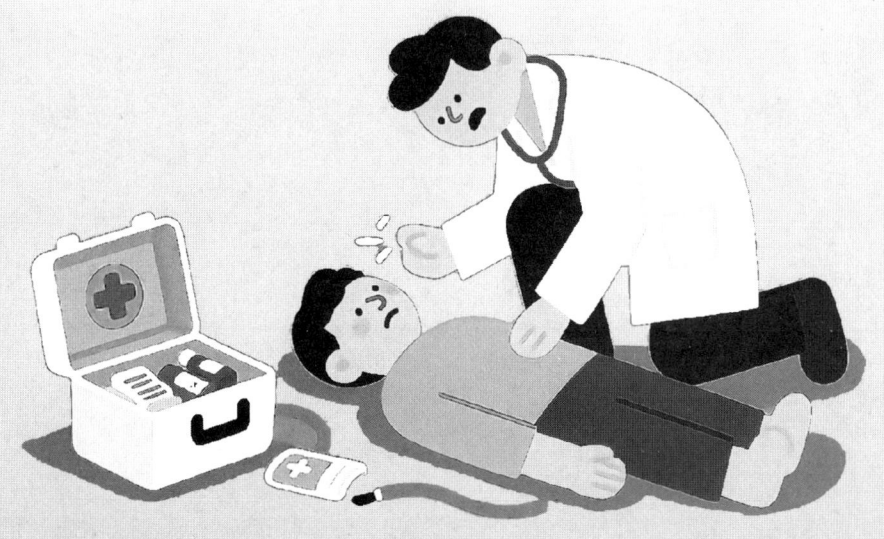

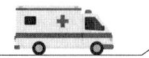

［1］肖博仁，杨金星，刘海鹏，等. 过氧化氢催化活化体系及其在危化品消毒中的应用［J］. 化工进展，2021，40（S1）：426-433.

［2］慈颖，杨燕，王思，等. 一种新型泡沫洗消剂对生物毒剂的消毒效果研究［J］. 中国国境卫生检疫杂志，2019，42（4）：239-241.

［3］贾晓东，蒲立力，尹艳. 危险化学品泄漏事故现场洗消［J］. 职业卫生与应急救援，2013，31（1）：21-24.

［4］丁斌. 危险化学品泄漏事故的应急处置［J］. 安徽化工，2008（1）：58-61.

［5］曾红，谢苗荣. 灾难医学救援知识与技术［M］. 北京：人民卫生出版社，2017.

［6］Pinkert M，Lehavi O，Goren O B，et al. Primary triage，evacuation priorities，and rapid primary distribution between adjacent hospitals-lessons learned from a suicide bomber attack in downtown Tel-Aviv［J］. Prehosp Disaster Med，2008，23（4）：337-341.

［7］曾红. 新中国成立以来我国灾难医学发展回顾与展望［J］. 中国急救复苏与灾害医学杂志，2019，14（10）：916-920.

［8］Schwartz R B. 灾难急救高级生命支持课程［M］. 潘曙明，唐红梅，译. 上海：上海科学技术出版社，2017.

［9］Goh S H. Bomb blast mass casualty incidents：initial triage and management of injuries［J］. Singapore Med J，2009，50（1）：101-106.

［10］Aylwin C J，König T C，Brennan N W，et al. Reduction in critical mortality in urban mass casualty incidents：analysis of triage，surge，and resource use after the London bombings on July 7，2005［J］. Lancet，2006，368（9554）：2219-2225.

［11］唐时元，刘启望，李大江，等. 地震伤员院间分流及其意义探讨［J］. 中国循证医学杂志，2008（9）：726-728.

［12］许树云，唐时元，李佳励，等. 汶川大地震后1周内伤员来院时间特点研究［J］. 四川医学，2009，30（11）：1820-1821.

［13］应莺，郭京艳，刘艳芹，等. 化学污染皮肤洗消剂敌腐特灵的洗消作用［J］. 国际药学研究杂志，2011，38（6）：465-469.

［14］Rihawi S，Frentz M，Schrage N F. Emergency treatment of eye burns：which rinsing solution should we choose［J］. Graefes Arch Clin Exp Ophthalmol，2006，244（7）：845-854.

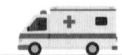

［15］刘勇，杨刚三，侯乐美. 敌腐特灵洗眼器在化学品急性眼灼伤中的应用［J］. 医学理论与实践，2014，27（19）：2599-2600.

［16］韦琳. 洗眼器技术要求和应用的问题分析［J］. 中国个体防护装备，2024 （3）：45-47.

［17］杨雨晴，王艳芳，刘慧男. PICC 尖端心腔内电图定位操作准确性与安全性的 最佳证据总结［J］. 现代临床护理，2024，23（9）：55-63.

［18］白璐，谢仙萍，武文静，等. 化学治疗患者 PICC 维持期深静脉血栓预防的最 佳证据［J］. 临床与病理杂志，2024，44（2）：286-294.

［19］蔡永喜，张竹，李红玉. 超声引导下重度水肿病人股静脉置管术 1 例［J］. 中 国医学装备，2014，11（S2）：557.

［20］王慧，姚苗苗，张佳馨，等. 血液透析患者中心静脉置管护理的最佳证据总结 ［J］. 中国血液净化，2020，19（8）：569-572.

［21］任鹏飞，朱凤琴，赵勇. 实时超声引导下不同部位中心静脉的穿刺置管效果及 并发症比较［J］. 川北医学院学报，2021，36（4）：505-508.

［22］孙梦伟，李彩娟，刘杨，等. 超声引导下中心静脉穿刺置管效果的 Meta 分析 ［J］. 牡丹江医学院学报，2021，42（2）：106-111.

［23］方叶，雷恩骏，龚海霞. 超声引导下颈内静脉穿刺置管的研究进展［J］. 江西 医药，2022，57（11）：2019-2024.

［24］颜佺. 超声引导下颈内静脉穿刺置管的临床应用［J］. 中国卫生标准管理， 2019，10（9）：101-103.

［25］陈利芬，卫建宁，屈盈莹，等. 经外周静脉穿刺中心静脉置管操作技术专家共 识［J］. 现代临床护理，2023，22（2）：1-9.

［26］何正坤，宋希争，赵利梅，等. 成人中心静脉导管堵塞处置及预防的证据总结 ［J］. 中国卫生标准管理，2024，15（18）：179-184.

［27］程桂芬. 14 所医院血液透析室医院感染管理调查分析［J］. 中华医院感染学 杂志，2011，21（14）：2949-2951.

［28］陈燕萍，徐连芳. 风险意识在基层医院血液透析室护理管理中的应用［J］. 护 理研究，2009，23（15）：1385-1386.

［29］孙燕. 医院血液透析常见操作问题分析与标准化研究［J］. 中国医院管理， 2005（4）：36-37.

［30］兰丽华，张珊红. 血液透析室的感染控制和日常护理管理［J］. 实用临床护理

学电子杂志，2019，4（32）：174.

［31］中华人民共和国卫生部. 血液透析器复用操作规范［J］. 中国护理管理，2005，5（6）：5-8.

［32］汪志芳. 血液透析回血操作相关并发症及预防护理［J］. 护理学杂志，2010，25（17）：94-96.

［33］王晨. 血液透析不良反应的评估及护理干预［J］. 四川医学，2013，34（9）：1293-1295.

［34］张颖. 血液透析护理缺陷原因分析及防范对策［J］. 临床医药文献电子杂志，2017，4（28）：5445+5448.

［35］孙婧靓. 血液透析过程中的常见问题与注意事项［J］. 科学之友，2024（8）：46-47.

［36］程巧玲，常淑莹，寇灵芝. 医院血液透析室（中心）的建设和管理［J］. 中原医刊，2006（7）：90-91.

［37］中国医师协会急诊医师分会，中国急诊专科医联体，中国医师协会急救复苏和灾难医学专业委员会，等. 刺激性气体中毒诊治专家共识［J］. 中华急诊医学杂志，2020，29（12）：1527-1536.

［38］马文娣，刘楠，宁琼，等. 2例急性铊中毒患者临床救治及护理［J］. 中国工业医学杂志，2024，37（5）：548-549.

［39］肖春霞，赖燕，黄蕾，等. 二巯丙磺钠与大剂量激素联合治疗急性汞中毒致间质性肺炎2例临床分析［J］. 职业卫生与应急救援，2024，42（2）：273-275+278.

［40］胡丹凤，刘胜萍，李艳. 金属汞中毒患者临床特点及治疗转归分析［J］. 中华保健医学杂志，2025，27（1）：123-125.

［41］徐丽娟，秦京京，谭亦超，等. 血浆置换联合血液灌流救治重度汞中毒1例［J］. 临床输血与检验，2023，25（4）：552-554.

［42］尚波，傅恩惠. 职业性化学中毒通用诊断标准应用体会［J］. 职业卫生与应急救援，2020，38（1）：94-96.

［43］Xie Z，Zhang X，Zhao M，et al. The gut-to-brain axis for toxin-induced defensive responses［J］. Cell，2022，185（10）：4298-4316.

［44］李秀秀，李宪. 化学物中毒胃肠功能障碍分级诊断［J］. 中国社区医师，2022，38（22）：46-48.

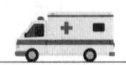

［45］《四川省防控抗肿瘤药物治疗相关恶心呕吐专家共识》编写专家组. 四川省防控抗肿瘤药物治疗相关恶心呕吐专家共识 2024 版［J］. 中国循证医学杂志, 2024, 24（10）: 1129-1136.

［46］张帅, 菅向东, 王青, 等. 皮肤吸收致重度甲拌磷中毒伴化学性灼伤 1 例［J］. 中国工业医学杂志, 2024, 37（5）: 476-478.

［47］张政, 李倩. 3 种刺激性气体中毒临床治疗现状［J］. 锦州医科大学学报, 2021, 42（5）: 105-109.

［48］戴红燕, 陈丽, 陶利, 等. 12 例儿童急性氯气中毒救治的护理体会［J］. 中国工业医学杂志, 2023, 36（2）: 189-190.

［49］刘灵芳, 吴长蓉, 史磊, 等. 应用 ECMO 救治一例吸入硫化氢气体中毒患者的护理体会［J］. 职业卫生与应急救援, 2022, 40（6）: 738-740+746.

［50］高春华, 林燕, 王辉, 等. 急性呼吸窘迫综合征合并锑中毒 1 例的护理［J］. 护理与康复, 2021, 20（10）: 53-56.

［51］周楚章, 王光林, 罗江浩. 早期多次血液灌流与血液透析对百草枯中毒病人的血气分析和预后效果分析［J］. 罕少疾病杂志, 2024, 31（10）: 138-140.

［52］陈楠, 郝传明. 急性肾损伤的病因与诊治进展［J］. 中华肾脏病杂志, 2020, 36（5）: 321-325.